"十四五"高等职业教育创新教材

供临床、基础、预防、护理、口腔、药学、检验、康复等专业使用

医学机能学实验教程

主　编　晋佳路　刘　芳

副主编　石　科　牛朝霞　卢泽恺　张尚瑞

　　　　左秀凤　高宏敏

编　委　（以姓氏笔画为序）

　　　　王　君　牛朝霞　左秀凤　石　科

　　　　卢泽恺　刘　芳　闫秀明　张尚瑞

　　　　胡立磊　晋佳路　高宏敏

北京科学技术出版社

图书在版编目（CIP）数据

医学机能学实验教程/晋佳路，刘芳主编. — 北京：
北京科学技术出版社，2022.9（2023.8 重印）
ISBN 978 - 7 - 5714 - 2437 - 4

Ⅰ. ①医… Ⅱ. ①晋… ②刘… Ⅲ. ①机能 - 人体生
理学 - 实验 - 高等职业教育 - 教材 Ⅳ. ①R33 - 33

中国版本图书馆 CIP 数据核字（2022）第 138049 号

策划编辑：马　驰　曾小珍
责任编辑：张露遥
责任校对：贾　荣
图文制作：舒斋文化
责任印制：李　茗
出 版 人：曾庆宇
出版发行：北京科学技术出版社
社　　址：北京西直门南大街 16 号
邮政编码：100035
电　　话：0086 - 10 - 66135495（总编室）　　0086 - 10 - 66113227（发行部）
网　　址：www.bkydw.cn
印　　刷：河北鑫兆源印刷有限公司
开　　本：889 mm × 1194 mm　1/16
字　　数：271 千字
印　　张：14.75
版　　次：2022 年 9 月第 1 版
印　　次：2023 年 8 月第 2 次印刷
ISBN 978 - 7 - 5714 - 2437 - 4

定　　价：57.00 元

前　言

医学机能学实验教程是研究机体正常功能、疾病发生机制及药物作用规律的一门实验课程。它将生理学、病理生理学、药理学和生物化学等多门机能学科的实验教学内容和手段有机融合，培养医学生的实践能力、创新意识、科学的思维方法和严谨的工作态度，为医学创新人才的培养提供坚实的基础。

为适应我国高等医学教育改革与发展的形势，响应国家职业教育"三教"改革要求，满足高素质技术技能型医学人才培养需求，展示反映近年来高等医学教育的教学改革成果及各个学科的最新进展，北京科学技术出版社组织学校长期从事机能实验教学的专家、老师编写了本实验教材。本教材根据教育部和国家卫生健康委员会关于新时代职业教育精神和卫生职业教育要求，在坚持"三基""五性""四贴近"原则的基础上，力求创新以满足专业需求，并体现了职业教育的"五个对接"。

本教材分为两篇，包含了生理学、药理学、病理生理学和生物化学四门学科的基本实验和基本操作技术。第一篇为机能实验学基本知识，共五章，包括绪论、实验动物的基本知识、常用实验仪器和器械、机能实验基本操作技术、实验原始数据的采集与分析。内容涵盖了实验报告的书写、实验室学生守则、数据的采集与处理，以及实验动物麻醉、手术、用药、取血、处死等有关机能实验学必需的基本知识和技术，特别介绍了 BL－420 系列生物信号采集处理系统、医学虚拟仿真实验系统等国内较为先进的实验仪器的操作方法及注意事项。第二篇为机能实验学基本实验，共四章，包括生理学、药理学、病理生理学和生物化学 69 个实验教学项目。本教材的特色与创新之处有以下几点。

（1）体例新颖，知识结构系统化，可实现教、学、练、考同步并进。第一篇为四门学科共用实验知识及操作技术，第二篇涵盖了四门学科共 69 个实验教学项目，使整个机能实验教学内容系统化，有利于学生掌握从正常到异常、从基础到临床的医学机能学知识，同时对理论知识进行验证、巩固，并很好地实现过程性考核，最终实现教、学、练、考同步并进的目的。

（2）增加了数字化和虚拟仿真教学资源。对于一些重要的实验内容，配有教师制作的配套数字资源（微视频、微课、教学 PPT 等），学生可扫描二维码进行学习；同时借助机能实验虚拟仿真教学平台资源（需在服务器支持下使用），学生可扫描二维码进行虚拟实验操作，从而提高实验效率。

（3）恰当融入思政内容。在介绍专业知识的同时恰当融入思政元素，体现"敬佑生命、救死扶伤、甘于奉献、大爱无疆"的卫生职业精神，有利于"知识、能力、素质"目标的实现。

本教材的编写契合多学科、多层次的教学要求，内容设置适合专科层次的临床医学、护理学、预防医学、医学检验技术、医学影像学、康复治疗学及药学等专业。由于各专业的要求与学时不同，可根据实际情况选择实验项目。

本教材由长期从事机能实验教学的专家、教授和老师共同编写而成，得到了学校领导、教务处领导以及机能学相关教研室赵汴霞、陈洁、林玲老师的大力支持，在此一并致以衷心的感谢。由于本教材涉及一定的学科交叉内容，编者水平有限，加之时间仓促，教村中难免有缺点和不足之处，恳请广大师生和读者在使用过程中提供反馈信息，以利于再认修订并日臻完善。

晋佳路　刘　芳

2022 年 6 月

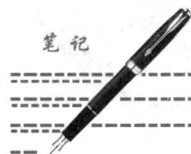

目 录

第一篇 机能实验学基本知识

第二篇　机能实验学基本实验

第一篇　机能实验学基本知识

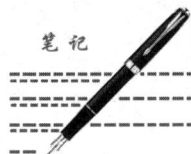

第一章 绪 论

机能实验学是研究机体正常功能、疾病发生机制和药物作用规律的一门实验性学科，它将生理学、病理生理学、药理学、细胞生物学、生物化学与分子生物学等多门医学机能及相关学科的实验教学内容进行有机融合，形成一门独立的学科。其主要任务是通过各种实验（主要为动物实验）观察生物体中的各种正常生命现象的产生及其活动规律，并探讨这些生命现象产生的原理，以及生物体在疾病状态下的病理生理过程和药物处理前后这些生命现象的变化及认识药物作用的特点和规律。通过机能实验学课程的学习，一方面使学生通过实验印证理论课所学的知识，掌握常见的实验基本操作技能；另一方面培养学生科学的思维方法、开拓实践创新的能力、严谨的学术作风，并提高学生分析问题和解决问题的能力，为今后从事临床实践和科学研究打下坚实的基础。

第一节 机能实验学基本要求

一、实验前准备

（1）认真预习实验指导，了解本次实验的目的、原理、操作步骤及注意事项。

（2）结合实验内容，复习有关理论知识，充分理解实验的设计原理和意义。根据实验项目，预测实验结果，并用已知的理论知识对其加以解释；预估实验中可能会发生的问题，并思考解决问题的办法。

二、实验期间

（1）必须严格遵守《实验室守则》，穿工作服方可进入实验室。

（2）认真听取实验指导教师的讲解，注意观察示教操作。

（3）清点实验器材、药品是否备齐。

（4）按照实验步骤严肃规范地循序操作，不可随意更改。注意人身安全，爱护实验动物及实验设施，节省消耗性实验物品。

（5）小组中各成员应密切配合，积极参与实验，根据不同的实验项目，轮流担任不同的角色，以得到全面锻炼，并保证实验顺利完成。

（6）实验过程中，要仔细观察实验现象，及时做好标记，如实记录实验结果，并注意结合所学理论知识进行思考。如，为什么出现此现象？这些现象的意义是什么？一旦实验过程中出现问题，应及时查找原因，并加以解决，以培养独立分析问题和解决问题的能力。如自己解决不了，应立即报告指导教师，请求协助解决。

（7）讲究卫生，重视环保。实验器材的摆放要整齐、清洁、有序。实验中用过的动物器官、组织及腐蚀性试剂等应倒入指定的容器内，放射性污染物应严格按规定要求放置，避免造成大范围污染。

三、实验结束

（1）整理实验用具，按操作顺序关闭所用实验仪器和外围设备的电源，罩好仪器防尘罩；洗净、擦干所用器械，由组长清点交还老师，如有损坏或丢失应及时报告指导教师，照价赔偿；清洁实验台面，将器材按实验前摆放整齐；将实验过程中产生的废弃物（实验试剂、利器、实验动物等）严格按规定要求放置处理，禁止将医疗垃圾及实验动物随意丢弃。

（2）认真整理实验数据，分析、讨论实验结果，并做出结论。完成实验报告，按时送交指导教师评阅。

（3）值日生负责打扫实验室和走廊的卫生，倒垃圾，关闭水、电开关和门窗。

第二节　实验结果处理

在实验过程中，对于实验条件、仪器参数、实验步骤、动物情况、数据资料及出现的异常现象应如实详尽记录，在多次重复实验时尽可能摸索出较好的固定实验条件，并总结成功与失败的经验体会。对实验结果应进行整理和分析，以揭示其变化的规律，探索这些自然规律的成因。

实验中得到的数据、记录的曲线、分析测试的打印报告和照片等统称为原始资料，无论是阳性结果还是阴性对照结果，均应给予整理、记录和保存。凡属曲线记录的实验，应对记录的曲线图纸进行整理，在图上标注说明动物性别、给药剂量、日期等，并要有刺激记号和时间记号。为了使实验结果可靠，需要有一定的重复实验，形成一定数量的样本，进行统计处理及检验，找出确切的规律。

第三节　实验报告撰写

实验结束后，必须要客观真实地记录实验结果，并按照规定的格式撰写实验报告，格式要求如下。

1. 基本内容　姓名、专业、年级、班级、学号、实验室、实验日期（年、月、日）、指导教师。

2. 实验序号和题目。

3. 实验目的（要求尽可能简洁、清楚）。

4. 实验对象　人或实验动物。若实验时对动物实施麻醉，则应注明动物名称、体重、麻醉药品、实际剂量及给药途径。

5. 实验方法　包括标本制备、仪器连接、观察指标和内容、实验步骤等，若与实验指导相同，可省略。必要时做简要说明。

6. 实验结果　按照实验观察步骤内容表达实验内容，其方式如下。①原始记录曲线，按照前面所述的标注，如记录的时间太长，可选取典型片段剪辑后贴在实验报告中。②三线数据表（提供原始记录曲线的同时也可提供数据表格）。③坐标图或直方图，有时可标示相关系数或统计学检验结果。④文字描述，用简洁的文字描述实验结果，不需过多地引申和发挥。不管有无其他形式的图表，文字描述是不可取代的。

7. 分析讨论 围绕实验结果，运用所学理论知识进行科学分析。分析推理要有根据，实事求是，符合逻辑。并在分析实验结果的基础上推导出合适的结论，切忌抄袭书本或他人的实验报告。

8. 结论 从实验结果中归纳出来的科学性、概括性的论断，要与实验目的相呼应，未能验证的内容不要写到结论中，不能罗列结果或重复讨论内容，文字要精练。

第四节　实验室学生守则

（1）实验前认真预习实验内容，熟悉实验目的、原理和方法、步骤与注意事项。

（2）遵守学习纪律，准时到达实验室，不能随意变更实验地点。特殊情况需外出或早退者，应向指导教师请假，征得同意后方可离开。进入实验室，应穿好工作服，保持安静，不得大声喧哗和进行任何与实验无关的活动；不得穿背心、拖鞋或短裙入室。实验室内严禁吸烟、进食。

（3）实验中按照操作规程和指导教师的要求进行实验，认真操作，细心观察，及时、如实记录实验数据和结果。

（4）实验器材的领取与归还。老师讲解实验前，各小组安排一位同学到相应的准备室领取，按领取单中的项目清点实验器材数量、检查实验器材有无缺损，如有数量不对或缺损应补齐或调换，核对无误后签名领取；实验完毕时各小组将本组的实验器材洗净、清点数量并摆放整齐后送到准备室，由实验老师清点认可签名方可离开。如有损坏，登记后酌情处理；如有遗失，应登记并赔偿。

（5）各小组的实验仪器和器材各自保管使用，不得随意与他组调换挪用，如需补发增添时，应向指导教师申报理由，经同意后方能补领。公用物品用毕即刻放回原处。

（6）使用贵重仪器应严格遵守操作规程。实验者在未熟悉实验仪器设备性能和注意事项前，勿动手操作。如遇仪器损坏或机件故障，应报告指导教师，以便及时修理或更换，不得擅自拆修和调换仪器。

（7）爱护仪器设备和实验动物，节约用水、用电和实验材料，使用或洗涤实验器材时应小心仔细，轻拿轻放。实验物品（包括实验动物）未经批准不得擅自带离实验室。

（8）保持实验室清洁整齐。实验台面保持整洁，仪器、试剂摆放整齐；试剂用毕立即盖严，放回原处；严禁瓶盖、药勺、移液管混杂使用。使用易燃物品时应远离火源。用试管加热，管口不能对准人。不得将强酸、强碱、有毒物品抛洒在实验台或地上。

（9）实验完毕后，将各实验器材复位。动物尸体及废品放到指定地点。实验废弃物如废纸、空安瓿、牙签、棉签、采血针、碎玻璃、电泳后凝胶及其他固体废物应倒进垃圾桶内，严禁倒入水槽和下水道。强酸、强碱严禁直接倒入下水道，而应先中和稀释，再统一倒至回收容器；毒害性实验材料要倾倒在指定地点，统一处理。

（10）每次实验结束后，将各实验室大组长安排一个小组在实验完毕后自觉打扫室内卫生，倒掉垃圾，关好水、电、窗，请指导教师检查验收后关门离开。

第二章　实验动物基本知识

第一节　实验动物的作用与意义

动物实验是生命科学研究的重要组成部分，在现代医学研究中，实验动物充当着非常重要的角色。

实验动物是指经过人工饲养，对其携带的微生物、寄生虫实行控制，遗传背景明确，来源清楚，用于科学研究、教学、生产及其他科学实验的动物。因此，实验动物不同于人们常说的野生动物、经济动物（如家畜、家禽）和观赏动物（如宠物）。由于实验动物的种类、数量有限，目前某些野生动物、经济动物或观赏动物也用于科学实验，但它们只能称作实验用动物。

动物实验是以实验动物为实验对象的科学实验，动物实验结果的准确性及精确性与动物实验的选择、实验的条件、实验的技术与方法等有关。

实验动物作为生命科学的支撑条件，其作用可概括为以下几个方面。

（1）实验动物可作为医学基础研究的标准实验材料，研究机体正常生理、生物化学反应的对象。人为改变实验动物的环境条件可使实验动物机体发生生理、生物化学、组织结构甚至基因表达的改变，这些改变与人体有一定的共性，因此由实验动物获得的实验资料可为医学研究提供大量有价值的参考。

（2）实验动物可作为人类疾病研究中的模型。实验动物是多种疾病的良好模型，采用实验动物模拟人类疾病过程，观察药物及其他各种因素对生物体机能、形态及遗传学的影响，既方便有效、可比性高，又易于管理和操作，在医学基础研究，疾病的发生发展、预防、治疗及药物研究等方面具有很重要的意义。

（3）实验动物可作为药品、食品等安全性评价和效果试验的活试剂及研制生物制剂的原材料。

（4）机能学实验多以实验动物为对象，通过观察实验动物的生理、生物化学反应及病理生理反应，分析干扰因素的影响及药物的作用与反应，学习、验证其基本规律。正确合理选择和使用实验动物，是顺利完成实验并获得真实可靠实验结果的保证。

第二节　实验动物的分级标准

实验动物是经过人工定向培育、具有较多独特生物学特性，并严格受到遗传学和微生物学控制的动物。实验动物的质量直接关系到研究结果的严密性、有效性和可靠性，作为实验动物应当按照动物的遗传学和微生物学控制方法来明确动物的标准化和规范化。

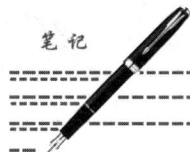

一、按遗传学控制方法分类

1. 分类方法　目前主要有两种分类方法：①根据基因纯合程度，将其分为相同基因类型和不同基因类型两大类。相同基因类型动物可分为普通近交系、重组近交系、分离近交系、同源导入近交系、同源突变近交系、F1 杂种、单亲纯合二倍体等；不同基因类型动物也称封闭群动物，可分为远交种和突变种。②根据组成特点，将实验动物分为近交系、突变系、杂交群和封闭群。

2. 品种和品系的概念　在动物学分类中，种（species）是动物分类的基本单位，而在实验动物分类系统中，品种（stock）和品系（strain）是基本分类单位。作为一个品种或品系，应当具备相似的外貌特征、独特的生物学特性、稳定的遗传性能、相同遗传来源和一定的遗传结构等。通常称近交系动物为品系，称封闭群动物为品种。

（1）近交系：是采用兄妹交配或亲子交配连续繁殖 20 代以上培育出来的纯品系动物，一般称为纯系动物，具有长期遗传的稳定性、个体动物遗传的均质性、对实验的敏感性和一致性。

（2）突变系：是指保持有特殊的突变基因的品系动物。在大鼠和小鼠中，通过自然突变和人工定向突变，已培育出很多突变品系动物，在生物医学上有特殊价值。

（3）F1 杂种动物：是指两种纯种品系动物相互交配而生出的第 1 代子代动物。其特点是遗传素质明确，生命力强，体质健壮。

（4）封闭群动物：在实验室一定的饲养条件下，用同一血缘品系群内动物 5 年以上不引入新血缘品种混杂，随意交配繁殖，称封闭群动物。其主要特点为容易大量繁殖、适应性强和抗病性强。

（5）杂种动物：指无计划随意交配而繁殖的动物，即一般实验室供应的杂种动物。具有旺盛的生命力，适应性强，繁殖率高，生长快，易于饲养管理。缺点是遗传学特征不稳定，对实验的反应不规则，重复性差。

（6）遗传工程动物：遗传工程技术是现代生命科学的最新技术，这些技术可按人类从事研究、生产的需要，用分子生物学方法，在实验室内对动物进行遗传改造，以满足人们的需要。它们是一群高度遗传限定的实验动物，如转基因动物、基因剔除动物、克隆动物等。

二、按微生物学控制方法分类

按照微生物和寄生虫控制程度，将实验动物分为无菌动物（germ-free animal，GFA）、悉生动物（gnotobiotic animals，GNA）、无特定病原体动物（specific pathogen free animals，SPFA）、普通动物（conventional animals，CVA）四大类。我国《实验动物管理条例》将实验动物分为四级，一级为普通动物，二级为清洁动物（CLA），三级为无特定病原体动物，四级为无菌动物（包括 GFA、GNA）。

1. 无菌动物　是指在隔离系统饲育的，经检测体内外无可检出的任何微生物和寄生虫的动物。

2. 悉生动物　是指在隔离系统饲育的，经检测体内外仅有经人工有计划接种的一种或几种已知的微生物和寄生虫的动物。无菌动物和悉生动物用于微生物学、寄生虫学、免疫学、肿瘤学、老年学、营养学、放射学、心血管疾病、毒理学和药理学、生理学、生物化学、器官移植、遗传学、病理学等的研究。

3. 无特定病原体动物　是指在屏障系统或隔离系统饲育的，经检测体内外无质量标准规定的特定病原微生物和寄生虫存在，但可带非特定病原微生物和寄生虫存在的动物。

无特定病原体动物在生命科学研究中得到了广泛的应用。选择无特定病原体动物可避免病原体的隐性感染和某些条件性致病菌对实验结果的干扰。

4. 清洁动物　是指原种群为屏障系统中的无特定病原体动物或剖宫产动物，饲养在半屏障系统中，其体内外不带有质量标准规定的人畜共患疾病病原体或动物传染病病原体的动物。清洁动物可免受动物疾病的干扰和排除化脓性细菌等微生物对实验的干扰，价廉易得。在我国可作为使用量多的标准实验动物，用于短期、中期对带菌要求不严格以及免疫系统无抑制作用的实验研究。

5. 普通动物　指未经严格的微生物和寄生虫控制，饲养在开放系统中，其体内外不带有质量标准规定的人畜共患疾病和动物烈性传染病病原体的动物。普通动物一般仅供教学和一般性实验使用。

第三节　常用实验动物的主要生物学特性及其应用

实验动物的生物学特性是实验动物种属选择的重要依据，用于生物医学研究的实验动物种类很多，目前最常用的是小鼠、大鼠、豚鼠、兔、蛙和蟾蜍、犬等，下面介绍医学实验中几种常用实验动物的主要生物学特性及其应用。

【小鼠】

小鼠属脊索动物门，哺乳纲，啮齿目，鼠科，小鼠属。小鼠是应用最多最广的实验动物，生长快、成熟早、繁殖力强，便于大量繁殖，饲养方便。可形成自发性、诱发性和移植性肿瘤，对各种传染病易感。射线可引起造血系统损害，洋地黄、乌头碱可诱发心律失常，体温调节不稳定，无呕吐反应。适用于需要大量动物进行的实验如各类药物的初筛、药物效价比较、半数致死量测定、建立肿瘤动物模型、复制快速性心律失常模型、卵巢功能测定、内分泌疾病、遗传性疾病、放射性疾病和多种传染病及老年学研究等。

【大鼠】

大鼠属脊索动物门，哺乳纲，啮齿目，鼠科，大鼠属。大鼠生长快，繁殖力强，体型大小合适，性情温顺，易饲养。其对炎症反应、应激反应、血压反应灵敏，肝脏再生能力强，射线可引起造血系统损害，洋地黄、乌头碱可诱发心律失常，体温调节不稳定，无胆囊，无呕吐反应。适用于营养和代谢性疾病、心血管疾病、感染性疾病、内分泌功能、药物学、行为学、肿瘤学、遗传学、肝脏外科等方面的研究。

【豚鼠】

豚鼠又名天竺鼠、海猪、荷兰猪；属脊索动物门，哺乳纲，啮齿目，豚鼠科，豚鼠属。豚鼠性情温顺，胆小怕惊。体温调节能力差，对环境温度变化敏感，抗缺氧能力强，对抗生素敏感，过敏反应灵敏，听觉敏锐具有普赖厄反射，易被抗原性物质所致敏，对组胺特别敏感，血管反应敏感，皮肤对刺激物的反应接近于人，对各种钩端螺旋体敏感，血管神经不易分离。适用于药物学和药理学、免疫学、营养学、耳科学、出血和血管通透性变化的实验研究，以及缺氧和实验性肺水肿实验等。

【兔】

兔属脊索动物门，哺乳纲，兔形目，兔科，穴兔属。兔的生长发育较快，繁殖力较强，抗病力强，较温顺，易饲养。耳静脉便于注射给药及采血，体温调节稳定，反应灵敏，颈部的交感神经、迷走神经、主动脉减压神经独立行走，易形成动脉粥样硬化病变，对射线敏感，对各种病毒和致病菌敏感，有胆囊，胆总管极易辨认，呕吐反应不敏感，缺乏咳嗽反射。适用于发热研究及热原试验、免疫学研究、心血管疾病及肺心病研究、生殖生理和胚胎学研究、传染病研究、遗传性疾病和生理代谢失常的研究、眼科学研究、皮肤反应试验。

【蛙和蟾蜍】

医学研究中常用的两栖类实验动物主要有蛙和蟾蜍，属脊索动物门，两栖纲，无尾目。因其心脏在离体情况下仍可有节律地搏动很久，常用来研究心脏生理、药物对心脏的作用；腓肠肌和坐骨神经可用于观察外周神经的生理功能，以及药物对周围神经、横纹肌或神经肌肉接头的作用；腹直肌对乙酰胆碱高度敏感，常用于乙酰胆碱测定实验。也可进行脊髓休克、脊髓反射、反射弧分析实验。

【犬】

犬属脊索动物门，哺乳纲，食肉目，犬科，犬属。犬的运动敏捷，适应环境能力强。内脏器官功能酷似人类，呕吐反应敏感，嗅觉和听觉灵敏，具有发达的神经系统和循环系统，高级神经活动较发达。对药物的反应性与人类接近，消化过程与人类相似，毒理方面的反应与人相近。皮肤汗腺不发达，不易形成动脉粥样硬化病变，减压神经行走于迷走、交感干和迷走神经中。适用于药理学、毒理学研究，实验外科学研究，基础医学研究如失血性休克、血压及消化系统研究等。

在生理学实验中，需要经常观察动物的各种生理指标，为便于观察对照特将常用实验动物的部分生理指标列入表 1 - 2 - 1。

表 1 - 2 - 1　常用实验动物的部分生理指标

项目		小鼠	大鼠	豚鼠	兔	犬
体温（℃）		37 ~ 39	38.5 ~ 39.5	37.8 ~ 39.5	38.5 ~ 39.5	38.5 ~ 39.5
心率（次/分钟）		470 ~ 780	370 ~ 580	200 ~ 360	123 ~ 304	80 ~ 120
血压（mmHg）	收缩压	95 ~ 125	88 ~ 138	75 ~ 120	95 ~ 130	95 ~ 136
	舒张压	67 ~ 90	60 ~ 100	16 ~ 90	67 ~ 90	43 ~ 66
血容量（占体重的%）		8.3	7.4	6.4	5.46 ~ 8.7	5.6 ~ 8.3
呼吸频率（次/分钟）		84 ~ 230	66 ~ 114	69 ~ 104	38 ~ 60	15 ~ 30
潮气量（毫升/次）		0.09 ~ 0.23	0.6 ~ 1.25	1.0 ~ 3.9	19.3 ~ 24.6	251 ~ 432

第四节　实验动物的选择

不同的实验有不同的目的、要求，而各种动物有其各自的生物学特征和解剖生理特征，不能随便挑选一种动物来进行某项实验研究，每项科学实验有其最适合的实验动物，如果选择得当，可在人力、动物、时间方面以最小的代价最大限度地获得可靠的结果；如果选择不当，既造成不必要的浪费又影响实验结果的判断。因此掌握正确的实验动物选择方法非常重要，对于生物医学研究而言，正确选择实验动物应贯彻以下几种基本原则。

【相似性原则】

实验动物的选择通常依据对试验品的敏感程度或试验品在体内的转归与人体的相似性来确定。

1. 结构、功能、代谢的相似性　应选择在结构、功能、代谢方面与人类相似的动物进行实验，如灵长类动物是最类似人类的理想动物，但数量少，价格昂贵，不易获得，遗传和微生物控制也较难，因此在生物医学中未能普及使用。

2. 年龄的近似性　选择实验动物时应了解有关动物的寿命，并安排与人的某年龄时期相对应的动物进行实验研究。

3. 群体分布的相似性　以群体为对象的研究课题，要选择群体基因型、表型分布与人相似的实验动物。如药物安全性评价时应考虑人类与实验动物群体在代谢类型上的差异。

4. 生态或健康状况的近似性　在人的生命过程研究中，寻找与人类生态或健康状况相似的替代模型非常重要，因此在选择时应结合课题目的、研究方法、设施条件及课题经费等综合考虑后做出正确的选择。

5. 疾病特点的相似性。

6. 操作实感的相似性。

【差异性原则】

当研究过程要求以实验动物某些生物学特点为指标或特殊条件时，选用不同种系实验动物的某些特殊反应，更适合不同研究目的的需求。如家兔颈部的交感神经、迷走神经、减压神经是分别独立存在、独立行走的，而人、猪、犬、猫等减压神经并不单独行走，如果要观察减压神经对心脏的作用，选择家兔更合适。

【易化性原则】

在确保研究目标的前提下，尽量选择结构、功能较简单的实验动物。

【相容或相匹配原则】

在设计动物实验时，所选用的动物质量等级应与实验设计、实验条件、实验者的技术、实验方法及试剂性能等相匹配。

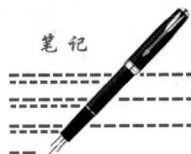

【可获性原则】

在不影响实验质量的前提下，运用最易获得、最经济、最易饲养管理的动物进行实验研究。

【重复性和均一性原则】

重复性和均一性是实验结果可靠、稳定的重要保证。生物医学实验应选用标准化实验动物，排除因遗传上的不均质引起的个体反应差异，排除动物所携带微生物和寄生虫及潜在疾病对实验的影响，获得可靠的实验结果。医学科研中应杜绝使用随意交配而来的杂种动物和未经任何微生物控制的非标准动物。

使用实验动物时，应遵守国务院颁布的《实验动物管理条例》规定：对实验动物必须爱护，不得戏弄或虐待。

第五节 实验动物福利伦理

一、实验动物福利

实验动物福利是指善待实验动物，即在饲养管理和使用活动中，采取有效措施，保证实验动物受到良好的管理与照料，为其提供清洁、舒适的生活环境，提供保证健康所需的充足的食物、饮用水和空间，使实验动物减少或避免不必要的伤害、饥渴、不适、惊恐、疾病和疼痛，让其在健康快乐的状态下生存。

让动物享有五大自由，是保障动物福利的基本原则。

（1）享有不受饥渴的自由。

（2）享有生活舒适的自由。

（3）享有不受痛苦伤害和疾病的自由。

（4）享有生活无恐惧和悲伤感的自由。

（5）享有表达动物天性的自由。

关注和重视实验动物福利是社会文明的体现，也是对用于人类健康研究的实验动物生命的尊重。

二、实验动物伦理

实验动物伦理是指在实验动物生产、使用活动中，人对实验动物的伦理态度和规范，主要包括尊重实验动物生命价值、福利权利。在动物实验中应审慎考虑平衡实验目的、公众利益和实验动物生命价值权利。

实验动物伦理不仅关系到人类在进行科学实验时如何合理、人道地利用实验动物，保证实验动物基本福利这一社会伦理问题，也关系到实验结果的科学性、可靠性和稳定性。目前，国际著名学术刊物对涉及实验动物的研究均有要求，必须经动物保护及使用委员会批准，而且要符合相关法律法规标准。

从事动物实验必须遵守基本的实验动物伦理。

（1）从事实验动物工作的人员应爱护实验动物，不得戏弄或虐待实验动物，避免对实验动物造成伤害和痛苦。

（2）实验动物的饲养环境、饲养密度、卫生状况、饲料、饮水和运输条件等应尽可能最佳以善待动物。

（3）除非麻醉药会干扰实验结果同时又无其他方法减轻痛苦，否则实验时必须用麻醉药等方法减轻动物的痛苦。

（4）动物实验结束时，采用安乐死方法处理必须处死的实验动物，不宜有其他动物在场。

三、动物福利伦理的相关法律法规

实验动物福利的立法不仅包括立法机构制定的法律，还包括各国、各地政府部门发布的法规、行业法规、管理指南等。

1911 年，英国通过《动物保护法》。

1959 年，英国科学家在《人道主义试验技术原理》一书中提出"3R"原则。

1966 年，美国国会通过《动物福利法》。

1988 年，我国发布《实验动物管理条例》。

1996 年，国际《实验动物保护与使用指南》出版。

2001 年，国家科委通过《实验动物许可证管理办法》。

2006 年，我国发布《关于善待实验动物的指导性意见》，这是我国第一份针对实验动物福利伦理管理的政府部门级规范性文件。文件中提出应将动物的惊恐和疼痛减少到最低程度，在符合科学原则的条件下，积极开展实验动物替代方法的研究与应用。

四、"3R"原则

1959 年，两位英国科学家在《人道主义试验技术原理》一书中首次提出了"3R"原则，即减少（reduction）、替代（replacement）和优化（refinement）。

1. 减少（reduction）　是指在实验研究中，使用较少量的动物获取同样多的实验数据或使用一定数量的动物能获得更多实验数据的科学方法。

2. 替代（replacement）　是指使用其他方法而不用动物所进行的实验或其他研究课题，以达到某一试验目的。或是使用没有知觉的实验材料代替以往使用神志清醒的活的脊椎动物进行实验的一种科学方法。

替代的分类有以下几种。

（1）相对替代和绝对替代：根据是否使用整体动物或动物组织，替代方法可分为相对替代和绝对替代两类。前者是指利用动物细胞、组织及器官进行体外实验研究或利用低等动物替代高等动物的实验方法；后者则是在实验中完全不用动物。

（2）直接替代和间接替代：按照替代物的不同，可分为直接替代和间接替代。前者如利用志愿者或人类的组织等；后者如利用鲎试剂替代家兔热原实验等。

（3）部分替代和全部替代：根据动物实验被替代的程度，可分为部分替代和全部替代。前者如利用其他替代实验手段来代替动物实验中的一部分实验等；后者如利用非动物实验方法取代原有的动物实验方法等。

3. 优化（refinement）　是指在符合科学原则的基础上，通过改善条件，善待动物，提高动物福利；或完善实验程序和改进实验技术，避免或减轻给动物造成的与实验目的无关的疼痛和紧张不安的科学方法。

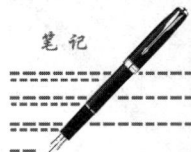

如今，医学研究和发展离不开实验动物，"3R"原则并不是要求完全不使用动物，而是用严谨科学的实验方案和规范的实验操作保障实验动物福利，从而保证实验研究数据的可靠性、准确性和科学性。如何在开展动物实验的同时科学合理地使用实验动物，如何在尊重善待实验动物的同时规范科学研究、教学等工作，妥善地处理好人与实验动物的关系，是每一位科研工作者及相关从业人员必须思考的问题。

第三章 常用实验仪器和器械

第一节 BL-420F/I 生物信号采集与处理系统

【系统简介】

BL-420系列生物信号采集与处理系统由计算机、生物信号放大器、刺激器、A/D，转换器及生物信号显示与处理软件构成，可以实现多种生物信号的实时采集、记录和分析等功能。该系统主要用于观察生物体内或离体器官中的生物电信号以及张力、压力、呼吸等生物非电信号的波形，从而对生物机体在不同的生理或药理实验条件下所发生的机能变化加以记录与分析。它是研究各种生物机能活动的主要设备和手段之一，可用于专科医学院校、科研单位进行动物的生理、药理和病理生理学等实验，并可完成实验数据的分析及打印工作。

BL-420系列生物信号采集与处理系统完全替代了传统的生理实验设备，包括：生物电前置放大器、示波器、二/四道生理记录仪、刺激器、监听器等。该系统不仅包含上述所有仪器的功能，而且比这些仪器的组合具有更为强大的性能，包括记录信号的频响和强度范围的进一步提高，具有数据记录和分析功能等（图1-3-1）。

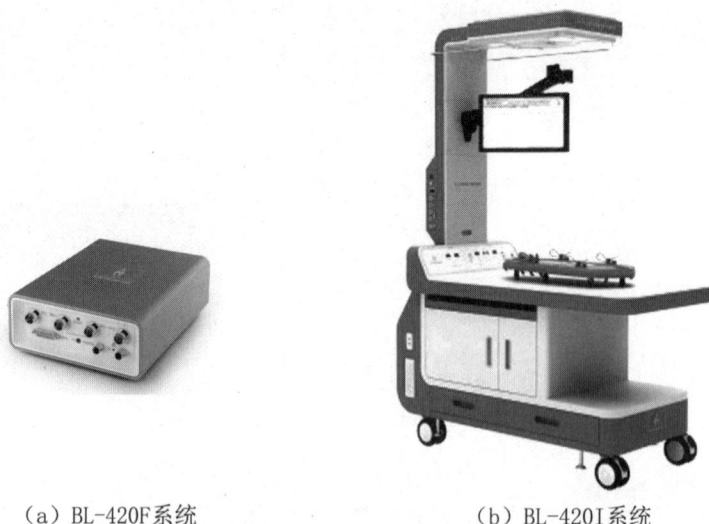

（a）BL-420F系统　　　　　　　　　（b）BL-420I系统

图1-3-1　BL-420系列生物信号采集与处理系统

【原理】

由于生物信号种类繁多，信号的强弱不一（有些生物电信号非常微弱，比如兔减压神经放电，其信号强度为微伏级，如果不进行信号的前置放大，根本无法观察），频率混叠（由于在生物信号中夹杂有众多声、光、电等干扰信号，比如电网的50Hz信号，这些干扰信号的幅度往往比生物电信号本身的强度还要大，如果不将这些干扰信号滤除掉，那么可能会因为过大的干扰信号致使有用的生物机能信号本身无法观察），因此信号采集前往往需要放大和滤波处理（图1-3-2）。

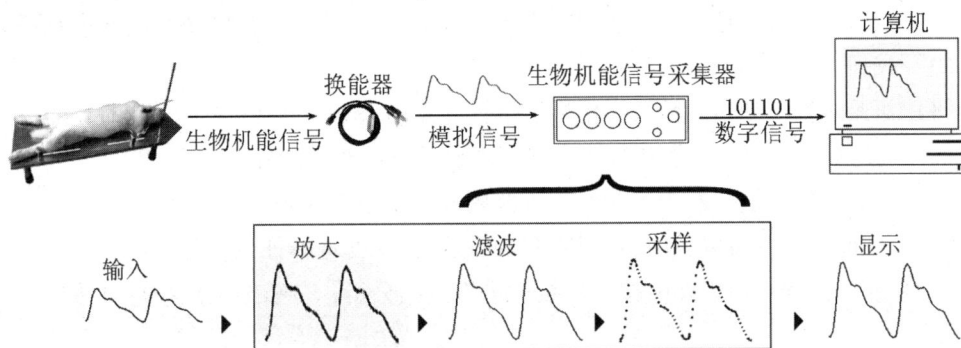

图1-3-2　生物信号采集与处理的流程

　　生物信号采集与处理系统的基本原理：首先将原始的生物机能信号，包括生物电信号和通过传感器引入的生物非电信号进行放大、滤波等处理，然后对处理的信号通过模数转换进行数字化并将数字化后的生物机能信号传输到计算机内部，计算机则通过专用软件接收从生物信号放大、采集硬件传入的数字信号，然后对这些收到的信号进行实时处理（图1-3-3）。另外，生物信号采集与处理系统软件也可以接受使用者的指令向实验动物发出刺激信号。

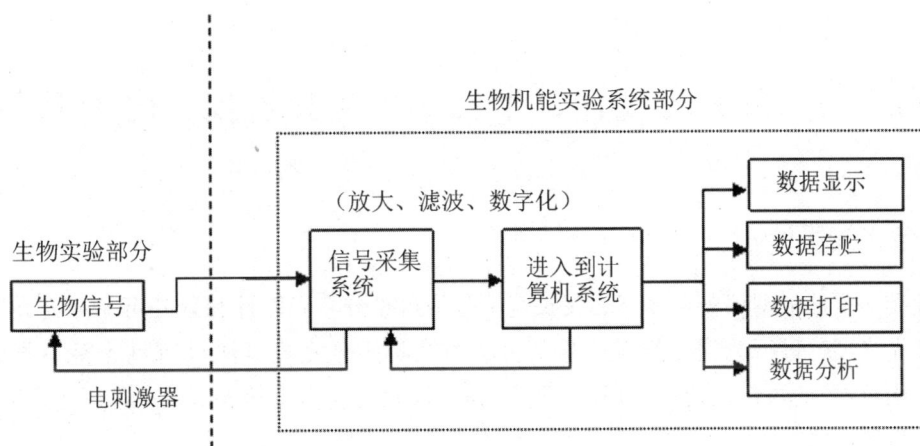

图1-3-3　生物信号采集与处理系统的原理

【操作方法】

（1）检查BL-420系列设备电源及USB线是否正确连接。

（2）打开BL-420的电源开关，仪器正面的指示灯绿灯亮，表示仪器可正常使用。

（3）选择电脑上面BL-420软件并双击打开。如USB连接不正确，则在打开软件时会有一个报错窗口提示，此时需要检查USB线是否连接好及检测BL-420驱动是否正确安装。

（4）选择实验所用的连接线或换能器并和BL-420F进行连接，同时将连接线或换能器连接到所用的实验动物或标本。

（5）对于非电信号，通常需要定标后才能测量到正确的数据，比如血压、张力等，定标可以选择菜单栏——设置——定标——定标功能完成。

（6）选择菜单栏——输入信号——通道选择，选择做实验所用的通道，同时选择所用的信号种类，例如，动脉血压调节实验选择压力，肌张力测定选择张力。

（7）点击工具栏绿色"△"按钮开始实验，实验过程中如需暂停则点击工具栏处蓝色"□"按钮。实验结束点击红色"□"按钮。

（8）实验过程中如需调整放大倍数、时间常数、滤波，则在每个通道的右面有三个按钮，分别是 G、T、F。可以通过点击鼠标左右键进行放大或缩小。

（9）实验过程可通过双击当前通道来放大或缩小通道视野。

（10）实验过程中可以随时在其他空闲通道下拉单处选择任意信号开始采集。

（11）实验过程中可以随时按暂停按钮进行数据分析，分析结束后按启动按钮继续采集信号。

（12）如出现信号过粗可以调节 F（1 滤波）来减小（正比关系），但前提是波形不能发生畸变。

（13）如电生理等实验过程中则需要排除外界干扰（如手机，电源，震动等）。

（14）实验完成后按系统提示保存数据，设定保存目录及文件名（默认为日期格式保存至安装目录下的 data 文件夹内）。

（15）可以通过 BL-420 软件随时打开历史数据进行反演分析。

（16）使用完后注意关闭电源，保持干燥，长时间不用或气候潮湿应该在使用前预热 1~2 小时。

第二节　分光光度计、半自动生化分析仪、电子天平

【分光光度计】

分光光度计根据仪器可测定的波长范围分为可见分光光度计和紫外可见分光光度计。利用分光光度计进行物质定性及定量的分析方法称为分光光度法（可见光呈不同颜色，故又称比色法）。可广泛应用于医药卫生、临床检验、生物化学等领域，是理化实验室常用的分析仪器之一。

1. 原理　分光光度计的基本原理是溶液中的物质在光的照射激发下，产生对光吸收的效应，物质对光的吸收是具有选择性的。各种不同物质具有各自的吸收光谱，因此当某单色光通过溶液时，其能量就会吸收而减弱，光能量减弱的程度和物质的深度有一定的比例关系，也即符合于比色原理——比耳定律：

$$T = I/I_0$$

$$\log_0/I = KCL$$

$$A = KCL$$

其中：T 为透射比；I 为透射光强度；K 为吸收系；C 为溶液浓度；I_0 为入射光强度；A 为吸光度；L 为溶液的光径长度。

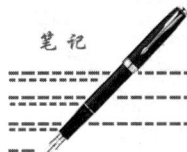

从以上公式可以看出，当入射光，吸收系数和溶液的光径长度不变时，透过光是根据溶液的浓度而变化。

2. 基本结构

（1）光源：钨灯产生可见光，氢灯或氘灯产生紫外线。两者需要专用的电源装置。

（2）单色器（分光系统）：将混合光分解为单一波长的光，常用棱镜或光栅作为单色器。

（3）狭缝：有入光狭缝和出光狭缝，调节单色光的强度和纯度。

（4）比色装置：由比色皿和比色皿架组成，比色皿的质量好坏是良好分析结果的重要条件之一，可见光区比色应用玻璃比色皿，紫外光区比色应用石英比色皿。

（5）检测系统：是测量透过吸收池的光能量的装置，由光电管、微电流放大器、对数放大器、数字（指针）显示器等组成。其中最主要的元件是产生光电效应的光敏器件。

3. 操作方法　不同型号分光光度计的操作稍有差别，一般流程如下：

（1）接通电源，打开仪器开关，打开样品室暗箱盖，预热 10 分钟。

（2）将灵敏度开关调至"1"档（若零点调节器调不到"0"时，需选用较高档。）

（3）根据所需波长设置波长值。

（4）将空白液及测定液分别倒入比色杯 3/4 处，用擦镜纸擦清外壁，放入样品室内，使空白管对准光路。

（5）在暗箱盖开启状态下调节零点调节器使读数盘指针指向 T = 0 处。

（6）盖上暗箱盖，调节"100"调节器，使空白管的 T = 100，指针稳定后逐步拉出样品滑竿，分别读出测定管的光密度值，并记录。

（7）比色完毕，关上电源，取出比色皿洗净，样品室用软布或软纸擦净。

4. 注意事项

（1）比色皿每次使用完毕后，要用蒸馏水洗净并倒置晾干，然后存放在比色皿盒内。在日常使用中应注意保护比色皿的透光面，使其不受损坏或产生划痕，以免影响透光率。

（2）不同检测项目的比色皿不可混用。

（3）分光光度计为贵重的精密仪器，要防震、防潮、防光、防腐蚀。

【半自动生化分析仪】

半自动生化分析仪是指分析过程中的前半部分操作由手工完成（加样 – 加试剂 – 混匀 – 保温 – 显色等步骤），而后半部分操作由仪器自动完成（吸入比色 – 吸光度监测 – 结果计算 – 打印等功能）的生化分析仪。

半自动生化分析仪的操作方法如下：

1. 开机　接通电源开关，系统自动进行自检，自检正常后进入主菜单。

2. 参数设定　根据要求设定参数，包括项目、测量方法、单位、温度、主波长、次波长、试剂空白、延迟时间、测量时间、样品量、试剂量、吸液量、参考范围等。

3. 测试　进入测试菜单，点击水空白，将半自动仪左下侧进样管探入蒸馏水瓶中（完全没入液面），"哔"声后吸液结束，等待仪器分析。按照同样步骤用试剂空白调零，样品测定编号样品显色稳定后按顺序开始测定，每个项目检测完毕必须多次吸入蒸馏水清洗。

4. 关机　用蒸馏水冲洗比色池和管道再执行关机程序。

【电子天平】

TP－1000型，TP－2000型电子天平采用高精度应变式传感器，进行称重测力，采用8031单片机作为数据处理部件，显示采用液晶显示器。该仪器具有操作简单，称量迅速、准确等优点。TP－1000型电子天平的最大称量为1000 g，分辨率为0.1 g，标准偏差为0.1 g，TP－2000型电子天平的最大称量为2000 g，分辨率为0.2 g，标准偏差为0.2 g。

1. 操作方法

（1）启动：电源插头连接使电子天平内部通电，显示窗显示"湘仪"，此时按一下"开关"键，电子天平显示所有的字符，等显示为零之后，即可进行称量。

（2）称量方法：将称量瓶或烧杯放在秤盘上，待显示重量后，按一下"去皮"键，使电子天平显示全零，将样品放在称量瓶或将小鼠放在烧杯内，等显示窗显示单位符号"g"后，表示数据稳定，即可读数。

（3）使用完毕后，按一下"开关"，拔下电源，再将天平轻擦干净。

2. 注意事项

（1）该仪器为精密仪器，要轻拿轻放、防震、防潮、防腐蚀。

（2）称量物品时，应轻放，切勿用力过猛，称量的物品不可超过该仪器的最大称量范围，以免损坏机器。

第三节　恒温平滑肌槽

HW－400SE恒温平滑肌槽，主要用于平滑肌生理、药理实验，调节和维持实验环境温度，从而保证离体平滑肌的生理特性，使相关实验顺利进行。在实验药筒内加营养液同时通氧，可与生物信号采集处理系统配套，测试在恒温条件下离体平滑肌的肌张力。

1. 恒温平滑肌槽各部分功能　（图1－3－4，图1－3－5）。

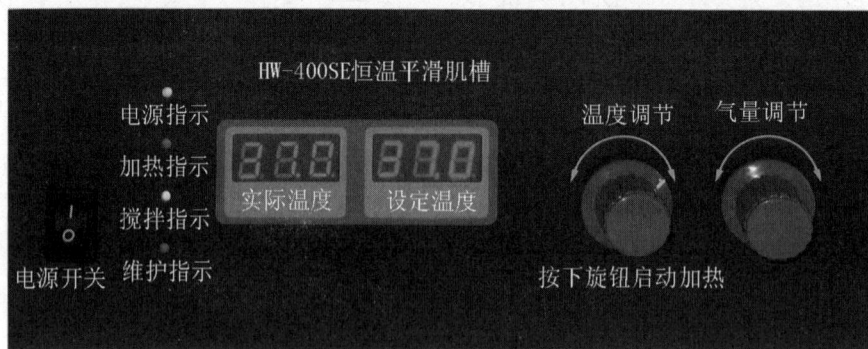

图1－3－4　HW－400SE恒温平滑肌槽前面板

2. 操作方法

（1）将恒温水槽右侧面的排液口和排水口均置于关闭状态。

（2）如果在实验中需要外接氧气为实验标本供氧，需要将单向阀向外拉出，如使用设备自带的空气泵进行供氧，需要将单向阀向内推入。

（3）在恒温平滑肌槽内添加足够量的清水，水量达到建议水位线（外筒上有建议水位线刻度）。

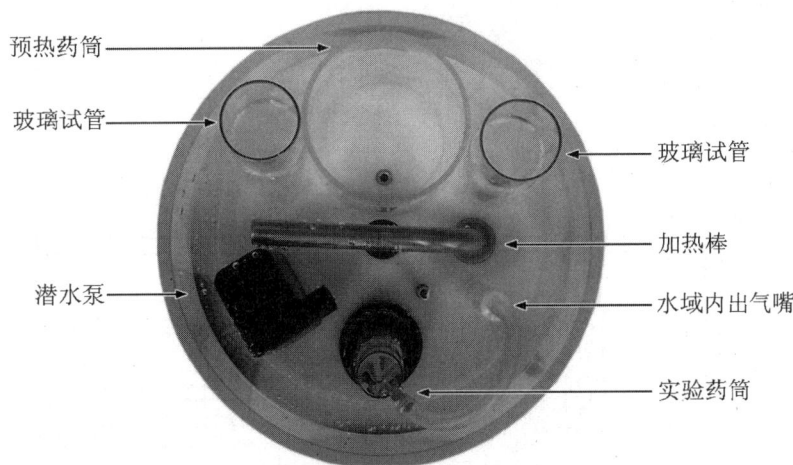

图 1 - 3 - 5　HW - 400SE 恒温平滑肌槽俯视图

（4）确保电源已经连接良好。

（5）打开仪器电源。

（6）此时数码管和加热指示灯快速闪烁，表明系统还没有处于加热状态；当确认水域内加水后，轻按温度设定旋钮，听到"哗"声后，系统进入加热状态。

（7）旋转"温度调节"旋钮，设定实验温度。

（8）按下加液开关将营养液从预热药筒放到实验药筒。

（9）调节气量调节阀，保证在加热过程中有较大的气泡对药液进行搅拌。

（10）实验温度显示窗显示，温度达到设定温度后放入实验样本。

3. 注意事项

（1）严禁在水域内无水的情况下对恒温水槽进行加热。

（2）设备每次使用后，请将水域内的水排放干净，并用清水冲洗存放药液的小筒，防止放液阀被药液腐蚀和出气嘴被残留物堵塞。不用时请勿盛水盛液。

（3）使用前请确认电源已接通。

（4）为使药液温度均匀，请在整个实验过程保持通气，若药液内的气泡不能满足要求，可将手阀拉起，此时可外接所需要的气源。

（5）严禁使用纯乙醇、丙酮等有机溶剂擦拭恒温水槽的任何有机玻璃部分，以免造成损坏。

（6）不要让阳光直射设备，并远离火炉或其他热源。

（7）应定期对设备进行清洁，清洁时请先拔下电源插头，用微温织物擦拭。

（8）设备长时间不使用时，应擦拭干净，在室温环境下保存。

第四节　智能热板仪

RB - 200 智能热板仪采用了先进的液晶显示技术，显示内容丰富灵活；大、小鼠一体式设计方式，提供轻触式按钮，脚踏开关和手控开关多种控制方式；提供外置式热敏打印机，实验数据现场打印；提供 RS - 232 数据接口，可以与 PC 机通信系统，传送实验数据，分析数据，打印实验报告。仪器适用于医学院校进行药理镇痛实验教学工作。

1. 仪器结构 （图1-3-6）。

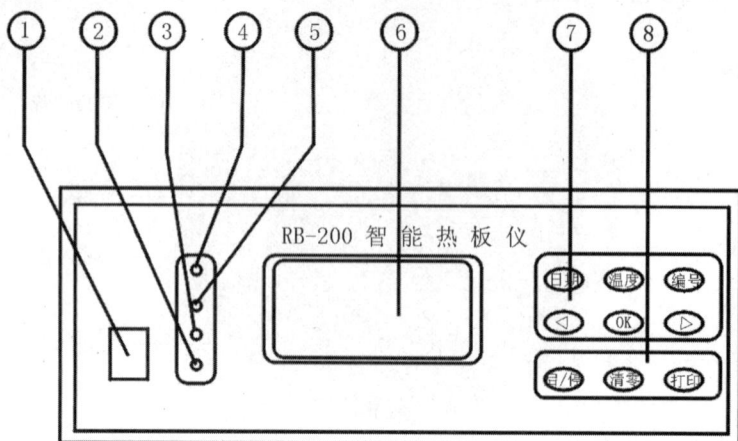

1-3-6 智能热板仪正面图

（1）电源开关：打开时系统通电工作。

（2）与PC连接指示灯：当与PC相连，并且打开通讯软件时灯亮，否则不亮。

（3）计时指示灯：当按下启停按钮开始计时时灯亮，当停止计时时熄灭。

（4）电源工作指示灯：系统供电系统正常时灯亮，否则不亮。

（5）恒温指示灯：当"实际温度"－"设定温度"<0.5℃时亮，否则熄灭。

（6）液晶显示器：显示日期（年、月、日、小时、分、秒）、设定温度、实际温度、反应时间、实验编导等实验所需信息。

（7）仪器设置按钮区：设置仪器的各种参数（日期、设定温度等）。

（8）实验控制按钮区：控制实验的启停及实验数据的打印。

2. 操作方法

（1）开机：打开电源开关按钮，这时液晶显示产品名称和出产地，同时电源指示灯、恒温指示灯、计时指示灯同时亮起，同样蜂鸣器发出短暂的响声，2秒后系统自检结束，液晶显示进入主画面，同时电源指示灯一直点亮，其他指示灯熄灭。

（2）按键操作：为了能让操作者顺利操作面板，本设备在面板的任意键被按下时发出提示声，表示系统已经检测到按键。

（3）设置日期：按下"日期"按钮，进入日期设定，此时光标移动到日期的分钟处，表示此项可调，通过按下"＜""＞"来调节分钟数。可通过再次按下"日期"按钮，将光标移到待调节的其他日期选项，进行调节。按下确认键退出日期调节，系统自动记录当前日期和时、分、秒。

（4）设置温度：按下"温度"按钮，进入温度设定，此时光标移动到设定温度值处。系统默认目标温度为"55℃"，通过按"＜""＞"按钮，可以调节降低或升高目标温度，以0.1℃改变。

（5）预热：在热板实验实际温度没有达到目标温度之前，系统处于加热状态，这时不能做实验，实际温度达到目标设定温度后，系统"恒温指示灯"点亮，表示可以正常实验了。为了提高实验效率，使热板能在很快的时间内达到设定温度，本设备在开机进行第一次加热的前几分钟会有一定过冲。属于正常现象，此时请勿进行实验，等待实际温度回到设定温度附近再开始实验（大概需要2分钟左右）。也就是说本设备从开机到正式可以实验大概需要12分钟左右。在经过第一次过冲后，实际温度将一直在设定温度附近做很小的波动，此时可以正常进行各种实验。

（6）开始实验：在放入动物的同时，踩下脚踏开关或按下"启/停"按钮，系统自动开始计时，等观察到动物舔后足后，再次踩下脚踏开关或按下"启/停"按钮，计时结束。此时可以从液晶屏读取计时时间。再踩下脚踏开关或按下"启/停"按钮时，系统自动重新开始计时。

3. 注意事项

（1）避免设备受到撞击、碰摔或强烈震动。

（2）每次使用完毕，请关闭电源并拔下电源插头，将观察桶和仪器表面擦拭干净。不能使用有机溶剂乙醇擦拭观察桶和仪器表面，请用软布和中性清洗液清洁。

第五节　多功能诱咳引喘仪

多功能诱咳引喘仪是一种多用途的实验仪器，用于药理的诱咳、引喘、小动物的麻醉、染毒及药物喷雾剂型的药效检测和模拟高湿度环境，是一种教学科研兼用的常用仪器。

1. 基本原理　本仪器采用了气压式雾化系统避免了超声雾化可能带来的药物分子结构和性质的变化，保证药物以原有性质进入动物体内，产生正常的药物反应。仪器雾化细度小于 3 μm，能很好地进入动物呼吸系统的深部与肺泡迅速结合产生药效。仪器示意图见图 1-3-7。

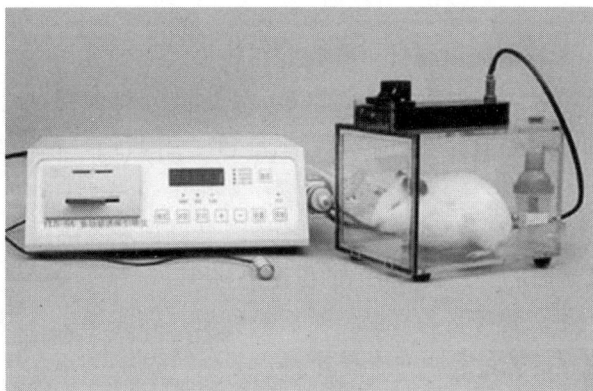

图 1-3-7 多功能诱咳引喘仪

2. 使用方法

（1）诱咳：①接通电源，打开电源开关。②按"设置"键设置计数时间10分钟（统计多长时间内的咳嗽次数），计数时间最长是600分钟。③再按"设置"键，依次设置年、月、日、时、分。再按"设置"键，设置结束。④用 10ml 注射器取浓氨水（25% ~27% 氢氧化铵溶液）10ml 加入雾化杯中。⑤打开动物箱装入实验动物1只，关闭箱门，按"开始"键"测定"灯亮，药物喷入鼠箱内，喷雾结束后，仪器操作程序自动进入反应时间，记录小鼠首次咳嗽时间、反应时间内咳嗽次数。⑥按"浏览"键后，依次按"显示"键观看给药时间，反应时间，首次咳嗽时间，计时时间（统计咳嗽次数的时间）和计数次数（咳嗽次数）。如在测试中需要终止测试，可按动"开始"键。

⑦测试结束之后，按"打印"键，按"浏览"键后，仪器将结果自动打印出来，打印结果条目为测定时间、测定模式、喷药时间、首次咳嗽时间、咳嗽计数时间和咳嗽次数6项。

由于小鼠咳声轻微不响亮，不能自动记录咳嗽次数，可由人观察有咳嗽动作时按手动按钮（手动按钮线连接在手控咳声计数插座上）将咳嗽次数记录下来。

在反应时间中观察小鼠咳嗽次数时，可部分打开动物箱门，以免动物死亡。

（2）打印操作：仪器自带微型打印机，可将储存的数据打印出来，当测试结束后即"测定"指示灯熄灭时按动"打印"键，此时显示屏出现 P1 指示灯，P1 是指最后测试的一个，按动"＋"，"－"键可寻找前 42 组中的任何一个，也可按顺序打印出来，最好是每测一组打印一次，避免测试数量大于 42 组时将最前面的组挤掉。

需要删除内存数据时可按住"打印"键 5 秒以上，听到鸣声即数据已被删除。

3. 注意事项　每次实验结束后，立即用水擦洗动物箱，清理内垫片，避免干涸后难以清理，雾化杯中残液及时倒掉，冲洗干净后复原。

第六节　离心机

【TD－L5 型低速离心机】

1. 用途与特点　TD－L5 型低速台式大容量离心机广泛用于医院、实验室，满足不同液体的分离要求。该机具有运转平衡、容量大、噪声低、操作直观方便、使用效率高等优点。

2. 工作原理　等量试液的离心管对称放置在转头四周的孔内，启动机器后，电动机带动转头高速运转所产生的相对离心力（PCF）使试液分离，相对离心力的大小取决于试样所处的位置至轴心的水平距离，即旋转半径（R）和转速（N）。

3. 使用方法

（1）使用前必须检查仪器控制面板上的各旋钮是否在规定的位置上（即电源在关的位置上，调速旋钮及定时器旋钮在"0"的位置上）。

（2）在每支试管中放置等量的样品，然后对称放入转头架上，以免因重量不均，放置不对称，而使整机在运转过程中产生震动。

（3）拧紧螺帽，盖好有机玻璃门，接通电源，打开电源开关，指示灯亮。

（4）旋转定时旋钮，选择所需的定时时间。

（5）旋转调速旋钮，转头开始运转，转速表指示针将指示出实际转速。

（6）离心时间到后，必须将调速旋钮调回到零位，待机器完全停止后，方可取出试管进行分析。

4. 注意事项

（1）将仪器放置在坚固平整的台面上，以免仪器运转时产生剧烈震动。

（2）使用前应检查转子是否有伤痕、腐蚀等现象，同时应对离心杯、离心管做裂纹、老化等方面的检查，发现问题应立即停止使用。

（3）不可在机器盖门上放置任何物品，以免使盖面凹凸不平，影响仪器的使用效果。

（4）当听到异常声音时必须切断机器电源。

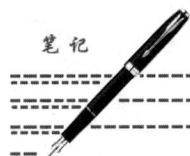

（5）不可在机器运转过程中打开有机玻璃盖门或拉动机器。

（6）不使用仪器时，必须切断机器电源。

（7）实验完毕后，将转头和仪器擦干净，以防试液残留而产生腐蚀。

【LD4 -2 型低速离心机】

1. 使用方法

（1）将离心机置于平稳地面或平稳台面上。

（2）负荷配重，各对称放置的被分离物之间重量误差不大于 1 g。

（3）检查手柄是否置于慢速位置，开关应拨向"关"的位置，盖与容器室锁紧。

（4）接通电源，开关拨向"关"的位置。

（5）平稳移动调速手柄，缓慢逐渐加速，视转速表指示到达所需转速，1 ~ 2 分钟后转速稳定开始计时。离心完毕时将手柄调回原位，开关拨向"关"。第二次分离重复操作（2）~（5）项。

2. 注意事项

（1）严禁在不平衡状态下进行运转。

（2）水平转盘应先检查离心筒是否挂牢，转动是否灵活，然后按操作方法进行运转。

（3）旋转中不可打开离心机上盖，不可用手去碰旋转件。

（4）离心机体一定要放在地上或坚固的平台上，以保证安全。

（5）转速不得高于最高允许值（4000 r/min）。

（6）实验完毕后，将转头和仪器擦干净，以防试液残留而产生腐蚀。

第七节　肺功能测试仪

FGC - A + 型全自动肺功能测试仪采用先进的微电脑处理系统，通过呼吸流量传感器，测量人体的呼气功能，再经过分析、处理，由液晶显示器（LCD）显示和图形打印机打印出结果。可以同时检测出人体用力肺活量、肺活量、最大通气量、气道阻力、小气道测试、正常值的判定、肺功能障碍分型等方面的一整套数据及曲线图。该仪器可广泛用于医院、实验室、职业病防治所等。具体使用方法如下：

1. 开机预热　打开电源按键（按键"—"端）接通电源，屏幕则用英语显示，此时系统正在进行初始化及自检程序，并伴有音乐声（注：首次开机通电至少预热 10 分钟），当音乐停止，按［enter］键进入主菜单显示。

2. 输入受检者人体信息　按［ID］键，可依次填入相应数据。

code：四位数编号，不足四位在前面补"0"。

age：年龄，只可输两位数。

sex：性别，一位数，男性按［1/man］键。女性按［2/fem］键。

height：身高，三位数，单位：厘米（cm）。不足 100 cm 在实际身高前加一个"0"。

weight：体重，三位数，单位：千克（kg）。不足 100 kg 在实际体重前加一个"0"。

date：日期，八位数。如 2022 年 3 月 16 日依次按 20220316。

（1）每项参数输入正确以后都需按［enter］键方可进入下一项目参数的输入。如输入不正确或需要修改时按下［●］键，此时光标出现在该项错误的起始位置，再重新输入正确的参数；若显示的参数正确，则直接按［enter］键即可进入下一项目参数的输入。

（2）每项参数必须按规定的位数输满。

（3）全部参数输入完成后按［enter］键，返回主菜单。

3. 测试状态　按下主菜单的［test］键，即进入测试状态，显示为：①用力肺活量测试；②肺容量测试；③最大通气量测试。选择所需测试的项目，按下［start］键进行测试，测试结束后按下［pass］键，如果该项目需要重新测试，则按下［re］键重新测量（注：每次测试按［start］键前，如按［enter］键则返回主菜单）。

4. 显示状态　主菜单下按［disp］键即进入显示参数和诊断的菜单状态，按下相应的数字键即可通过屏幕看到相应的曲线或数据，此时按［enter］键可返回到主菜单。

5. 打印状态　当需要将测试资料打印或传送系统机时，按主菜单上［print］，此时屏幕进入打印选择。

6. IC卡存取数据　当需要将测试数据存储或从IC卡上读取数据及时打印时，按主菜单上［IC］键，此时屏幕显示IC卡操作菜单。

（1）读取数据：选择"1"（读取数据），屏幕提示"please insert IC card"（请插入IC卡），此时按照提示将存有数据的IC卡按规定的方向插入槽中。屏幕显示IC卡中已存有数据的序列号及编号，输入要读取数据相应的序列号或按［●］键翻找所需数据的序列号，此时屏幕显示"reading"（正在读卡），约几秒钟后，屏幕显示"reading ok"（读卡完毕），按［enter］键返回IC卡操作菜单。

（2）存储数据：选择"2"（存储数据），屏幕提示"please insert IC card"（请插入IC卡）。如是新卡，屏幕显示new card（新卡）及writing（正在写卡）；或是IC卡中已存有数据，测试仪将测试数据按照IC卡中已存的受检查数作为该次序列号，存入"IC"卡中，存储完毕，按［enter］键返回IC卡操作菜单。

（3）打印数据：选择"3"（打印数据），测试仪将IC卡中存储的所有受检者数据按规定格式打印出来。

7. 注意事项

（1）不要用力按传感器与主机的连接电缆线。

（2）不得用硬物体划传感器表面，以免损害表面氧化层。

【附：测试仪的主要技术参数】

1. 键盘输入的数据项目

A. 编号（ID）　　　B. 姓名（name）　　　C. 性别（sex）　　　D. 年龄（age）

E. 身高（height）　F. 体重（weight）　　G. 日期（date）

2. 测试项目

（1）FVC检测：

FVC	用力肺活量
FVCPRED	肺活量预计值
%FVC	FVC/FVCPRED
FEV1.0	1秒肺活量
FEV1.0PRED	1秒肺活量预计值
%FEV1.0	FEV1.0/FEV1.0PRED
FEV2.0	2秒用力肺活量

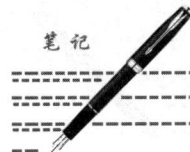

FEV3.0	3 秒用力肺活量
FEV1%	1 秒率
FEV1%PRED	1 秒率预计值
%FEV1%	FEV1%/FEV1%PRED
FEV2%	2 秒率
FEV3%	3 秒率
MMF	最大呼气中段流速
MMFPRED	最大呼气中段流速预计值
%MMF	MMF/MMFPRED
MVV1	由 1 秒推算出最大通气量
MVV1/BSA	MVV1 与体表面积之比

（2）FV 检测：

PEF	峰值流量
PEFPRED	峰值流量预计值
%PEF	PEF/PEFPRED
V75	呼气至 75% 肺活量时对应流速值
V75PRED	呼气至 75% 肺活量时对应流速值的预计值
%V75	V75 实测值与预计值之比
V50	呼吸至 50% 肺活量时对应流速值
V50PRED	呼吸至 50% 肺活量时对应流速值的预计值
%V50	V50 实测值与预计值之比
V25	呼吸至 25% 肺活量时对应流速值
V25PRED	呼吸至 25% 肺活量时对应流速值的预计值
%V25	实测值与预计值之比
V50/V25	50V 与 V25 之比值
V50/V25PRED	V50 与 V25 之比值的预计值
%V50/V25	V50 与 V25 实测值与预计值之比
V25/H	V25 与身高之比

（3）MVV 检测：

MVV	实测最大通气量
MVVPRED	最大通气量预计值
%MVV	MVV/MVVPRED
BSA	体表面积
MVV/BSA	实测最大通气量与体表面积之比

（4）VC 检测：

VC	实测肺活量
VCPRED	肺活量之预计值
%VC	VC/VCPRED
IRV	补吸气量
ERV	补呼气量
TV	潮气量

IC	深吸气量
MV	静息通气量
RR	呼气频率

3. 诊断分类及常见原因

A. 正常（normal）

B. 限制性通气障碍（restrictive）

· 肺腔变小——手术切除后，间质纤维化、肿瘤、矽肺等。

· 胸廓活动受阻——胸腔积液、畸形、胸膜增厚、粘连等。

· 胸腔受压——腹水、妊娠、肥胖等。

· 呼气肌无力——膈肌疲劳、肌无力、肌萎缩、营养不良。

C. 阻塞性通气障碍（obstructive）

· 慢性阻塞性肺疾病，如哮喘、肺气肿等。

· 上呼吸道肿瘤、异物、炎症、气管或支气管肿瘤、狭窄等。

D. 混合性通气障碍（mixed）

· 上述疾病兼有或加重或慢性病者。

E. 肺功能障碍等级划分

F + 轻度　　　　F + + 中度　　　　F + + + 深度

第八节　换能器

换能器也称传感器，是把非电量转换成电量的装置。非电量，如肌肉收缩、呼吸、血压、体温变化等。为了便于记录和分析这些参量，则需用换能器将它们转换成电参量。换能器的种类很多，如压力换能器、张力换能器、呼吸换能器、心音换能器。机能学最常用的是前三种，现分别介绍如下。

【压力换能器】

1. 用途与原理　该换能器主要用于测量血压、胃肠道内压、颅内压等。换能器内部一套桥式电路，该电桥的一部分由敏感元件构成，它可以把压力的变化转变成电阻值的变化。当外界无压力时，电桥平衡，换能器输出为零。当外界作用于换能器时，敏感元件的电阻值发生改变，引起电桥失衡，即有电流输出。其电流大小应与外加压力大小呈线性相关。

2. 使用方法　使用时，将换能器的两个开口端分别接上三通管，并从换能器侧口端的三通管处缓慢注入肝素（已配制好的适当浓度的肝素）。并排出换能器以及与换能器相连的动脉插管内的气泡。将换能器与大气相通以确定零压力基线，即可进行压力测量。实验完毕应及时清除换能器内的液体或血液，并用蒸馏水洗净、晾干、备用。

3. 注意事项

（1）清洗时注意不要把压力换能器内的橡皮垫丢失，以免下次用时引起换能器漏液。

（2）压力换能器有一定检测范围，不要测量超过检测范围的压力。

（3）当压力换能器处于闭合测压管道系统时，严禁用注射器从侧管向闭合测压管内加压，以免损坏换能器。

【张力换能器】

1. 用途与原理 张力换能器是一种微力测量传感器，主要用于肌肉张力、液滴计数等测量。其工作原理与压力换能器相似。它能使张力信号转变成电信号输出，借助记录仪记录曲线。

2. 使用方法 先将张力换能器固定在合适的支架上，然后用线将实验对象与张力换能器的敏感梁（弹簧片）相连接，既要保证方向和力的敏感梁的平面垂直，又要保证传感器的受拉力方向正确。测量力方向应指向弹簧片引出口间隙较大的一方，开启记录仪，选择适当的灵敏度，即可描记曲线。

3. 注意事项

（1）测力时过负荷量不超过满量的20%。

（2）换能器内不得灌入液体，以免损坏换能器。

（3）避免对换能器的碰撞，调"0"时不得用力过大，以免换能器的电位器损坏。

（4）使用时，应保证测力方向正确。

（5）二次仪表或传感器电源变更时，应重新标定。

【呼吸换能器】

1. 用途与原理 呼吸换能器主要用于动物呼吸曲线的记录。其内部安装了一个气鼓，气鼓又与应变梁紧紧相连。当动物的呼吸气流进入气鼓时，就会使气鼓薄膜产生移位，从而带动应变梁运动，完成力－电转换。通过记录仪记录呼吸曲线图。

2. 使用方法 用橡胶导管将换能器的进气嘴和动物气管插管直接相连通。然后将换能器连接记录仪，即可描记呼吸曲线。

3. 注意事项

（1）不得往换能器内灌入液体，以免损坏换能器。

（2）严禁用口对准换能器用力吹气，以免损坏换能器内部的气鼓膜，致使换能器不能正常使用。

第九节 常用手术器械

1. 剪刀

（1）手术剪：分组织剪和线剪，组织剪前端为圆头，用于剪皮下组织等软组织，线剪前端为尖头，用于剪线、敷料等（图1－3－8A、B）。

（2）眼科剪：分直、弯两种，用于剪神经、血管、心包膜等组织（图1－3－8C）。

（3）粗剪刀：用于剪骨骼、皮肤、毛发、肌肉等粗硬组织。

2. 镊子

（1）眼科镊：分直、弯两种，用于夹持细软组织（图1－3－8D）。

（2）无齿镊：前端为圆头，用于夹持皮下组织、脂肪、黏膜等，对组织的损伤性较小（图1－3－8E）。

（3）有齿镊：前端有勾即有齿，用于夹持较坚硬的组织如皮肤、筋膜等。夹持组织时能使组织不易滑脱，但对组织损伤性较大（图1－3－8F）。

（4）持镊法：见（图1-3-8G）。

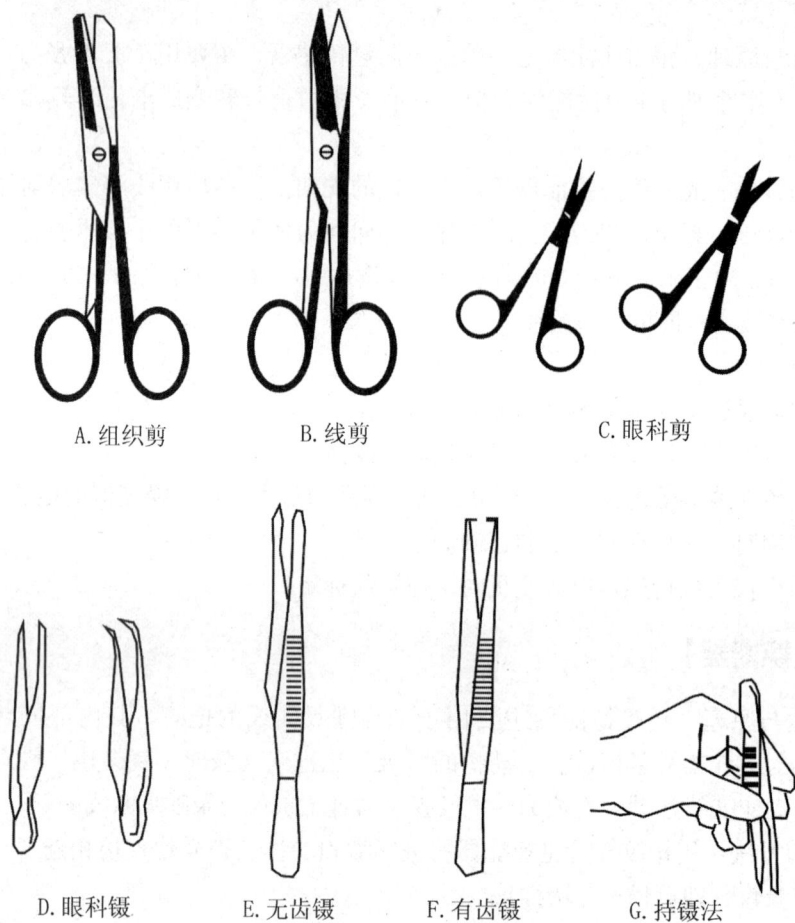

A.组织剪　　　　B.线剪　　　　　C.眼科剪

D.眼科镊　　E.无齿镊　　F.有齿镊　　G.持镊法

图1-3-8　常用实验器械及姿势

3. 手术刀

（1）刀柄：常用的3、4、7号，使用时所选的刀片要与刀柄相配（图1-3-8H）。

（2）刀片：安装刀片时用持针器夹住刀片背侧，将刀片的缺口对准刀柄的刀楞上，稍用力向后推可装上。卸下刀片时用持针器夹住刀片末端背侧，稍用力提起刀片往前推即可（图1-3-8I）。执手术刀的姿势有指压式、持弓式、执笔式、反挑式（图1-3-8J）。

4. 血管钳（止血钳）　有直、弯两类，每一类又有大、中、小之分。

（1）直血管钳：用于浅部组织止血，分离组织（图1-3-8K）。

（2）弯血管钳：用于深部组织止血，分离组织（图1-3-8L）。

（3）有齿血管钳：用于夹持较厚的组织及易滑脱的组织内血管出血，如肌肉、肠壁等，但不能用于皮下止血（图1-3-8M）。

（4）蚊式血管钳：用于精细手术中的止血和分离（图1-3-8N）。

各种剪、钳的使用方法（图1-3-8O）将拇指和无名指各伸入一个环内，中指在环的前方，示指压在近轴处，能起到操作时稳定和定向作用。右手松钳时，拇指与无名指相对挤压，继而旋开即可；左手松开钳时，需要用拇指与示指持住该钳的一个环口，中指、无名指挡住另一个环口，把拇指和无名指稍用力对顶一个即可（图1-3-8P）。

5. 动脉夹　有直、弯两种，用以阻断动脉血流（图1-3-8Q）。

6. 咬骨钳　用于打开颅腔和骨髓腔时咬切骨质（图 1 – 3 – 8R）。

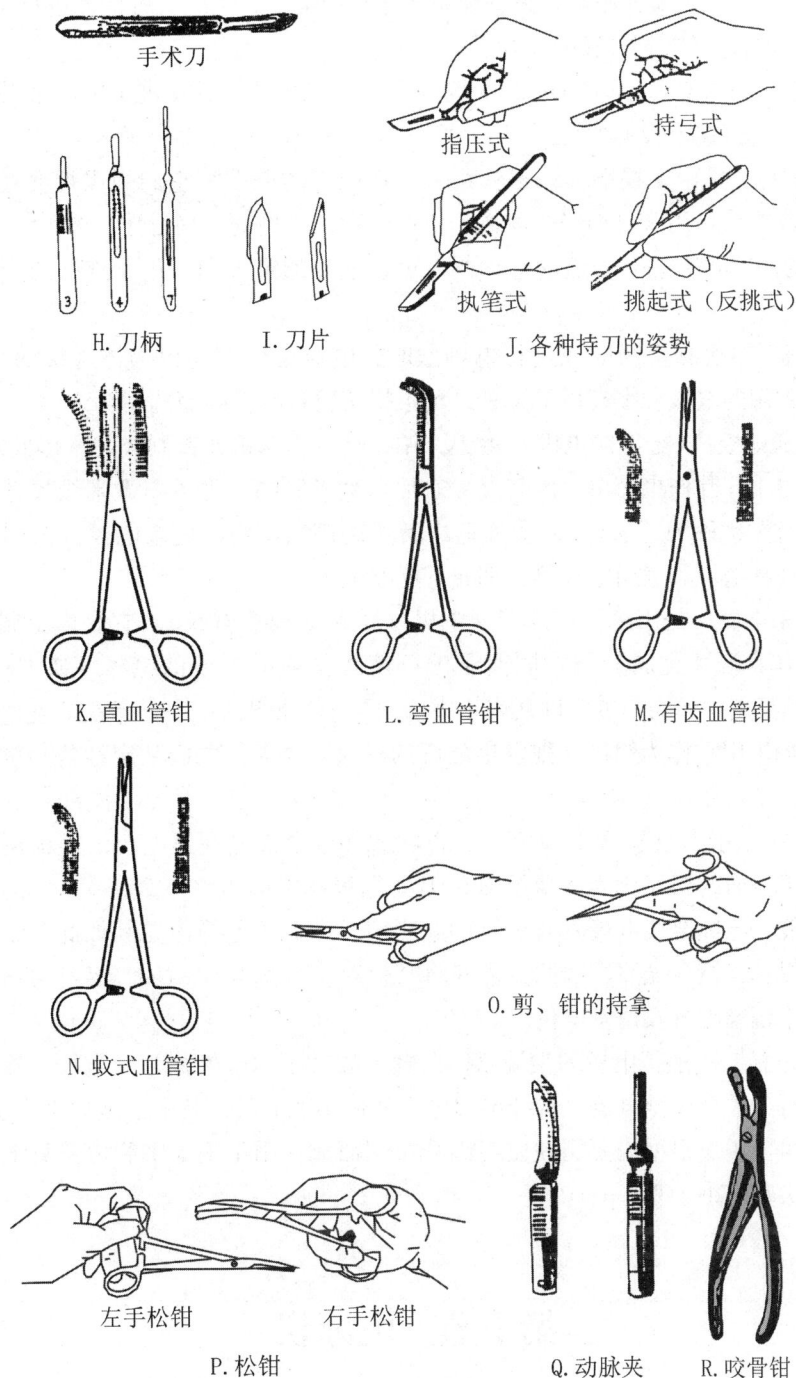

手术刀

指压式　　持弓式

执笔式　　挑起式（反挑式）

H. 刀柄　　　I. 刀片　　　J. 各种持刀的姿势

K. 直血管钳　　　L. 弯血管钳　　　M. 有齿血管钳

N. 蚊式血管钳　　　O. 剪、钳的持拿

左手松钳　　右手松钳

P. 松钳　　　Q. 动脉夹　　R. 咬骨钳

图 1 – 3 – 8（续）　常用实验器械及姿势

7. 动脉插管　可用头皮针代替。将头皮针的针尖取下，将其管剪成斜口插入动脉，另一端接三通管（三通管与压力换能器相接），以记录动脉血压。

8. 气管插管　分为犬、兔两种，鼠可用硬塑料管代替。其气管插管的目的是为了保持动物呼吸道通畅，同时通过它与呼吸传感器相接，以描记呼吸曲线。

9. 金属探针　是一实心的金属条，前端尖锐，用于破坏蛙类的脑和脊髓。

10. 玻璃分针　用于分离神经和血管等组织。

11. 输尿管插管　用于实验动物尿液引流。

12. 蛙心夹　一端夹住心尖，另一端系线连于换能器，以对心脏活动进行描记。

13. 蛙心插管　便于更换蛙心的液体。

14. 蛙板　约为 20 cm×15 cm 的木板，用于固定蛙类，以便进行蛙类实验。固定蛙时，用蛙钉把蛙钉在木板上即可。

15. 锌铜弓　是由一根铜和一根锌组成，在两者的一端将它们用锡焊接在一起，使用时就会形成短路。用于对神经肌肉标本施加刺激，以检查其兴奋性。

16. 三通阀　具有三个通道的移动阀，可以改变通道方向，用于连接压力换能器和动脉插管。

17. 电极　在检测生物电或进行电刺激时，电极是仪器与生物体连接的中间环节，电生理学中常用的电极种类有以下几种，可根据实验目的不同而选用。

（1）普通电极：（金属宏电极）由银、铂、镍、不锈钢或钨制成的针形或片状电极，电阻一般，很小，制作也简单。因其尺寸通常是毫米级的，为了与微米级尺寸的"微电极"区分，故常被称为"宏电极"。实验中常用的刺激电极、记录电极（或引导电极）、保护电极、埋藏电极和表面电极等，都属于此类电极。

（2）甘汞电极：是用途很广的普通电极（也称乏极化电极）。它是由金属、非溶性金属盐及含有非溶性金属盐同种阴离子的可溶性盐或酸组成的电极。如 Hg，Hg_2Cl_2，KCl 溶液。如果用它作为阳极，则从组织来的阴离子，特别是 Cl^-，就聚集在电极上而形成 Hg_2Cl_2。如果用它作为阴极，则发生相反的反应。这样，电极从定性的角度来讲，没有发生改变。

（3）银－氯化银电极（Ag－AgCl）：盘状或杯状电极是在银电极的表面用电化学的方法将银电极表面的银氯化为一薄层氯化银（电极厚度的 10% ~ 25%）。该电极具有不易极化的性能，比纯金属电极具有更小的电噪声，在低频范围内尤其如此。制备好的电极要避免干燥、摩擦和光照。因此，最好将其储存在充满 0.9% NaCl 溶液的不透光的容器内。常用来记录脑电及诱发电位。

（4）微电极：一般把电极的尖端直径在微米数量级的电极称为微电极。根据制作的材料不同，可分为金属微电极、碳纤维微电极和玻璃微电极，其中以玻璃微电极最常用。玻璃微电极可由用户根据需要用硬质毛细管拉制而成，用于测量细胞内静息电位和动作电位时，其尖端需小于 0.5 μm。

第十节　电泳仪

电泳是带电颗粒在电场中朝异性电极方向移动的现象。生物学上的重要物质如蛋白质、核酸、同工酶等，在溶液中能吸收或给出氢离子从而带电。因此，它们在电场影响下，在支持物上使待测样品组分别被分离成移动速度不同的区带，以达到分离或制备的目的。这是生物化学中常用的区带电泳技术。

【DYY－5 型电泳仪】

1. 仪器结构　DYY－5 型电泳仪具有电压、电流双显示及稳压、稳流双调节功能。

当负载变化时，稳压、稳流状态可以相互转换，以确保使用的安全（图1-3-9）。

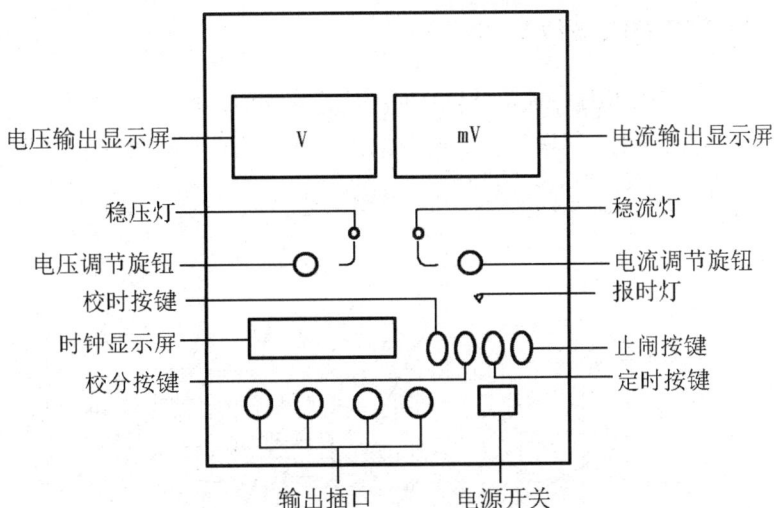

图1-3-9 DYY-5型电泳仪

2. 操作方法

（1）首先确定仪器电源开关是在关位。

（2）连接电源线，确定电源插座是否有接地保护。

（3）将黑红两种颜色的电极线对应插入仪器输出插口，并与电泳槽相同颜色插口连接好（如果发现电极插头与插口之间接触动，可用小改锥将插头的簧片向外拨一下）。

（4）电压和电流的调整：例1，当需要输出电压恒定在300 V，并且希望电流不超过150 mA时，可以先将电压调节旋钮调至300 V处，将电流调节旋钮调至150 mA处，然后打开电源开关，输出电压将指示在300 V左右，电流则应该在150 mA以下的某一个值（该值受缓冲液电阻值影响，是不确定的）。在正常情况下，恒压指示灯亮。这种状态说明预置与实际操作的结果是相符的。例2，如果需要恒流输出100 mA，而电压不希望超过500 V，则应将电流调节旋钮调至100 mA处，将电压调节旋钮调至500 V处，然后开机，正常时应该恒流灯亮，电流指示在100 mA左右，而电压值是在500 V以下的某一个值（该值受缓冲液电阻值影响）。

（5）本机可以在工作时随时调整输出电压和电流。如果不熟悉如何预置电压电流，可以先确定是恒压输出，还是恒流输出，如果是恒流输出，则将电流调节为0，将电压调节至最大，然后开机，此时缓缓调节电流调节旋钮，直到所需值。如果是恒压输出，则将电压调节为0，将电流调节至最大，然后开机，缓缓调节电压旋钮至所需值。总之，仪器输出在任何情况下只能稳一种参数，且电压电流之间的关系符合欧姆定律。

（6）时钟调节：按下"定时键"，此时显示的时间为定时时间。如要调整定时时间，须同时再按"快进"或"慢进"键。当所用时间到点时，蜂鸣器便会发出断续声响，通知使用者到时，但不关机。此时只需按下"止闹"键，叫声便会停止。

3. 注意事项

（1）本机容许短时间短路，但不宜时间过长，否则易使仪器发热烧坏。

（2）本机输出电压较高，工作时人体切勿与电泳液直接接触，以免触电。

（3）本机有两组并联输出插口，可以同时接两个电泳槽，但要求这两槽电流之和不超过仪器的最大值。此时最好采用稳压输出，以减少两槽之间的相互影响。

（4）使用中发现异常情况（如出现异味）应立即关机检查。

【FD201 稳压稳流电泳仪】

1. 仪器结构　FD201 稳压稳流电泳仪具有稳压稳流功能，稳压时，电压不变，但电流会随缓冲液电阻的变化而变化。同样，稳流时，电流不变，而电压有所变化（图 1 - 3 - 10）。

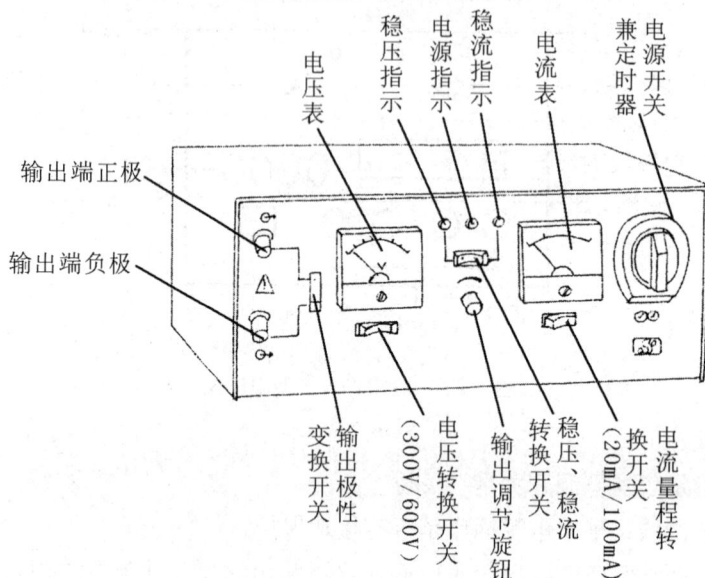

图 1 - 3 - 10　FD201 稳压稳流电泳仪

2. 操作方法

（1）开机前，先用输出导线将仪器输出端与电泳槽连接起来，放好标本及缓冲液，将输出调节旋钮逆时针方向旋到底。

（2）开机：若不需定时，可将电源开关逆时针方向旋向"ON"的位置；如要定时，则将电源开关顺时针开启，在 120 分钟内任意设定。

（3）开机后，电源指示灯亮，顺时针调节输出调节旋钮，直至电泳所需的电压（电流）值，电泳即开始；若定时则时间一到会自动切断电源。操作员可根据需要选择稳压或稳流状态。稳压、稳流转换开关按向左边为稳压，按向右边为稳流，注意稳压和稳流指示灯。

（4）电压转换开关按向左边，输出电压为 0 ~ 300 V；按向右边，输出电压为 300 ~ 600 V，电流量程转换开关按向左边，电流表满量为 20 mA；按向右边为 100 mA。

（5）在满载情况下（600V/100 mA），若要进行稳压/稳流转换，则需先将电压、电流调小些，以免损坏仪器。

（6）变换输出极性不用拔插头，可使用输出极性变换开关，往上按，输出为上正下负；往下按，则为上负下正。

3. 注意事项

（1）切忌在空载条件下勿忙开机。

（2）仪器在使用过程中，禁止拔输出插头及开启电泳槽盖，以防触电。

（3）使用完毕后，先切断电源（开关指向 OFF），然后才可取出电泳槽内的标本。

第十一节　酸度计

主要描述 pHS-3C 型数字酸度计。

【工作原理】

pHS-3C 型数字酸度计是利用 pH 电极和甘汞电极对被测溶液中不同酸度产生的直流电位，通过前置 pH 放大器输到 A/D 转换器，以达到 pH 数字显示目的。此外，还可配上适当的离子选择性电极，测出电极的电极电势（图 1-3-11）。

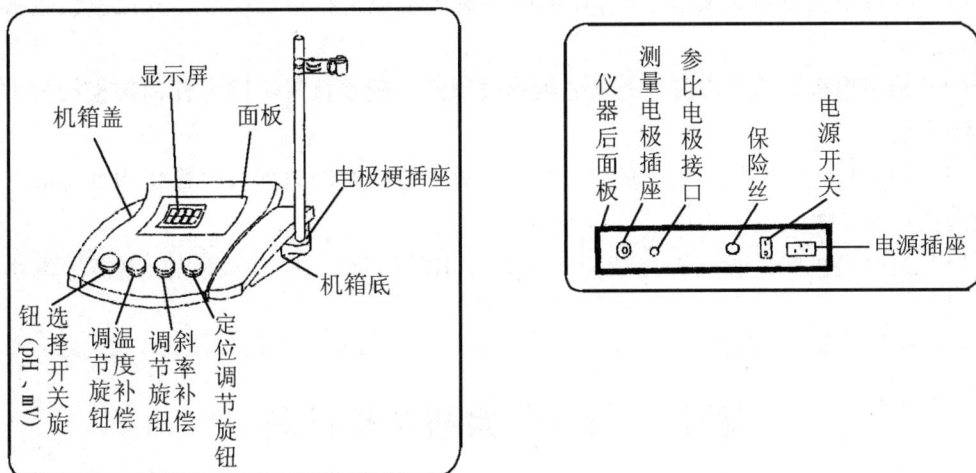

图 1-3-11　pHS-3C 型数字酸度计

【操作方法】

1. 开机前准备
（1）电极梗旋入电极梗插座，调节电极夹到适当位置。
（2）复合电极夹在电极夹上拉下电极前端的电极套。
（3）用蒸馏水清洗电极，清洗后用滤纸吸干。

2. 预热与标定　电源线插入电源插座，按下"pH"或"mV"（即接通电源），预热 30 分钟。
（1）拔出测量电极插头，按下 mV。
（2）调节"零点"电位器使仪器读数应在 0 处。
（3）插上电极，按下"pH"按键，斜率调节器调节在 100% 位置。
（4）先把电极用蒸馏水清洗，然后把电极插在一已知 pH 的缓冲溶液中（如 pH = 4），调节"温度"调节器使所指示的温度与溶液温度相同，开启搅拌器将溶液搅拌使之均匀。
（5）调节"定位"调节器使仪器读数为该缓冲溶液的 pH（如 pH = 4）。标定后，"定位"电位器不应变动，不用时电极的球泡最好浸在蒸馏水中，一般 24 小时内不需再标定。

3. 测量 pH

（1）被测溶液与定位溶液温度相同时，测量步骤如下：①用蒸馏水清洗电极头部，用被测溶液清洁一次。②把电极浸入被测溶液中，用玻璃棒搅拌溶液，使溶液均匀，在显示屏上读出溶液的 pH。

（2）被测溶液和定位溶液温度不同时，测量步骤如下：①用蒸馏水清洗电极头部，用被测溶液清洁一次。②用温度计测出被测溶液的温度值。③调节"温度"调节旋钮，使白线对准被测溶液的温度值。④把电极插入被测溶液内，用玻璃棒搅拌溶液，使溶液均匀后读出该溶液的 pH。

【注意事项】

（1）电极在测量前必须用已知 pH 的标准缓冲溶液进行定位校准，其值愈接近被测值愈好。

（2）取下电极套后，应避免电极的敏感玻璃泡与硬物接触，因为任何破损或擦毛都使电极失效。

（3）测量后，及时将电极套套上，套内应放少量补充液以保持电极球泡的湿润。切忌浸泡在蒸馏水中。

（4）复合电极的外参比补充液为 3 mol/L，KCl 溶液，补充液可以从电极上端小孔加入。

第十二节　匀浆机和捣碎机

【DY89 – 1 型电动玻璃匀浆机】

1. 用途与特点　DY89 – 1 型电动玻璃匀浆机广泛用于医院、科研院所，用于对生物体组织器官进行柔软的匀化处理，是当代制取组织细胞内的小器官和获得生物学活蛋白最有效的方法之一。电动玻璃匀浆机与叶片式匀浆器相比，本机使细胞内的核、线粒体、小细胞、细胞质溶胶内的酶、蛋白质等的破坏与变性极少，具有高收获率。

2. 使用方法

（1）根据样品量，选用相应的匀浆瓶和匀浆杵子，拧松电机套下端连接螺纹，插入匀浆杵子后拧紧，将瓶子夹在试管夹上，对好中心，握住手柄上下试动，至完全对直，再把瓶子夹紧，瓶外可放冰浴。

（2）打开电源开关，右手把握控制手柄，运动至杵子配合到瓶口后，松开右手，缓慢启动，然后分档调速即开始匀浆，控制手柄向下运动至瓶底部，再往上运动至与瓶配合处，往复运动至组织匀浆成水状或糊状。

3. 注意事项

（1）本机严禁将匀浆杵子在未放入匀浆器内时旋转，及无放入任何组织、液体等空转研磨。

（2）如使用中由于负载过大发生卡住时，应立即停机或速向下运动。

（3）当匀浆未夹在试管夹上，需要匀浆时，可用手握着瓶子上下运动，但必须先取下试管夹。

【79 型控温高速多用捣碎机】

1. 用途与特点　控温高速多用捣碎机广泛用于科研、医疗卫生、实验室等作捣碎、化验、搅拌之用。本机采用立式单相串激电动机，可进行无级调速，能使转速从零调至最高每分钟 2 万多转。

2. 使用方法

（1）进行捣碎时，先将刀轴和机轴配合好。

（2）进行小型捣碎时，将物料放入小型捣碎杯中，把小型捣碎棒及盖按定位盖好，然后将中型捣碎棒及玻璃缸取下，放松紧固扳手，将控温杯方向台移到电机中心位置居中后将电机轴与橡皮管连接，紧固扳手旋紧，方可开机。

（3）进行微型捣碎时，只要取下小型捣碎棒和杯，接上微型捣碎棒和杯，按上述办法开机。

3. 注意事项

（1）开机前，应先接上地线并注意电源与电机上的电压是否相符，确保安全。

（2）经常检查碳刷，碳刷短了要调换，如在使用时发现碳刷火花不正常，应立即停机检查故障，并进行修理，以免烧坏电机。

（3）机轴捣碎棒必须垂直于捣碎缸居中，各无动摇，方可开机。

第十三节　VBL－100 医学机能模拟实验系统

1. 进入及退出系统　使用 VBL－100 医学机能虚拟实验系统，首先点击桌面上的"VBL－100 医学机能虚拟实验室"按钮进入该系统的主界面（图 1－3－12）。

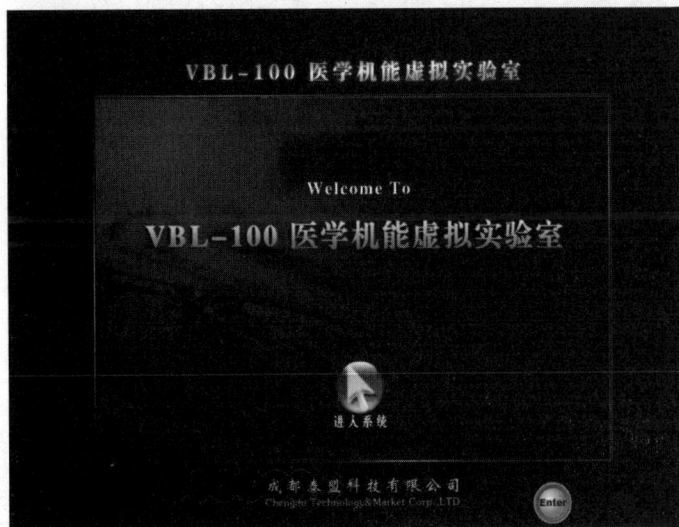

图 1－3－12　VBL－100 医学机能虚拟实验室

点击"进入系统"按钮或右下角的"Enter"按钮后进入虚拟实验大厅。

点击"返回上页"按钮可以返回到上一级菜单，点击"返回首页"按钮可以回到大厅界面，点击"退出系统"按钮可以退出本系统。

2. 虚拟实验室介绍

（1）动物房：点击实验大厅中的"动物房"标牌，即可进入动物房内。动物房内有实验动物的选择及编号、实验动物的品系以及每种动物的介绍等内容。

（2）资料室：在资料室内可以阅读书架上的书本，也可观看实验操作的录像，桌上的实验报告也可以查看。书架内容包括《机能学实验概述》《机能学实验常用技术》《传感器技术》《信号采集与处理技术》《生理学实验》《病理生理学实验》《药理学实验》《VBL-100使用指南》等。

（3）准备室：准备室内有一个物品柜，用于存放实验仪器、实验试剂及手术器械，用户可以通过点击观看相应实验素材的文字、图片及三维模型介绍，如同身处真实的实验室中一般。

（4）考试室：主要通过大量的机能学试题考查学生课后的知识掌握能力，学生可以在机房上机进行自测，系统自动生成测试结果及分数；教师还可以添加试题以充实题库内容，并可以灵活设置试卷格式及题型，系统自动生成考卷，可以节约大量人力物力及时间资源。

（5）模拟实验室：涵盖了生理学、病理生理学、药理学、人体实验等50多个实验模块，可以通过点击相应的实验模块来模拟实验操作过程，操作过程中穿插对药物及操作的考核。学生在实验模拟过程中如果需要查看药物剂量或者忘记手术操作步骤可以适时点击观看演示及录像（图1-3-13）。

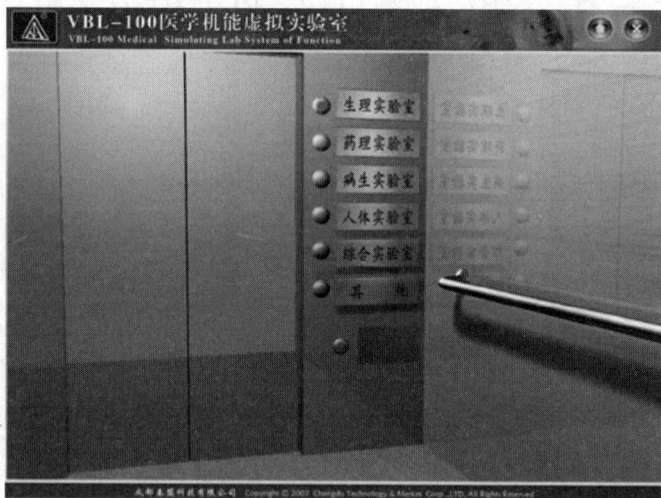

图1-3-13　模拟实验室

①生理学实验：主要包括神经-肌肉电生理实验、心血管系统实验、呼吸系统实验、泌尿系统实验、血液系统实验、消化道系统实验等几部分。涵盖的实验项目有：刺激强度与反应的关系、刺激频率与反应的关系、神经干动作电位的引导、神经干不应期的测定、兔大脑皮质诱发电位、离体心肌细胞动作电位、兔减压神经放电、期前收缩与代偿间歇、心电图的描记、兔动脉血压调节、离体蛙心灌流、膈肌电活动与呼吸运动、呼吸运动调节、吗啡对家兔呼吸的抑制作用、影响尿生成的因素、ABO血型鉴定、离体肠肌运动等（图1-3-14）。

②药理学实验：主要包括学习记忆类药物、镇静类药物、抗焦虑类药物、抗抑郁类

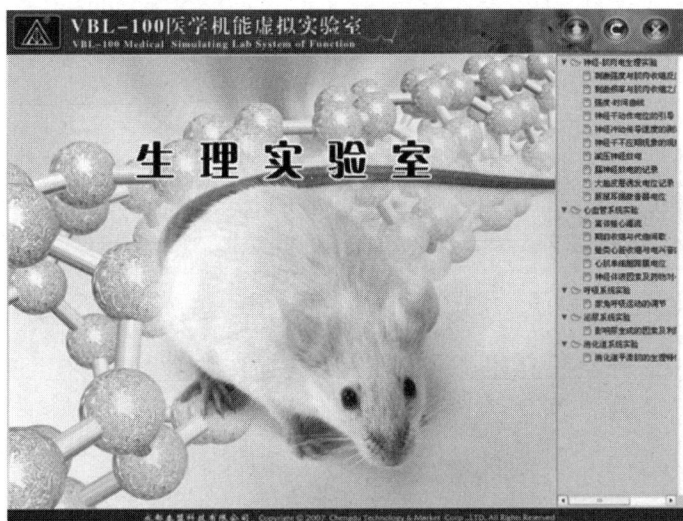

图 1 - 3 - 14　生理实验室

药物、镇痛类药物、抗炎类药物、抗疲劳类药物、心血管类药物、药物的安全性试验等几大部分。涵盖的实验项目有：药物对动物学习记忆的影响（八臂迷宫法、避暗法）、药物的镇静作用实验、药物的抗焦虑作用实验、药物的抗抑郁作用实验、药物的镇痛作用实验（热板法、光热刺痛法）、地塞米松对实验大鼠足趾肿胀的影响、抗疲劳实验（转棒法、跑步机测试法）、药物的抗高血压实验、药物对离体兔心的作用、离体大鼠主动脉环实验、药物的急性毒性实验、注射剂的热原检查、尼克刹米对抗度冷丁抑制呼吸作用、药物对豚鼠离体气管条的作用、磺胺半衰期测定（图 1 - 3 - 15）。

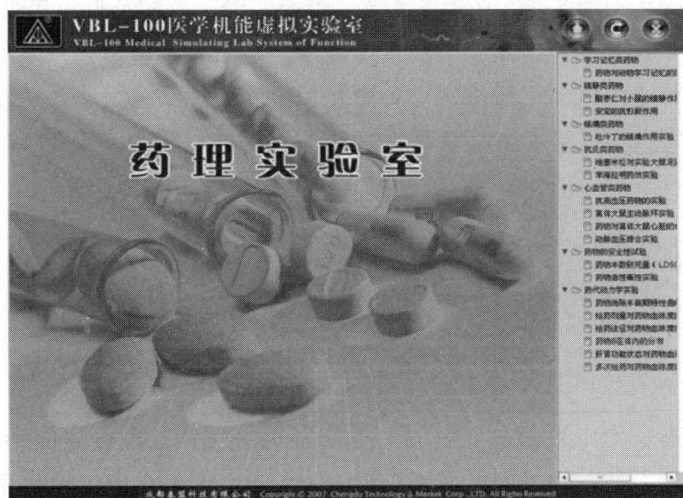

图 1 - 3 - 15　药理实验室

③病理生理学实验：主要包括急性高钾血症、急性左/右心衰竭、急性失血性休克及微循环变化、体液分别改变在家兔急性失血中的代偿作用、家兔血液酸碱度变化与血气分析、血浆胶渗压降低在水肿发生中的作用等实验项目（图 1 - 3 - 16）。

④综合性实验：主要包括理化因子及药物对消化道平滑肌生理特性的影响、神经体液因素及药物对心血管活动的影响、影响尿生成的因素及利尿药的作用、兔呼吸运动的调节与药物对呼吸的影响等实验项目。

37

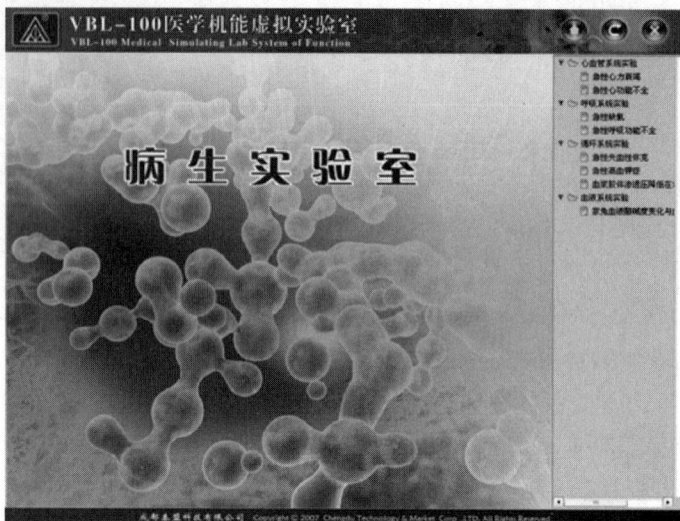

图 1 - 3 - 16　病生实验室

⑤人体实验：主要包括人体指脉信号的测定、人体全导联心电信号的测量、人体肺功能的测定、人体前臂肌电的测定、人体眼电的测定、人体脑电的测定、人体握力的测定、人体指脉血流速度的测定、人体体温的测定等实验项目。

3. 操作步骤

（1）进入实验室：在实验大厅将鼠标移动到"模拟实验室"的实验室标牌，鼠标左键点击标牌进入模拟实验室电梯。

（2）选择实验室：在电梯内鼠标左键点击相应按钮即可进入该实验室的菜单，包括生理学实验、病理生理学实验、药理学实验、综合实验、人体实验、其他。

（3）选择实验项目：点击菜单中的系统菜单，在下拉菜单中选择实验项目，即进入该实验的模拟。每个模拟实验都包括实验简介、实验原理、模拟实验、实验录像、实验波形五部分，通过模拟实验页面右下方的按钮进行切换。（图 1 - 3 - 17）

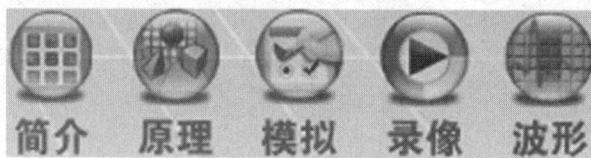

图 1 - 3 - 17　模拟实验室内容

（4）完成实验：点击界面右上角的"返回上页"按钮，即可返回到实验项目列表，如果点击"返回首页"按钮，即可回到系统大厅界面。如果点击"退出系统"按钮，即退出软件。实验结束后，按正常程序关闭电脑。

第十四节　电热恒温水浴锅

电热恒温水浴锅用于恒温加热、消毒及蒸发等。工作温度从室温到 100 ℃，恒温波动为 ± （1~0.5）℃。

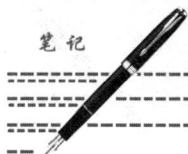

【操作方法】

（1）关闭水浴底部外侧的放水阀门，向水浴锅内注入蒸馏水至适当的深度。加蒸馏水是为了防止水浴槽体（铝板或铜板）被侵蚀。

（2）将电源插头接在插座上，合上电闸。插座的粗孔必须安装接地线。

（3）打开电源开关，接通电源，红灯亮，表示电炉丝通电开始加热。

（4）设置适合的温度。

（5）在恒温过程中，当温度升到所需的温度时，红灯灭，绿灯亮。此后，红绿灯就不断的熄、亮，表示恒温控制发生作用。

（6）使用完毕，关闭电源开关，拉下电闸，拔下插头。

（7）若较长时间不用，要把温度调回零，并且打开放水阀门，放尽水槽内的全部存水。

【注意事项】

（1）水浴锅内的水位绝对不能低于电热管，否则电热管将被烧坏。

（2）控制箱内部切勿受潮，以防漏电损坏。

（3）初次使用时，应加入与所需温度相近的水，然后再通电。严禁在水箱内无水时接通电源。

（4）使用过程中应注意随时盖上水浴槽盖，以利于升温和保温，并防止水箱内水分过度蒸发。

（5）水浴锅显示器上显示的温度并不表示准确的水温，实际水温应以温度计度数为准。

第十五节　神经标本屏蔽盒、记滴器

【神经标本屏蔽盒】

在研究神经生物电及肌肉收缩活动的时候常采用神经标本屏蔽盒作为生物电的引导装置。它可用于肌肉收缩、神经干动作电位引导以及骨骼肌兴奋－收缩耦联等方面的实验。

1. 基本结构　神经标本屏蔽盒由金属屏蔽盒、电极滑动槽、肌肉固定槽、换向滑轮和电极 5 部分组成。金属屏蔽盒起到静电屏蔽作用，能屏蔽高频噪声信号的干扰；电极滑动槽用于固定电极位置和通过滑动调节电极间的距离；肌肉固定槽用于固定腓肠肌标本；换向滑轮经过换向使换能器与腓肠肌相连；电极则由一对刺激电极、两对引导电极和一根接地电极构成，引电极常由电阻较小的金属丝制成，如铂金丝、银丝等。

2. 使用方法　在做神经干动作电位引导实验时，首先将刺激器输出线连接在屏蔽盒刺激电极的两个接线柱上，将放大器输入线连接在第一引导电极的两个接线柱上。在进行神经兴奋传导速度测定实验时，则需要将另一放大器输入线连接在第二引导电极的两个接线柱上。把制备好的神经标本搭在电极上，并通过电极滑动槽的滑动，调整引导电极间的距离以及与接地电极、刺激电极间的距离，调整到图形满意为止。一般来说，调整引导电极间的距离将影响动作电位的波形，调整接地电极与刺激电极间的距离可以影响刺激位迹的大小。

在做肌肉收缩、骨骼肌兴奋－收缩耦联实验时，将坐骨神经－腓肠肌标本上的股骨插入肌肉固定槽内固定；结扎腓肠肌的丝线通过换向滑轮与换能器连接；坐骨神经放置在银丝上，使其接触良好；根据实验需要连接电极，即可进行实验。

3. 注意事项

（1）实验前用任氏液浸湿的棉球轻轻拭擦引导电极，去除表面氧化物。

（2）屏蔽盒底部可放置湿润的滤纸以保持湿度，防止标本干燥。

【记滴器】

动物实验中常常需要记录尿液、胰液、胆汁等的排出量，以了解器官功能情况。记滴器是由一个固定棒和两个平行开路电极及输入线组成，主要是用来收集和记录实验动物液体滴数的装置，多用于泌尿等系统实验。当平行电极间有液体通过时线路导通，产生一次电脉冲，信息经输入线传入记录装置，可在记录仪上记录一次电信号，表示一次液滴。

注意事项：使用时注意两平行电极之间应保持适当间距，并在固定记滴器时使前端稍向下倾斜，以便液滴及时清除，使电极回到开路状态，等待测定下一次液滴。

第四章　机能实验学基本操作技术

本章将介绍生理学、药理学、病理生理学、生物化学领域的相关操作知识，包括实验动物的基本操作，常用实验仪器设备的应用和操作，常用实验试剂的配制，实验室的选择和设计以及实验动物的手术等多方面的知识。掌握正确的实验操作技术和方法，是医学生及生物医学研究人员必须具备的能力之一。

第一节　实验动物的捉拿、固定和编号方法

在基础医学实验中，正确捉拿与固定实验动物，是实验工作的基础，也是实验顺利进行的保证。掌握正确捉拿、固定实验动物的目的就是防止实验者被动物抓伤咬伤，同时也是为了维持实验动物的正常生理活动，从而不影响实验观察结果。

【实验动物的捉拿与固定方法】

在基础医学实验中，最常用的实验动物有小鼠、大鼠、豚鼠、蛙和蟾蜍、家兔、犬和猫，现分别就其捉拿与固定方法依次予以介绍。

1. 小鼠　捉拿时先用右手将鼠尾抓住提起，放在较粗糙的台面或鼠笼上，在其向前爬行时，右手向后拉尾，用左手拇指和示指抓住小鼠的两耳和头颈部皮肤，将其置于左手心中，拉直四肢并用左手无名指压紧尾和后肢，右手即可作注射或其他实验操作。取尾血及尾静脉注射时，可将小鼠固定在金属或木制的固定器上（图1-4-1）。

2. 大鼠　实验者应戴帆布手套，用右手将鼠尾抓住提起，放在较粗糙的台面或鼠笼上，抓住鼠尾向后轻拉，左手拇指和示指抓紧两耳和头颈部皮肤，余下三指紧捏鼠背部皮肤，如果大鼠后肢挣扎厉害，可将鼠尾放在小指和无名指之间夹住，将整个鼠固定在左手中，右手进行操作。若进行手术或解剖，则应事先麻醉或处死，然后用棉线活结缚住四肢，用棉线固定门齿，仰卧位固定在大鼠固定板上。需取尾血及尾静脉注射时，可将其固定在大鼠固定盒里，将鼠尾留在外面供实验操作（图1-4-2）。

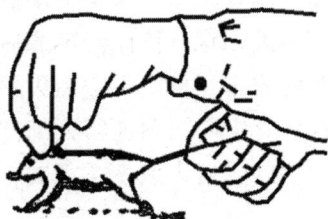

图1-4-1　小鼠的捉拿方法　　　　图1-4-2　大鼠的捉拿方法

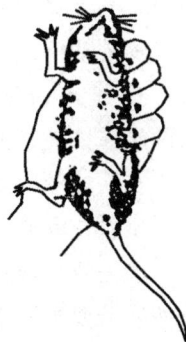

3. 豚鼠 豚鼠具有胆小易惊的特性，因此抓取时要求快、稳、准。一般方法是：先用右手掌迅速、轻轻地扣住豚鼠背部，抓住其肩中上方，以拇指和示指环握颈部，对于体型较大或怀孕的豚鼠可用另一只手托住臀部（图1－4－3）。

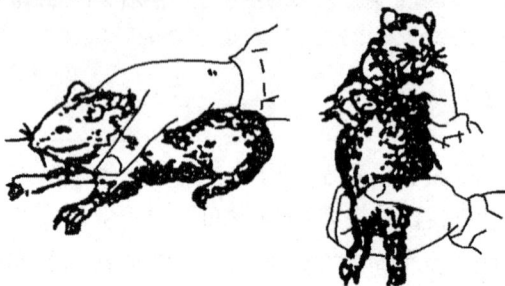

图1－4－3 豚鼠的捉拿方法

4. 蛙和蟾蜍 用左手将动物贴紧在手掌中，并以左手中指、无名指、小指压住其左腹侧和后肢，拇指和示指分别压住左、右前肢，右手进行操作。根据实验需要，可用图钉，采取俯卧位或仰卧位固定在蛙板上。抓取蟾蜍时，禁忌挤压两侧耳部毒腺，以免毒液射入眼中。

5. 兔 用右手把两耳轻轻压于手心内，同时抓住颈部的被毛与皮肤。用左手托住其臀部，使其躯干的重量大部分集中在左手上，然后按实验要求固定。做兔耳血管注射或取血时，可用兔箱固定。做各种手术时，可将兔麻醉后固定在手术台上。固定方式分仰卧位和俯卧位，仰卧位固定时，四肢用粗棉线固定，头用兔固定夹固定或用棉线钩住兔门齿后再固定在兔台头端铁柱上；进行头颅部手术时，多采用仰卧位固定配合马蹄形固定器进行固定（图1－4－4）。

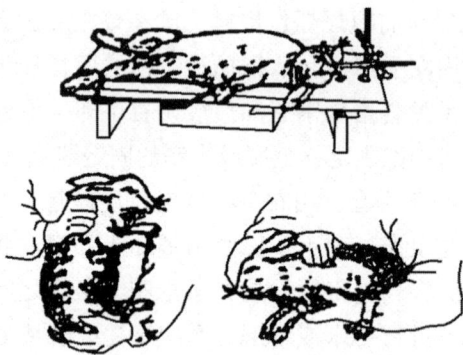

图1－4－4 兔的捉拿和手术台上的固定

6. 犬 抓取犬时，需要用特制的长柄钳平夹住其颈部，套上犬链，然后按不同的实验要求将其固定。犬嘴的捆绑方法：取一圆柱形管（直径约1 cm，长25 cm，可用万能支架上的铁柱管代替）横贯于犬齿后部的上下颌之间，用较宽的纱布从下颌绕至上颌打第一个结后，纱布的两端在铁柱管的两端靠犬头部绕两圈固定。待固定牢靠后，纱布再绕向下颌打第二个结，在铁柱管的两端靠犬头部绕两圈固定，最后再绕到头颈后打第三个结。固定后，可用手试着拉动或移动铁柱管，如铁柱管牢固，则证明犬嘴捆绑正确，否则需重新捆绑。如实验需要静脉注射时，可先使动物麻醉后再取下长柄夹，解绑，把动物放在实验台上，按实验要求固定（图1－4－5）。

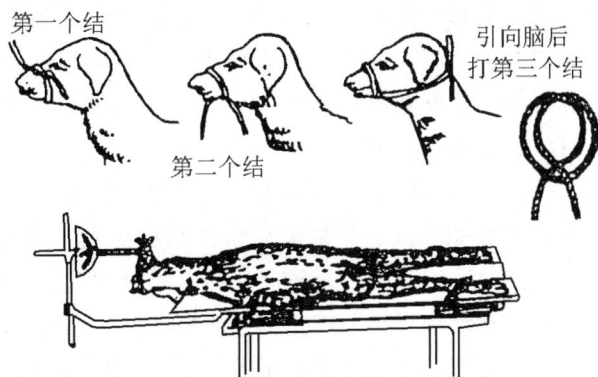

图 1-4-5　犬嘴的固定和犬手术台上的固定

【实验动物的分组编号和标记】

1. 分组编号　动物分组应按随机分组的原则，使每只动物都有同等机会被分到各个实验组中，否则就会增大各组之间的差别，给实验带来一定的偏差而影响实验结果。特别是运用统计学检验方法来分析实验结果时，要求在随机分组的基础上进行，如果违背了随机分组的原则，就不能准确地进行统计学检验。

2. 标记

（1）染色法：染色法是用化学药品涂染动物体表一定部位的皮毛，以染色部位、染色颜色的不同来标记区分动物的方法。常用的染色剂有：①0.5% 中性红或品红溶液（红色）。②3% ~ 5% 苦味酸溶液（黄色）。③20% 硝酸银溶液（咖啡色，涂上后需在日光下暴露 10 分钟）。④煤焦油乙醇溶液（黑色）。

染色法对白色毛皮动物如大白兔、大鼠和小鼠都很实用，常用的染色方法：①直接用染色剂在动物被毛上标号码。此法简单，但如果动物太小或号码位数太多，则不适用。②用一种染色剂染动物的不同部位，其惯例是先左后右，从上到下：其顺序为左前腿 1 号，左腹部 2 号，左后腿 3 号，头部 4 号，腰部 5 号，尾根部 6 号，右前腿 7 号，右腹部 8 号，右后腿 9 号（图 1-4-6）。③用多种染色剂染动物的不同部位。可用另一种颜色作为 10 倍数，照"②"法染色，配合"③"法，可编到 99 号。比如要标记 13 号，就可以在左前腿涂上 0.9% 品红溶液（红色），左后腿涂上 3% 苦味酸溶液（黄色）。

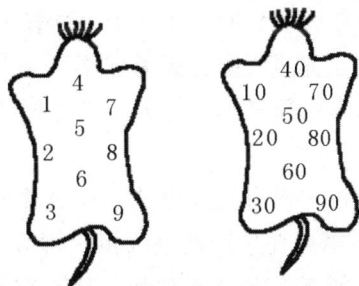

图 1-4-6　动物背部染色标记法

染色法虽然简单方便，不给动物造成损伤和痛苦，但这种标记对长期实验不太适用。时间过久颜色会自行消退，加之动物之间相互摩擦，动物舔毛，尿、水浸湿以及动物自然换毛、脱毛，容易造成混乱。

（2）挂牌法：挂牌法是将编号烙印在金属牌上，挂在动物身上或笼门上以示区别。

犬的号码牌挂在颈链绳上最好。豚鼠可挂在耳上，挂牌时应注意避开血管，将金属牌直接穿过耳廓折叠在耳部。但挂牌使动物感到不适，会用前爪搔抓金属号牌而致耳部损伤。鸡、鸽等禽类可将牌子折成环形套在其腿上。

金属牌应选不易生锈、对动物局部组织刺激较小的金属制造。

（3）烙印法及耳孔法：①烙印法：是把编号烙在动物身上。可将号码烙在犬的被毛上。家兔和豚鼠可在耳上刺上号码，刺上号码后如加上墨汁等颜料，即可清楚读出号码。②耳孔法：是用打孔器直接在动物耳朵上打孔编号。根据打在耳朵上的部位和孔的多少，可标记三位数之内的号码。特别要注意的是打孔后将消毒滑石粉抹在打孔局部，以免伤口愈合后无法辨认。用剪刀在动物耳廓上剪缺口也有同样效果。

根据实验对象不同而采用合适的标记方法，一般来说，啮齿类动物及家兔适合耳孔法和染色法，犬适合用挂牌法和烙印法，猫、鸡和鸽类适合用挂牌法。

第二节　实验动物的给药方法

给药和采血的途径和方法很多，具体操作时要根据药物的剂型、剂量以及动物的品种、采血量等要求来选择合适的途径和方法。

【大鼠、小鼠的给药方法】

1. 注射给药法

（1）皮下注射：操作者用左手将动物轻轻压在实验台面上，将其颈背或侧腹部皮肤提起，将针头刺入皮下，把针头轻轻向左右摆动，易摆动表示已刺入皮下，轻轻抽吸，如无血液回流就缓慢地将药物注入皮下。拔针时左手拇、示指捏住进针部位数分钟，以防药物外漏。注射量：小鼠每10 g体重0.1～0.3 ml，大鼠约为每100 g体重1 ml。

（2）皮内注射：固定动物的方法和注射部位与皮下注射相同。用皮试针头穿刺，针头进入皮肤浅层，不能左右摆动时，即表明针头在皮内。回抽无回血后，缓慢将药物注入皮内。注射后皮肤出现一白色小皮丘。注射量：每个部位每次0.1 ml。

（3）肌内注射：大鼠和小鼠肌肉少，很少采用肌内注射给药。若必须肌内注射给药，常在股部注射，实际上是注射在后腿和股四头肌上，这样极易损伤坐骨神经，造成注射一侧肢体永久性瘫痪。操作时如有两人配合更为方便，一人抓住动物，并用右手拉直动物下肢，另一人进行注射。每次用药量不宜过大，以免损伤受注射肢体。用药量：每次不超过0.1 ml。

（4）静脉注射：大、小鼠的尾部有三条静脉，一般常采用两侧的静脉。把动物固定在可暴露尾部的固定器内（可用烧杯、铁丝罩或粗试管等物代替固定器）。拔去尾部静脉走向的毛，将鼠尾置于45～50 ℃的温水中浸泡几分钟或用75%乙醇棉球反复擦抹，使尾部血管扩张。尾静脉注射时，尽量采取与尾部平行的角度进针。抽吸法不能验证是否穿刺成功，开始注药时应尽量缓慢，仔细观察，如果有白色皮丘出现，说明未刺入血管，应重新向尾部方向移动针头，再次穿刺，直至注射时无皮丘出现，才能正式注射药物。有时在注射药物的同时可见静脉血被注射进去的药液向前推进。注射量：小鼠每10 g体重0.05～0.1 ml。

大鼠尾部皮肤表面覆盖很粗糙、较厚的表皮，穿刺比较困难（一般少用），穿刺时可在整个尾部长度的远端 1/4 和 2/4 区间内进针，这里的皮肤相对薄一些。很多药物会损伤鼠类的尾部，一般不采用尾动脉注射。

（5）腹腔注射：正确捉拿动物，使鼠腹部面向操作者，鼠头略朝下。捉持者右手持注射器进行穿刺，其穿刺部位在腹白线偏左或偏右的下腹部。针尖刺入皮肤后进针 3 mm 左右，接着使注射针与皮肤面呈 45° 角刺入腹肌，当有落空感时表示已进入腹腔，回抽无肠液、尿液后即可注射。注射量：小鼠每 10 g 体重 0.1 ~ 0.2 ml，大鼠每 100 g 体重 1 ~ 2 ml。

2. 经口给药法

（1）口服法：把药物放入饲料或溶于动物饮水中让动物自由摄取。此法优点在于简单方便，缺点是不能保证剂量准确。一般适用于对动物疾病的防治或某些药物的毒性实验，复制某些与食物有关的人类疾病动物模型。

（2）灌胃法：用灌胃器将药物灌到动物胃内。灌胃器由注射器和特殊的灌胃针构成。小鼠的灌胃针长 4 ~ 5 cm，直径约 1 mm，大鼠的灌胃针长 6 ~ 8 cm，直径约 1.2 mm。灌胃针的尖端焊有一小圆中空金属球。焊金属球的目的是防止针头刺入气管或损伤消化道。针头金属球端弯成 20° 左右的角度，以适应口腔、食管的生理弯度走向。

把动物捉持固定好后，先用灌胃针比量测定由动物唇部到最后一肋的长度，并标记在灌胃针上。给小鼠灌胃时，左手捏住小鼠颈后部皮肤，以左手无名指和小指将尾巴按压固定在掌上，使动物腹部朝上，右手持接有灌胃针头的注射器，先从小鼠口角插入食管（图 1 - 4 - 7）。当灌胃针头继续轻轻进入稍感有抵抗感时，此位置相当于食管通过膈肌的部位。一般在此位置注入即可。如此时动物安静、呼吸无异常，可将药物注入。如果小鼠挣扎厉害，就停下来，重新插送灌胃针。若反复几次不能成功，要考虑换小号灌胃针，强行进针会把食管刺破而导致动物死亡。灌完药后轻轻抽回灌胃针。给大鼠灌胃时，由动物门齿与白齿间的裂隙进针，使灌胃针沿着口腔上部向后到达喉头，让大鼠吞咽，轻轻转动针头可刺激大鼠吞咽。如果动物挣扎，退出灌胃针，待动物安静，呼吸平稳后，重新插入。如果感到稍有阻力，进针已到标记处，就可灌注药物，灌完后轻轻抽出灌胃针。灌注量：小鼠每 10g 体重 0.1 ~ 0.3ml，大鼠每 100g 体重 1 ~ 2ml。

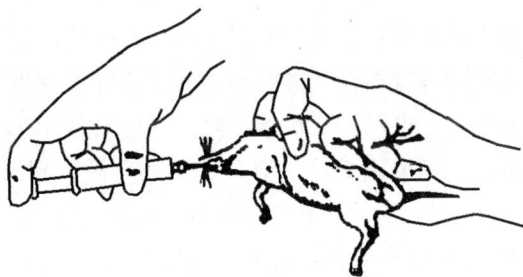

图 1 - 4 - 7　鼠类的灌胃方法

【豚鼠、兔、猫、犬和蛙类的给药方法】

1. 经口给药

（1）自动摄取法：将药物混于饲料中或溶于饮水中，让动物自动摄取。如果药物异味重，动物不愿吃，可做食团。将药物夹在美味食团中，比如可以将药物夹在鱼腹中让猫摄食，夹在馒头或面包中让犬摄食，这样，动物就会狼吞虎咽，不知不觉就把药物吞进去了。

（2）喂药法：如果药物为固体，可将豚鼠、兔、猫抓取固定好，以操作者的左手拇、示指压迫动物颌关节处或其口角处，使口张开，用镊子夹住药物，放进动物舌根部，然后闭合其嘴，使动物迅速闭口咽下。不温顺的猫，可固定在猫固定袋里操作。给犬喂药，先用犬头钳固定其头部，用粗棉带绑住犬嘴，操作人员以双手抓住犬的双耳，两腿夹住犬身固定，解开绑嘴绳，由另一操作者用木制开口器将犬舌压住，用镊子夹住药物从开口器中央孔放入犬嘴，置舌根部，迅速取走开口器，使动物吞下药物。

给药前可先用棉球蘸水湿润动物口腔，以利吞咽药片。

（3）灌胃法：豚鼠、猫、犬的灌胃法与大、小鼠的灌胃法基本相同。所不同的是：灌胃时必须要固定好，一般要两人配合；需要开口器，一则保护胃管不被动物咬破，二则可帮助开口并保护操作人员不受损伤；灌胃管用特制胃管或导尿管（图1-4-8）。

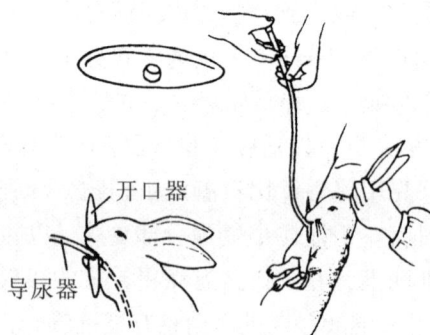

图1-4-8 兔灌胃法

固定动物在一位操作者的下肢之间（如给犬喂药的固定法），如为猫、豚鼠或兔，操作人员用双手握住动物双前肢和双耳，另一操作者用木制开口器将动物舌压下，如果动物不开口可稍加压力转动开口器，迫使动物开口。然后将灌胃管由开口器中央孔插入，沿上腭壁推进5~20cm（豚鼠约5cm、兔约15cm、犬约20cm），将导管一端置于一杯清水中，若连续有气泡，说明插入呼吸道（一般动物挣扎厉害），应立即拔出胃管，重新操作。如无气泡，说明没有插入气管，即可注药。灌注药后可用少许清水将胃管里的药全部冲入胃内，以保证灌入药的剂量准确。灌胃完毕后，先拔出胃管，再退出开口器。

豚鼠经灌胃后，咽喉常被胃管损伤，最好不用胃管给豚鼠灌胃。

在给兔、犬等动物灌胃时，也可用开口器。给犬灌胃时，用12号灌胃管，左手抓住犬嘴，右手中指由右嘴角插入，摸到最后一对臼齿后的空隙，胃管由此空隙顺食管方向插入约20cm即可入胃内。给兔灌胃时，将兔固定在木制固定盒内，操作者左手虎口卡住并固定好兔嘴，右手持14号细导尿管，由右侧唇裂避开门齿，将导管慢慢插入，向前推进约15cm，即可达胃内。

灌胃过程中应随时注意观察动物，一旦动物挣扎厉害或发绀，很有可能是灌胃管插入气管所致，应立刻拔出管子，待动物平静后重新开始操作。

灌胃量：豚鼠每次每只4~7ml，兔每次每只80~150ml，犬每次每只200~500ml。

2. 注射给药

（1）皮下注射：①豚鼠：注射部位选大腿内侧面、背部、肩部等皮下脂肪少的地方。②兔：选背颈部位注射。③犬：选背颈部位注射，应将动物安全地固定好。

（2）皮内注射：选择注射部位与皮下注射相同，注射方法请参照大、小鼠皮内注射法。

（3）肌内注射：①豚鼠：选腰肌注射。把动物放到桌子上或靠近操作者的身体，操作人员左手放到动物背部，稍向下压。用左拇指和示指找到腰肌位置，在偏离中间的左右腰部进行注射，从而避免刺入脊柱。②兔、猫：注射部位选双后肢上部和腰肌。具体方法请参照大、小鼠和豚鼠的肌内注射。③犬：选择臂部或股部肌内注射。

（4）腹腔注射：豚鼠、猫、犬和兔腹腔注射部位及方法与大、小鼠相同。

（5）静脉注射：①犬、豚鼠：选前肢皮下头静脉或后肢小隐静脉注射。此外，舌下静脉和豚鼠耳部静脉也可用来注射。②兔：一般采用耳缘静脉。兔耳中央为动脉，内外缘为静脉。内缘静脉不易固定，很少选用。外缘静脉表浅易固定，常用作注射部位。注射时先拔去注射部位被毛，用指弹动或轻揉兔耳，使静脉充盈。左手示指和中指尖夹住静脉的近端，拇指绷紧静脉的远端，无名指及小指垫在下面，右手持注射器从远心端刺入静脉，针头朝向近心端，当穿刺成功后，移动拇指于针头上，将兔耳与针头牢固捏在一起，放松示指和中指，将药注入后，拔出针头，用手指压迫针眼至不出血为止。不可选用中央动脉注射药物，以免药物损伤兔耳（图1－4－9）。③蛙、蟾蜍：采用腹壁静脉注射。将动物脑脊髓破坏后，仰卧固定于蛙板上，沿腹中线稍左剪开皮肤及腹肌，可见到腹静脉贴在腹壁肌内下行，将注射针头沿血管朝向心脏刺入即可注射药物。

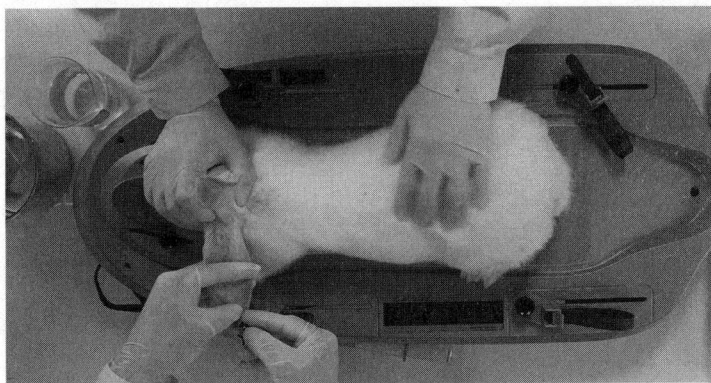

图1－4－9　兔耳缘静脉注射

（6）皮下淋巴囊注射：蛙、蟾蜍的皮下有数个淋巴囊，注射药物后容易吸收，其中以胸淋巴囊最常用于注射给药。操作人员以左手握住动物，右手持注射器连小号针头，将针头刺入口腔，穿过下颌肌层进入胸淋巴囊内注射药物。给动物用药的方法和途径很多，这里主要介绍了注射给药法和经口给药法。此外还有经呼吸道、皮肤、肛门、心内、小脑延髓穿刺、脊髓腔穿刺、关节腔穿刺等多种给药途径。

第三节　实验动物的麻醉方法

麻醉是指用药物使整体动物或其手术部位处于无知觉状态，并使其基本生命活动不受影响。实验动物的麻醉，关键在于正确选择麻醉方法和麻醉药，同时，要仔细观察麻醉过程，判断麻醉效果。

一、常用的麻醉剂

动物实验中常用的麻醉剂分为局部麻醉剂和全身麻醉剂。全身麻醉剂根据物理性质及使用方法的不同分为挥发性麻醉剂和非挥发性麻醉剂。

1. 挥发性麻醉剂　包括乙醚和氯仿等。乙醚吸入麻醉适用于各种动物，其麻醉量和致死量差距大，所以安全性大，动物麻醉深度容易掌握，而且麻醉后苏醒较快。缺点是对局部刺激作用大，可引起上呼吸道黏膜腺体分泌增多，再通过神经反射可影响呼吸、血压和心搏活动，容易引起窒息。因此，在进行乙醚吸入麻醉时必须密切观察动物情况。

2. 非挥发性麻醉剂　包括苯巴比妥钠、戊巴比妥钠、硫喷妥钠、氨基甲酸乙酯（乌拉坦）和水合氯醛等，常用于经血管内或血管外注射麻醉，如静脉麻醉、腹腔麻醉。使用方便，一次给药可维持较长的麻醉时间，麻醉过程较平缓，动物无明显挣扎现象；但缺点是苏醒较慢。

3. 局部麻醉剂　常用普鲁卡因、利多卡因或丁卡因。前两药可局部注射使用，后者用于局部表面或黏膜麻醉。

二、常用的麻醉方法

1. 全身麻醉

（1）吸入法：常选用乙醚。将乙醚倒在棉球上，迅速转入密闭玻璃容器内，让其挥发，然后把待麻醉动物投入，4~6分钟即可麻醉，麻醉后应立即取出动物。实验过程中可准备一个装有乙醚棉球的小烧杯，在动物麻醉变浅时补充麻醉。此法适用于大、小鼠短时间的手术麻醉，当实验动物较大时，需改用面罩或较大的玻璃箱作为容器。由于乙醚燃点很低，遇火极易燃烧，所以在使用时，一定要远离火源。

（2）腹腔和静脉麻醉给药法：非挥发性麻醉剂均可用于腹腔和静脉注射麻醉，操作简便，是实验室最常采用的麻醉方法之一。腹腔给药麻醉多用于大鼠、小鼠和豚鼠，兔、犬等较大的动物多采用静脉注射进行麻醉。

由于不同麻醉剂的维持时间及毒性不同，所以在腹腔和静脉麻醉时，一定控制好麻醉剂的浓度和注射剂量（表1-4-1）。

表1-4-1　常用麻醉药物的剂量和用法

麻醉药名	适用动物	给药途径	给药剂量（mg/kg）	常用浓度（%）	给药量（ml/kg）	维持时间
乙醚	各种动物	吸入				实验过程中一直要吸入麻药，时间长短随实验而掌握
氯仿	各种动物	吸入				
戊巴比妥钠	犬、猫、兔	静脉	30	1	3	2~4小时，中途加1/5量，可增加维持1小时以上
	豚鼠	腹腔、皮下	40~50	3	1.4~1.7	
	大、小鼠	腹腔	40~50	2	2.0~2.5	
	鸟类	腹腔	45	2	2~3	
		肌内	50~100	2	2.5~5.0	

（续表）

麻醉药名	适用动物	给药途径	给药剂量（mg/kg）	常用浓度（%）	给药量（ml/kg）	维持时间
氨基甲酸乙酯（乌拉坦）	犬、猫、兔	腹腔、静脉 直肠	750～1000 1500	25 25	3～4 2.0	2～4小时，安全，毒性小，主要适用于小动物。有时可降低血压
	豚鼠、大、小鼠	肌内	1350	20	2.0	
	鸟类	肌内	1250	20	2.3	
	蛙类	皮下淋巴囊	每只400～600 mg	20	每只2～3 ml	
硫喷妥钠	犬、猫、兔	静脉、腹腔	25～50	2	1.3～2.5	15～30分钟，效力强，宜缓慢注射
	大鼠	静脉、腹腔	50～100	1	5.0～10	
异戊巴比妥钠	犬、猫、兔鼠类	静脉 肌内、腹腔 直肠	40～50 80～100 100	5 10 10	0.8～1.0 0.8～1.0 2.0	4～6小时

2. 局部麻醉 局部小手术或需要清醒状态下进行实验时可采用局部麻醉。一般常用 0.5%～1.0%盐酸普鲁因注射。眼、鼻、咽部表面麻醉可选用2%盐酸可卡因。

3. 麻醉效果的观察及注意事项 实验动物呼吸平稳深慢，角膜反射迟钝或消失，肢体肌肉松弛，皮肤夹持反射消失，躯体自然躺下，表示达到麻醉效果。如若实验动物仍挣扎、尖叫等兴奋表现，则为麻醉剂量不足，可适当追加药量，但一次不宜超过总量的 1/3。如若实验动物出现呼吸、心脏停搏或间断、全身皮肤颜色青紫，呼吸浅而慢等情况，表明麻醉过量，应立即停止注射麻醉药，采取人工呼吸、注射强心剂等急救措施进行抢救。不同实验动物对麻醉药的耐受性存在个体差异，麻醉过程中应缓慢注射药物并密切观察动物状态。

第四节　常用实验动物的采血方法

一、小鼠和大鼠采血法

1. 颈静脉或颈动脉取血 先用乙醚或氯仿吸入麻醉小鼠或大鼠（或腹腔注射1%戊巴比妥钠30 mg/kg），将麻醉的小鼠或大鼠仰卧位固定于鼠板上，剪去颈部一侧的被毛，做颈动脉或颈静脉分离手术，当动脉、静脉暴露清楚后，血管下各穿一根丝线，提起血管，将注射针沿血管平行方向朝向心端刺入血管抽取所需血量。体重20 g的小鼠可取血 0.6 ml左右，体重300 g的大鼠可取血8 ml左右。

2. 股静脉或股动脉取血 小鼠或大鼠麻醉固定方法同上，进行一侧腹股沟动、静脉分离手术，血管下方分别穿一根丝线，提起血管，右手持注射器平行刺入血管内取血。

3. 心脏取血 小鼠或大鼠仰卧位固定于鼠板上，在左胸第3～4肋间，用左手示指触摸到心搏动处，右手持注射器垂直刺入心腔，抽取所需血量。也可切开胸腔，直视下将注射针刺入心脏内取血。

4. 眼眶动、静脉取血　左手抓住鼠两耳之间的头部皮肤使头固定，并轻压颈部两侧，引起头部静脉血液回流受阻，使眼球充分外突，或先将小鼠或大鼠倒持，压迫眼球使其突出充血后，以眼科弯镊迅速摘去眼球，血液从眶内很快流出，一般可取动物体重4%~5%的血量。此法因动物取血后死亡，故只能使用一次。

5. 断头取血　小鼠断头，操作者左手抓小鼠，右手持剪刀，从鼠颈部迅速剪掉鼠头，立即将鼠颈向下，血液即可流入已准备好的容器中。若大鼠断头，操作者应戴棉纱手套，左手抓住大鼠，亦可由助手持剪，从颈部将大鼠头剪下取血。

6. 眼眶后静脉丛取血　用玻璃管制成长7~10 cm的取血管，其前端拉成内径0.6 mm，壁厚0.3 mm的毛细管，预先将玻璃管浸入1%肝素溶液中，取出待干备用。左手抓住鼠两耳之间的头部皮肤使头固定，并轻压颈部两侧，引起头部静脉血液回流受阻，使眼球充分外突，右手持取血管，将其尖端插入下眼睑与眼球之间后，轻轻向眼底部方向移动旋转，穿破静脉丛使血液流入取血管内。取血结束后，拔出取血管，同时放开左手，即可使出血停止。

二、豚鼠采血法

1. 心脏取血　仰卧位固定豚鼠，左手示指触摸心脏搏动处，于胸骨左缘第4~6肋间插入注射器刺入心室，血液随心脏跳动而进入注射器内。部分取血可采5~7 ml，采全血量可达15~20 ml。

2. 背中足静脉取血　一人固定豚鼠，另一人以乙醇消毒一侧后肢膝关节至足背面，找出足背中静脉后，左手拉住豚鼠趾端，右手持注射器刺入静脉，拔针后有血液流出即可取血。采血后用棉球压迫止血。若需反复取血时，两后肢交替使用。

三、兔采血法

1. 心脏取血　操作方法类似豚鼠。剪去左胸第2~4肋间被毛，用碘酒和乙醇棉球消毒。然后用配有7号针头的10 ml注射器，在心跳最明显处做穿刺。针头刺入心室后即有血液涌入注射器；或边穿刺边抽吸，直至血液流入注射器。取得所需血量后，迅速将针头拔出，这样可使心肌上的针孔较易闭合。

2. 耳缘静脉取血　将兔放在固定箱内，拔掉拟采血耳郭上的被毛，用手指弹击耳郭，使耳部血管扩张。用粗针头刺破耳缘静脉或用刀片在血管上切一小口，让血液自然流出，滴入已放有抗凝剂的容器中。采血完毕，用干棉球压住出血口，即可止血。如一时出血不止，可用动脉夹夹耳郭10~20分钟则血止。

3. 股静脉或颈静脉取血　先做股静脉或颈静脉分离术，从股静脉向远心方向刺入，徐徐抽动针栓即可取血；颈静脉穿刺时注射器由近心端向头侧顺血管平行方向刺入，一次可取血10 ml左右。

4. 股动脉取血　将兔仰卧位固定，左手拉直动物后肢，右手持注射器，于股动脉搏动明显处将针头刺入。若有鲜红血液流入注射器，即穿刺成功。抽血完毕迅速拔出针头，用干棉球压迫止血2~3分钟。

四、犬采血法

犬的前肢皮下静脉或后肢小隐静脉取血，取血方法基本同该部位注射方法。但应注意注射器抽取速度不宜过快，以免针口吸着血管内壁堵塞血流进入注射器，同时应注意注射器抽取血液时应解除对静脉上端加压的橡皮管。若取血量大则可从颈静脉取血，方法与家兔取血法相同。

第五节　实验动物常用的手术方法

【颈部手术】

颈部手术包括神经、静脉、颈总动脉及气管的暴露、分离和插管术等。因动物实验中兔较为常用，故以兔为例，将实验步骤介绍如下：

1. 剪毛　动物麻醉后仰卧位固定，用弯手术剪或粗剪刀剪毛，不可用组织剪或眼科剪。剪毛范围应大于切口长度。为避免剪伤皮肤，可一手将皮肤绷平，另一手持剪刀平贴于皮肤逆着毛的方向剪。剪下的毛应及时放入盛水的杯中浸湿或置于兔毛盒中，以免到处飞扬。

2. 皮肤切开和止血　手术者左手的拇指和示指撑紧皮肤，右手持手术刀，沿颈部正中线以适当力度依次切开皮肤和皮下组织直到肌层，上起甲状软骨，下达胸骨上缘，用几把止血钳夹住皮肤切口边缘，暴露出手术视野以便于下一步操作。

在手术过程中应保持手术视野清晰，注意避免损伤血管，防止血肉模糊影响手术操作与观察。如有出血需及时止血，止血的方法有：①组织渗血，可用纱布压迫、明胶海绵覆盖或电凝等方法。②较大血管出血，应用止血钳夹住出血点及其周围少许组织，结扎止血。③骨组织出血，先擦干创面，再及时用骨蜡填充堵塞止血。④肌肉的血管丰富，肌组织出血要与肌肉一同结扎。为避免肌组织出血，在分离肌肉时，若肌纤维走向与切口一致，应钝性分离；若肌纤维走向与切口不一致，则应采用两端结扎中间切断的方法。干纱布只用于吸血和压迫止血，不可用来擦拭组织，以免组织损伤和导致刚形成的血凝块脱落。

3. 神经、血管和气管的暴露与分离（图1-4-10）

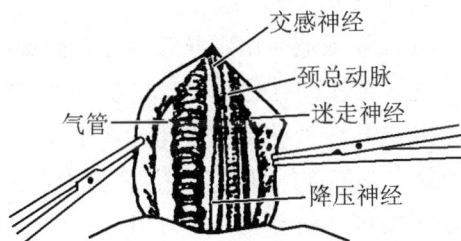

图1-4-10　兔颈部结构

（1）气管：在切口下钝性分离皮下组织和胸骨舌骨肌，充分暴露气管，用止血钳将气管与周围结缔组织和食管分离，游离气管，用弯止血钳或镊子在气管下穿一根细棉线备用。

（2）颈总动脉：位于气管两侧，分离覆盖于气管上的胸骨舌骨肌和侧面斜行的胸锁乳突肌，深处可见颈动脉鞘。细心分离鞘膜，即见搏动的颈总动脉和神经。分离出2~3 cm长的颈总动脉，在其下穿线备用。

（3）颈外静脉：位于颈部皮下，胸锁乳突肌外缘，仔细分离1.5~2.0 cm穿线备用。

（4）神经：颈总动脉旁有一束神经与动脉伴行，这束神经中包含有迷走神经、交感神经和减压神经。小心分离颈动脉鞘后，仔细辨认三条神经。三条神经均与动脉平行。迷走神经最粗，交感神经次之，减压神经最细。减压神经如毛发粗细，且常与交感神经紧贴在一起。用玻璃分针将所需神经仔细分离出1~2 cm，穿线备用。

神经和血管都是易损伤的组织，在分离过程中要细心、轻柔，以免损伤其结构与功能，不可用有齿镊进行剥离，也不可用止血钳或镊子夹持。分离时应掌握先神经后血管、先细后粗的原则。分离较大的神经和血管时应先用蚊式止血钳将其周围的结缔组织稍加分离，然后用大小适宜的止血钳沿分离处插入，顺神经或血管的走向逐步扩大，直至神经血管分离出来。

在分离细小的神经或血管时，要用眼科镊子或玻璃分针小心操作，须特别注意保持局部的自然解剖位置，切勿把结构关系搞乱。

分离完毕后，在神经或血管的下方穿一根浸透生理盐水的丝线，供刺激时提起或结扎之用。然后盖上一块生理盐水纱布，防止组织干燥或在创口内滴加适量温热液水石蜡，使神经浸泡其中。

4. 气管插管术　在甲状软骨下2~3 cm处，选一气管软骨做横向切口，长度约为气管周长的一半，再向头端做一小的纵向切口，使呈"T"形，应防止血液流入气管内。把"Y"形气管插管的斜口面朝肺部方向插入后，再转动插管使其斜口面朝上，用棉绳结扎切口处，将绳尾打结固定于气管插管的分叉处。

5. 颈外静脉插管术　颈外静脉插管用于注射、取血、输液和中心静脉压测量。取长度适当的塑料管或硅胶管，插入端剪成斜面，另一端插入粗细适当的钝针头。针座上连接三通活塞。用盛有稀肝素生理盐水（20 U/ml）的注射器与三通的另一端口相连，将肝素生理盐水充满导管，关闭活塞。

插管时先用动脉夹夹住静脉近心端，待静脉充盈后再结扎远心端。用眼科剪在静脉上靠近远心端结扎处呈45°角剪一小口，约为管径的1/3或1/2，向心脏方向插入导管。将导管送入至所需的长度，犬、兔插管一般进入2~3 cm。用已穿好的线打一个结，取下动脉夹。测量中心静脉压时，必须插入5 cm，此时导管口在上腔静脉的右心房入口处，打好第二个结，并将远心端结扎线围绕导管打结使之固定。

6. 颈总动脉插管术　测量血压或放血用。导管的准备同颈外静脉导管。静脉注射肝素（500 U/kg）使全身肝素化。结扎动脉远心端，用动脉夹夹住近心端，两者的距离尽可能长。用眼科剪在靠远心端结扎线处的动脉上呈45°角剪一小口，约为管径的1/3或1/2，向心脏方向插入动脉导管。插入导管后用已经穿好的线打一个结，其松紧以放开动脉夹后不致出血为度。小心缓慢打开动脉夹，如有出血，再将线扎紧些，但不要太紧以免影响导管拉动。将导管送入2~4 cm，结扎得更紧一些使导管不致脱出。用远心端的结扎线围绕导管打结使固定。插玻璃制的动脉导管时，将充满柠檬酸钠的导管插入0.5 cm左右，打结系紧，在侧管上再打一个结以固定牢固，防止插管滑脱。暂勿放开动脉夹。注意勿使动脉导管的管尖与动脉壁成折角状戳破动脉壁。

【胸部手术】

有些实验需打开胸腔，为保证呼吸正常，必须用呼吸机。麻醉后固定好动物，做气管插管，调试好呼吸机，将呼吸机的进出管与气管插管的两侧管接好后即可。

1. 夹闭后腔静脉　去除右侧胸壁手术野的毛发，沿胸骨右缘做6~7 cm的一长切口，

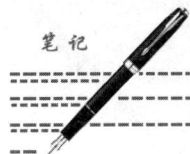

钝性分离骨骼肌，暴露第 7 ~ 9 肋骨。用长止血钳从第 9、10 肋间隙垂直插入胸腔，然后调转方向，向上从第 6、7 肋间隙穿出并夹紧。再如上法平行夹上另一把长止血钳，用粗剪刀于两钳之间剪断第 7 ~ 9 肋骨。将两钳向两侧拉开，暴露心脏，于其背部下方找到后腔静脉，用套上胶管保护的蚊式止血钳或动脉夹将后腔静脉的大部分或全部夹闭。

2. 夹闭冠状动脉分支　开胸方法同前，但应在左侧靠近胸骨缘做切口，或在胸骨体上做切口（此法不破坏胸腔膜）。开胸后暴露心脏，用眼科镊夹起心包，并用眼科剪剪开，借助于手术无影灯的光，看清兔心冠状动脉前降支和左心室支，用蚊式止血钳将其夹闭，也可用缝针穿线结扎血管。这样可造成心肌梗死，通过心电图了解梗死情况。

【腹部手术】

腹部手术多用于输尿管插管和肠系膜微循环观察等。膀胱插管、输尿管插管和尿道插管都用于收集尿液。它们各有特点，用于不同的动物和不同的实验，以下分别介绍：

1. 膀胱插管　将动物麻醉后仰卧位固定，剪去耻骨联合以上下腹部的被毛，于耻骨联合上缘 0.5 cm 处沿正中线做皮肤切口，长度为 3 ~ 5 cm，即可看见腹白线，沿腹白线切开或用止血钳或镊子在腹白线两侧夹住骨骼肌轻轻提起，用手术剪剪开一小口。然后，左手示指和中指从小口伸入腹腔并分开，右手用手术剪在两指间向上、向下剪开腹壁，长度为 3 ~ 4 cm。此时，如膀胱充盈则极好辨认，如膀胱空虚则可根据解剖位置和形状找到。轻轻将膀胱移出腹腔，在膀胱顶部血管少的地方做一小横切口，将准备好的膀胱插管插入膀胱，尽量使漏斗状的插管口对准输尿管的开口。然后，在膀胱外于漏斗状的缩小处结扎稳妥，并将膀胱插管的另一端接到记滴器上。

2. 输尿管插管　输尿管插管也是收集尿液的常用方法之一。按膀胱插管的手术步骤找到膀胱，用手轻轻将膀胱拉出腹腔（也可用镊子夹住膀胱顶将其向前向下翻移出腹腔），于膀胱底部膀胱三角的两侧找到输尿管。如周围脂肪太多，可用手触摸到输尿管后，再用玻璃分针仔细分离出一段输尿管并穿线备用。用左手小指托起输尿管，右手持眼科剪与输尿管成锐角做一"V"形切口，剪开输尿管的壁，将已经充满液体的输尿管插管向肾方向插入并结扎固定。

需注意的是：①准确找到输尿管，要记清解剖位置和毗邻关系，切勿将输精（卵）管、血管误当输尿管。②手术操作应轻柔、快捷，准确无误地将输尿管插管插入输尿管管腔。③注意保持输尿管通畅，避免输尿管扭曲，如有出血现象，为防止凝血块阻塞输尿管插管，可向内注入少量肝素溶液。④术后用温热盐水纱布覆盖切口，以避免损伤性尿闭的发生。

3. 尿道插管　尿道插管是收集尿液最简单的方法，可用于反映较长一段时间尿量变化的实验。雄兔比雌兔更易操作，先选择合适的导尿管，在其头端长度约 12 cm 涂上液状石蜡，以减小摩擦。在兔尿道口滴几滴丁卡因（地卡因）进行表面麻醉，然后将导尿管从尿道口插入，见尿后再进一点，用线或胶布固定导尿管。中途若发现无尿流出，可将导管轻微调整方向，以保持尿液流出通畅。

4. 肠系膜微循环标本的制备　在左侧腹部腋前线处做长度约 6 cm 的纵切口，钝性分离腹肌，打开腹腔将大网膜推开，找出一段游离度较大的小肠襻，轻轻拉开放入装有 38 ℃生理盐水注射液的微循环恒温灌流盒内。将肠系膜平铺在凸形的有机玻璃观察台上，压上固定板，注意不要压住小肠。整个过程应动作轻柔，以免造成创伤性休克，尽量防止损伤血管，减少出血有利于对微循环的观察。

【股部手术】

股部手术是为了分离股动、静脉并进行插管，供放血、输血、输液及注射药物之用。常规麻醉、固定，做颈部手术行气管插管，剪去股部皮肤上的被毛，在腹股沟部用手指触摸到股动脉搏动，沿动脉走向做长度为 3～5 cm 的皮肤切口。因股三角处皮下组织非常薄，切开皮肤即可看见由外向内排列的股神经、股动脉、股静脉，股动脉虽居中，但因位置靠背侧常被股神经、股静脉部分掩盖，需将股静脉稍向内移，分离出来，再分离股动脉就容易了，插管方法同颈部血管插管。

需注意的是：股动脉、股静脉本身较细，手术刺激又容易引起血管痉挛，可局部滴普鲁卡因缓解。

【头部手术】

常规麻醉、固定，做颈部手术行气管插管，将动物改为俯卧位固定，再行头部手术。剪去颅顶兔毛，沿矢状线在两眉间至枕部切开皮肤，用手术刀柄钝性剥离头部骨骼肌和帽状腱膜，暴露颅骨。用骨钻在颅顶一侧钻一小圆孔，然后根据需要用咬骨钳扩大创口，如有出血可用骨蜡止血。

第六节　实验动物的处死与处理

实验结束，常须将所用动物处死。实验动物种类不同，处死方法亦不同，现分述如下。

1. 颈椎脱臼法　常用于小鼠或大鼠的处死。用镊子或指捏住小鼠的头部，另一手拉住尾巴，用力向后拉，使之颈椎脱臼，瞬间死亡。

2. 击打法　常用于小鼠或大鼠的处死。手抓住鼠尾并提起，朝向地面用力撞击鼠头（也可用小木槌用力打击鼠头）使鼠致死。

3. 断头法　在鼠颈部用剪刀快速将鼠头剪掉，鼠因断头和大出血而死。

4. 过量注射麻醉法　豚鼠可用其麻醉剂量 3 倍以上腹腔内注射。猫可用戊巴比妥钠麻醉剂量的 2～3 倍静脉或腹腔内注射。兔可用戊巴比妥钠麻醉剂量的 2～3 倍急速注入耳缘静脉内。犬用戊巴比妥钠或硫喷妥钠 100 mg/kg 静脉注射。常规剂量参见表 1-4-1。

5. 过量吸入麻醉法　应用过量吸入乙醚麻醉。小鼠和大鼠在 20～30 秒进入麻醉状态，3～5 分钟死亡。应用此法处死豚鼠时，其肺和脑可有小出血点，在病理解剖时宜注意；猫亦可用此法处死。

6. 急性大失血法　鼠可采用眼眶动、静脉大量放血致死。家兔、猫、猴等动物可在麻醉状态下，暴露其颈动脉，用两把止血钳夹住，中间插入套管，然后放松心脏侧的钳子，轻轻压迫胸部，即可因大量放血致死。犬也可采用硫喷妥钠 20～30 mg/kg 静脉注射麻醉后，将股动、静脉全部切断，动物在 3～5 分钟即因失血而死。为防止血液喷溅和凝固，可用一块湿纱布不断擦去股动脉切口周围的血凝块，同时用自来水不断冲洗流血，使股动脉切口畅通。

7. 二氧化碳吸入法　将待处死动物和笼盒放进大塑料袋内，挤出袋中空气后，将连接在二氧化碳钢瓶上的软管的另一端放入袋内，握紧袋口。送入二氧化碳气体，当塑料袋半鼓起时停止送气体，密封袋口，动物吸入二氧化碳后，不经兴奋期，即于30秒至30分钟内死亡。

8. 空气栓塞法　主要用于大动物的处死，用注射器将空气急速注入静脉（耳缘静脉、尾静脉、眶静脉等），可迅速使动物死亡。小鼠可注入 0.3 ~ 0.5 ml；兔和猫注入 10 ~ 20 ml；犬可注入 70 ~ 150 ml。

实验动物的处理：实验完毕后，应将实验动物尸体存放至医疗垃圾暂存处，由医疗废物回收公司进行处理。

第七节　动物实验常用溶液及试剂的配制

一、常用生理溶液的基本要求

1. 渗透压　溶液渗透压是保证活体组织、细胞形态及实验动物体液正常分布的关键。机能实验学所用生理溶液的渗透压一般要求与人体血浆渗透压相等，即渗透浓度约为 300 mmol/L。不同动物对某一溶液的渗透浓度要求也有所不同，如 NaCl 溶液，冷血动物所用含量一般为 0.6% ~ 0.75%（6 ~ 7.5 g/L），而温血动物所用含量则一般为 0.8% ~ 0.9%（8 ~ 9 g/L）。

2. 无机盐　无机盐和各种离子是维持液体渗透压、保持组织细胞兴奋性的关键。各种生理溶液均是含有一定种类、一定比例的电解质溶液，生理溶液中主要的离子有 Na^+、Ca^{2+}、K^+、Mg^{2+}、Cl^-、HCO_3^-、HPO_4^{2-} 和 $H_2PO_4^-$ 等。

3. 酸碱度　机能实验学中各种生理溶液的 pH 一般要求在 7.0 ~ 7.8。为保证生理溶液 pH 的稳定，可选择性加入缓冲对。部分溶液的 pH 有特殊要求，如制备离体器官时，生理溶液 pH 对其生理活动会产生不同影响：酸性溶液能使哺乳动物心脏的冠状动脉扩张，而碱性溶液使之收缩；酸性溶液可使平滑肌松弛，碱性溶液则能加速其节律，缩小其振幅。

4. 其他　有些生理溶液需加入适量的葡萄糖、氨基酸、血清、气体（如 O_2、CO_2）等多种物质。

二、常用生理溶液的配制

常用的生理溶液有生理盐水、任氏液、乐氏液及台氏液。不同的动物组织、器官对氧和营养物质等内环境成分的需求有一定差异，根据实验目的不同，各种生理溶液的成分也有所不同，其成分及配制见表 1 - 4 - 2，表 1 - 4 - 3。

表 1 - 4 - 2　常用生理溶液的成分及浓度

药品名称	浓度（g/1000 ml）				
	任氏液（两栖类）	乐氏液（哺乳类）	台氏液（哺乳类）	生理盐水（两栖类）	生理盐水（哺乳类）
氯化钠（NaCl）	6.50	9.0	8.00	6.50	9.00
氯化钾（KCl）	0.14	0.42	0.20	–	–
氯化钙（CaCl₂）	0.20	0.24	0.20	–	–

(续表)

药品名称	浓度(g/1000 ml)				
	任氏液(两栖类)	乐氏液(哺乳类)	台氏液(哺乳类)	生理盐水(两栖类)	生理盐水(哺乳类)
碳酸氢钠($NaHCO_3$)	0.20	0.1~0.3	1.00	–	–
磷酸二氢钠(NaH_2PO_4)	0.01	–	0.05	–	–
氯化镁($MgCl_2$)	–		0.1		
葡萄糖(G.S)	2 g(可不加)	1.0~2.5 g	1.0~2.5 g	–	–
蒸馏水	加至 1000 ml	加至 1000 ml	加至 1000 ml	加至 1000 ml	

表 1-4-3 常用溶液的浓度及配制

成分	浓度(%)	任氏液(ml)	乐氏液(ml)	台氏液(ml)
氯化钠($NaCl$)	20	32.5	45	40
氯化钾(KCl)	10	1.4	4.2	2
氯化钙($CaCl_2$)	10	1.2	2.4	2
磷酸二氢钠(NaH_2PO_4)	1	1	–	5
氯化镁($MgCl_2$)	5	–	–	2
碳酸氢钠($NaHCO_3$)	5	4	2	20
葡萄糖(G.S)	5	2g(可不加)	1.0~2.5g	1.0g
蒸馏水	加至1000ml	加至1000ml	加至1000ml	加至1000ml

注意：①在配制任氏液和台氏液时，应先将原液混合并加入蒸馏水，最后再分别逐滴加入氯化钙、碳酸氢钠或磷酸二氢钠，同时要边加边搅拌，以免形成沉淀。②葡萄糖应在用前临时加入，因加入葡萄糖的溶液不能久置。

三、常用抗凝剂

1. 肝素　是临床上最常用的抗凝剂，可用于体外抗凝和体内抗凝。特别是在进行微循环方面动物实验时肝素的应用具有其重要意义。用于动物全身抗凝血时，一般剂量为：①大鼠：2.5~3.0 mg/200~300 g 体重。②兔：10 mg/kg 体重。③狗：5~10 mg/kg 体重。

2. 草酸盐合剂　草酸盐、柠檬酸盐、氟化钠，可与血液中的 Ca^{2+} 生成螯合物，从而除去血液中的 Ca^{2+}，使凝血酶原不能激活。所以，此抗凝剂最适合做红细胞比积测定。

3. 枸橼酸钠　常配成3%~5%的水溶液，也可直接用粉剂。每毫升血液中加3~5 mg，即可达到抗凝目的。枸橼酸根离子可与血浆中的钙离子结合，从而阻止血液凝固而产生抗凝作用。一般用作体外抗凝，不宜作化学检验用，可用于红细胞沉降率、凝血实验等。急性血压调节实验中所用的枸橼酸钠为5%~6%溶液。

4. 草酸钾　草酸根离子能与血浆中的钙离子结合，形成草酸钙沉淀，从而起抗凝作用。常用于体外抗凝，配制成10%水溶液，每管加0.1 ml 草酸钾溶液，可使5~10 ml 血液不凝固。

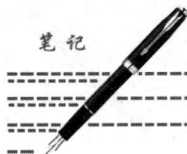

第八节　生物化学实验基本操作

一、玻璃器皿的清洗及干燥

生物化学实验常用到玻璃器皿，其清洁程度直接影响实验结果的准确性，因此应根据实验要求选用合适的清洗方法。

1. 玻璃器皿的洗涤步骤

（1）一般玻璃器皿：如试管、烧杯、锥形瓶等，先用自来水洗刷，再用试管刷蘸取洗衣粉或去污粉擦洗容器内外壁，自来水反复冲洗洗衣粉或去污粉，最后用少量蒸馏水冲洗 3 次，倒置于试管架上备用。

（2）容量分析器皿：如吸量管、滴定管、容量瓶等，使用后立即用大量自来水冲洗，切勿使样品干在管内，否则难以洗净。先用自来水冲洗，待晾干后用铬酸洗液浸泡数小时，然后用自来水充分冲洗，最后用蒸馏水冲洗 3 次，干燥备用。

2. 判断洗净的标准　洗净的玻璃器皿内壁光洁、清亮，无污渍；被水润湿后器壁呈现均匀水膜，不挂水珠为干净标准。

3. 玻璃器皿的干燥方法

（1）晾干：器皿倒立放在玻璃器皿架上，自然晾干。

（2）加热烘干：尽量倒净玻璃器皿内的水，将其倒立放在托盘上放入烘箱，普通器皿用 80 ~ 100 ℃烘干，带有刻度的容量分析器皿用 37 ~ 40 ℃烤干。

（3）有机溶剂干燥：体积小的容器急需干燥时，可用此法。洗净的器皿先用少量酒精洗一次，再用少量丙酮或乙醚洗涤，吹干（不必加热）。

二、试剂混匀法

为了使试剂间的化学反应充分进行，必须使反应体系内各种物质迅速地相互接触。因此，除特别规定外，一般都需要将反应物彻底混匀。混匀方式大致有以下几种，可依据使用的器皿及液体容量而选用。

1. 试管混匀法　用大拇指、食指、中指、无名指握住试管上三分之一处，利用腕部的力量向斜下方甩动，使试管内的液体上下、左右充分混匀。试管中液体的体积一般要小于试管总体积的三分之一。

2. 旋转混匀法　手持容器做离心旋转，适用于未盛满液体的小口器皿，如三角瓶等。

3. 弹指混匀法　左手持试管使之直立，以右手食指轻击试管下部，使管内溶液做旋转流动。

4. 倒转混匀法　适用于有玻璃塞的瓶子，如容量瓶。

5. 弹动混匀法　以右手大拇指、示指、中指握住试管上部，将试管竖直，于右掌中弹动。

6. 吸管混匀法　用吸管将溶液反复吸放数次，适用于量少而无沉淀的液体。

7. 搅拌混匀法　适用于烧杯等大口容器所盛的溶液混匀，一般在配制混合试剂时，用玻璃棒搅拌以助溶，或混匀大量的溶液。

三、保温与加热

为使某一化学反应在一定的温度下进行，常需要保温。有时是为促进或停止化学反应而需要加热。保温与加热的方法如下：

1. 保温　常用恒温箱或恒温水浴锅进行，后者的温度较前者稳定。

2. 加热　常用两种方法，一是在恒温水浴锅中加热或煮沸；二是把试管、烧杯等器皿在酒精灯（通常火焰上方有石棉网）等火焰上加热。

四、过滤

过滤是用滤纸、棉花、纱布等将沉淀与液体分开。过滤用的滤纸常折成四层，分成一侧为一层，另一侧为三层的漏斗状，衬于漏斗内侧用于过滤。可采用减压抽滤法加快过滤速度，有时可用离心法代替过滤。

五、吸量管和微量移液器的使用

1. 吸量管的使用方法　吸量管用于准确量取 10.0 ml 以内的溶液，其规格有 0.1 ml、0.2 ml、0.5 ml、1.0 ml、2.0 ml、5.0 ml 及 10.0 ml 等。

（1）使用前：选取的吸量管的规格应等于或近似等于所要吸取的溶液的体积。观察吸量管有无破损和污渍，有无"吹"字。若有"吹"字，说明放液后需将吸量管底部尖端的溶液吹出；否则不吹。

（2）握法：示指在吸量管顶端游离，用拇指和其他手指捏住吸量管壁。

（3）取液：将吸量管底部尖端垂直插入液面以下 1～2 cm，排除洗耳球内空气后，对准吸量管上端开口，慢慢吸取液体，液体量高于所量取刻度 2～3 cm，然后迅速用示指按紧吸量管上端。

（4）调液：保持吸量管垂直状态，平视吸量管液面的凹面，轻轻松开示指，使液面缓慢降低至量取溶液体积刻度线，示指按紧吸量管上端。

（5）放液：将吸量管垂直置于容器中，容器可倾斜，松开示指，使溶液自然流入容器中。

2. 微量移液器（枪式移液器）的使用方法　微量移液器用于准确移取较小体积（一般 <1000 μl）的溶液，规格有：1 μl、2 μl、10 μl、20 μl、100 μl、200 μl、500 μl 和 1000 μl。其使用方法如下：

（1）使用前：连续按动数次，使管内空气同工作环境空气交换，以保持管内空气工作负压恒定。调节体积至所需值，套上吸液嘴（枪头），轻轻左右扭动按紧，以保证气密。

（2）握法：手掌握住加样枪，拇指按压在液体吸收钮上。

（3）取液：拇指按下液体吸收钮至第一停点，使吸液嘴垂直插入溶液 1～2cm；缓慢松开拇指，吸取溶液；停留一秒钟，将加样枪提离液面，用滤纸擦去吸液嘴外液滴。

（4）放液：吸液嘴贴住容器内壁，平稳地把按钮压至第一停点，停留 1 秒钟再压至第二停点，提起加样枪，吸液嘴贴容器壁擦过，松开按钮。

（5）如吸取不同溶液必须更换吸液嘴。当移液器枪头里有液体时，切勿将移液器水平放置或倒置，以免液体倒流腐蚀活塞弹簧。

（6）使用完毕，把移液器的量程调至最大值，使弹簧处于松弛状态以延长移液器使用寿命，然后将移液器竖直挂在移液器架上。

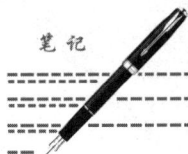

第五章 实验原始数据采集与分析

实验研究中，研究结论是以实验数据及其分析结果为依据的，实验数据的采集分析也就成为研究过程的关键环节之一。很多研究误差都是在数据的采集与分析过程中引起的，完整、准确、客观的实验数据是高质量实验研究的前提。因此，应特别重视实验数据采集与分析的每一个细节。

第一节 机能实验常用观察指标

生物体进行生命活动时，会发出多种多样的生物信息，通过一定的方法即可引导出这些信息，经进一步的放大和处理后可用于显示和反映生物体功能变化。这些信息便是机能实验学研究、了解生物体机能的各种观察指标。

1. 电生理指标 电生理指标来源于对生物电信号的采集与处理，常见的生物电信号包括神经干动作电位、神经放电、诱发电位、心电、脑电、肌电和胃肠电等。生物电信号一般比较微弱（微伏至毫伏级），频率较低（DC – 1000Hz），且内阻较大，因此，生物电信号的采集与放大需要专门的仪器和记录方法。

2. 普通生理指标 主要是指伴随生命活动的一些机械信号，用传统的方法即可观察，采集相对较容易。包括以下几种。

（1）压力信号：如血压、胸内压和中心静脉压等。

（2）张力信号：如骨骼肌张力、胃肠平滑肌张力、蛙心搏动、呼吸运动等，现在均可通过相应的换能器转变成电信号做进一步处理。

（3）流量信号：测定流量一般用电磁流量计，或超声多普勒法测量，但由于其仪器复杂，机能学实验较少采用。测定尿量时，一般用记滴的方法测定。

3. 其他指标 如体液 pH、血糖浓度、尿钠含量等生物化学指标，微血管口径、红细胞计数等形态学指标以及行为指标等，在机能实验中也会用到。随着研究的进步，机能实验学观察指标的种类和精度都会不断增加、提高。一切能够反映生物机能变化的观察数据，都可成为机能实验学的观察指标。

第二节 实验原始数据分类与度量

实验数据的度量方式因数据的性质、类别及要求的精度不同而有所差异。通常，我们将实验数据分为定量资料和定性资料两个大类，每个大类又包含了不同的精度和类别等级。不同类型的资料应采取不同的度量与处理方法。

1. 定量资料 定量资料或称计量资料，是指以具体测量数值为表述方式的资料，一般有相应的测量单位，是度量的最高级形式。如测量动脉血压（mmHg）、心率（次/分）、体重（kg）所获得的具体数值，即属定量资料。定量资料在度量时要注意使用标准单位和恰当的精度。有些研究者还将定量资料的度量方式分为两种，一种是等差区间度量；另一种是等比例度量。二者均有等标度差等量的特征，但前者的零点无特殊意义，只是普通的一个刻度，不包涵"无""没有"或"不存在"的含义。如温度0℃并不是没温度，也不能认为100℃的温度比50℃高1倍。而后者（等比例度量）则有等标度比等量的特征。例如，在体重测量方面，我们可以说100kg比50kg重1倍。在该度量形式，0为一个特殊的数值，意味着无，意味着起始点。

2. 定性资料　系指将研究对象按某种属性进行归类记录的资料。例如，生理状态的兴奋和抑制、细菌培养结果的阳性或阴性、男性与女性、A型或B型血等。其根据各分类之间是否存在大小多少的排序特征，又可分为有序分类资料和无序分类资料两种。

（1）有序分类资料：各类之间有程度的差别，亦称等级资料或半定量资料。例如，机能学实验中观察到动物肌张力增强和肌张力明显增强；进行血清学检查时，抗体的滴度可以分为 -、±、+、++、+++、++++ 等；观察某一种药物的疗效，可分为治愈、显效、好转、无效等级别。

（2）无序分类资料：各类间无程度差别，无法进行优劣比较。它包括：①二项分类，如检查大便中有无蛔虫卵，结果可以是阴性或阳性。②多项分类，如血型，结果可以是A型、B型、AB型或O型。定性资料所获得的测量结果以每一类别的样本数来表达，因此，也称为计数资料。例如，对800名入学新生进行血型调查，其结果可能是：A型血247人，B型血231人，AB型血78人，O型血244人。

在统计分析中，习惯于将资料分为计量资料、等级资料和计数资料3种类型。对应于本分类方法则分别相当于定量资料、有序分类资料和无序分类资料。根据分析需要，各类资料的属性可以相互转化，如定量资料进行区间归类后即成为等级资料；等级资料经过分级细化后即可视为定量资料。

第三节　实验原始数据评价

实验中获得的原始实验数据是后续分析的基础和导出科学结论的依据，实验数据的质量直接影响到研究结果的科学性和可靠性。对数据质量的评估有如下三个方面：即数据的完整性、准确性和精确性。

1. 数据的完整性　数据的完整性系指按照设计要求收集所有的实验数据。如果因一些意外原因或不能人为控制的因素而引致部分实验数据的缺失（如动物意外死亡、标本破坏等），应尽可能地补做这部分实验获取数据。对于不可补救的实验，应科学地处理缺失数据，决不能任意添加。数据完整性的另一层含义，是指应将所有实验数据用于分析过程，不得因某些数据与研究者预期的结果有较大差距而随意剔除，或不引入分析过程，即不能任意删除。如果某些数据确有特异之处，除非查找到确凿的原因（如操作不当所致）；否则，应依靠统计学方法进行科学判断，以决定取舍。

2. 数据的准确性　数据的准确性是指数据是否准确可靠、记录无误，能否真实地反映实验的客观事实。影响实验数据准确性的因素包括系统误差和人为误差两方面，由于实验仪器或方法所造成的误差属于系统误差，系统误差往往对所有样本都有相似的影响，

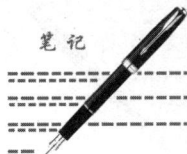

而以各组之间的差值影响较小。而人为误差是在数据收集过程中出现的过失误差，如读错刻度，点错小数点，换算错误，抄错数字，弄错度、量、衡单位等。这种误差往往很大，且有很大的偶然性，因此危害较大。

3. 数据的精确性　数据的精确性是指测量数值的精度。通俗地说就是保留多少位小数或保留多少位有效数字。这是一个容易与准确度混淆的概念。如称量一个实际重量为 1.0091 g 的样本，粗天平所获得的数据只能是 1 g 或 1.01 g，尽管在它所能达到的精度得出的结果是准确的，但其精确度不够。然而，测量数据的表述也不是精确度越高越好，应结合实际情况。特别应该指出的是，有些经过转换的数据，形式上精度很高，如血压升高了 10 mmHg，比实验前（86 mmHg）提高了 11.6279069%，但小数点后面的数字已无实际意义。因此，在处理精确性问题时，要注意各组数据间精度的一致性和数据转换时有效数字的一致性。另外，在记录测量数据时应该知道，只有建立在准确性基础上的精确性才有实际意义。

统计学上对批量数据的质量有一定的检测方法，利用效度检查可以判断系统误差；利用信度检查可以评价抽样误差。

第四节　实验原始数据分析与统计

【逻辑检查】

对实验数据进行分析的第一步是进行逻辑检查。如发现离奇或不合逻辑的数据，应进行复查，以避免数据出现大的偏差。不合逻辑数据多是人为失误造成的，如实验时加错试剂，数据录入过程中错行、错列或小数点点错，也可能来自后续处理，如数据转换过程。逻辑检查最简单的方法是范围判断，主要是看极值是否在可能的范围。如 pH 为"74.3"是小数点点错；而血压为"130 kPa"为单位记错（因"mmHg"为非法定单位，应换算成"kPa"，1 mmHg = 0.133 kPa）。

【缺失、偏离数据的判断和处理】

缺失数据在实验中是经常会遇到的，因此在动物分组时，对动物组数及每组动物数应留一定的余量。如发生动物死亡，或标本无法提取，在确认死亡与实验因素无关时，可以剔除本例的所有数据，也剔除缺失数据所属的观察单位，即去掉一组。但该方法浪费信息严重，甚至分析无法进行。有时要从补救的角度处理缺失数据，在统计有相应的办法估计缺失数据，但计算复杂操作难度较大。

个体数据偏离其所属群体数据较大，且经证实确为实验所得时，被称为偏离数据。偏离数据有两种类型，即极端值和奇异值。个体数据偏离群体超过 3 倍的四分位间距时被定义为极端值，而偏离在 1.5 ~ 3 倍四分位间距时被定义为奇异值。对偏离数据的处理通常用敏感性分析方法，即将这些数据剔除前后各做一次分析，若对结果没有本质的影响，则不予剔除；若剔除前后的结果矛盾，且需要剔除，则必须给以充分合理的解释，最好实验能够重做，以使结论更加可靠。

【统计方法的选择】

统计方法的选择应在实验设计阶段确定，不同性质和类型的资料应选用不同的统计方法。每一种统计方法都有其特定的适用条件，恰当地选择统计方法可以使实验资料的信息利用率增加，误差减少。下面介绍统计方法选择的基本原则。

1. 实验设计的基本方法　当处理因素只有1个（可为多个水平）时，可用完全随机设计。当受试对象能够按一定条件配成对或配伍时，可用配对设计和配伍设计。这样可以提高各组间的均衡性，使统计的敏感性提高。当实验因素超过1个，且各因素间存在交互作用时，可用析因实验设计。当实验因素为3个，各因素间无相互作用且水平相等时，可用拉丁方设计。当实验因素较多（≥3个），且各因素之间存在交互作用时，可用正交设计。用较少的处理组合数研究较多的实验因素，可以节约实验资源。

2. 选择统计方法的基本原则　机能实验所涉及的实验设计一般都比较简单，以单因素设计为主。下面就针对单因素设计和简单的双因素设计，介绍选择统计方法的基本思路。

实验资料可根据其性质分为计数资料、等级资料和计量资料三类（前已述及）。

（1）计量资料：①两个均数：若为配对资料，可选用"配对 t 检验"；若为非配对资料，可选用"两样本均数 t 检验"或"两样本秩和检验"。②多个均数：可用各种类型的"方差分析"。如完全随机设计可用"单因素方差分析"；配伍设计，可用"双因素方差分析"；拉丁方设计可用"三因素方差分析"等。

（2）等级资料：对于等级资料、建议使用秩和检验方法。两组比较时，配对资料用"差值符号秩和检验"；非配对资料，用"两样本秩和检验"；多组资料比较时，用"多组等级资料秩和检验"。等级资料也可用" χ^2 检验"处理。

（3）设计资料：两个率比较时，配对资料用"配对 χ^2 检验"；非配对资料可用" χ^2 检验"，也可用"两样本 u 检验"。对于多个样本率或构成比进行比较时，应选用" χ^2 检验"。

（4）双变量资料：计量性质的双变资料，可选用的统计方法包括：直线相关、直线回归和曲线回归。其中曲线回归主要用于处理象指数曲线、双曲线、多项式曲线及生长曲线之类的资料。医学统计的具体内容是相当复杂的，以上仅就常用的统计方法作原则上的介绍。欲了解医学统计的细节，请参阅相关的专业书籍。

第二篇　机能实验学基本实验

第六章 生理学

实验一 坐骨神经－腓肠肌标本制备

【实验目的】

（1）掌握蛙类的捉拿和破坏脑脊髓的方法。

（2）掌握坐骨神经－腓肠肌标本的制备技术，获得兴奋性良好的标本。

【实验原理】

蟾蜍和蛙类的一些基本生命活动与哺乳动物相似，又因其离体组织在短时间内所需的生活条件简单，易于控制和掌握，因此在实验中常用蟾蜍或蛙的坐骨神经－腓肠肌标本来观察兴奋和兴奋性、刺激与反应及肌肉收缩等基本生理现象。制备坐骨神经－腓肠肌标本是生理学实验中必须掌握的一项基本技能。

【实验对象】

蟾蜍或蛙。

【实验用品】

蛙类手术器械 1 套（普通剪刀、手术剪刀、眼科剪、组织镊子、眼科镊子、探针、锌铜弓、玻璃分针、蛙板、玻璃板、蛙钉）、任氏液、方瓷盘、培养皿、棉线、纱布、滴管等。

【实验步骤】

1. 破坏脑和脊髓　取蟾蜍 1 只，用左手握住蟾蜍，示指按压头部前端，拇指按压背部，使头部前俯；右手持金属探针由头端沿中线向尾端划触，触及凹陷处即枕骨大孔所在（图 2 - 6 - 1）。将探针由凹陷处垂直刺入 2 ~ 3 mm，刺破皮肤即入枕骨大孔，这时将探针尖端水平转向头方，向前探入颅腔内，然

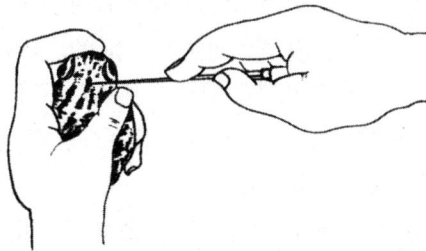

图 2 - 6 - 1　蛙类捉拿和破坏脑脊髓的方法

后向各方搅动探针，以捣毁脑组织。脑组织捣毁后，将探针退出；再由枕骨大孔刺入，并水平转向尾端，与脊髓平行刺入椎管，来回抽动探针以彻底破坏脊髓。当蟾蜍四肢松软、呼吸消失则表示脑、脊髓完全被毁坏（此时的动物称为双毁髓动物），如操作后动物活动自如或四肢肌肉紧张，则应按上法重复操作。

2. 剪除躯干上部及内脏 在骶髂关节水平以上 1～1.5 cm 处剪断脊柱（图 2－6－2）。左手握住蟾蜍后肢，拇指压住骶骨，使蟾蜍头与内脏自然下垂，右手持普通剪刀（严禁用手术剪剪骨骼），沿脊柱两侧剪除一切内脏及头胸部（图 2－6－3）。留下后肢、骶骨、脊柱以及紧贴于脊柱两侧的坐骨神经。剪除过程中注意勿损伤坐骨神经。

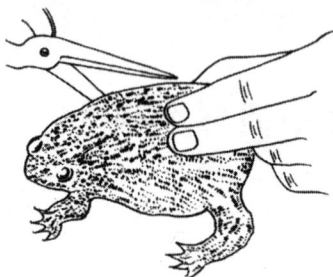

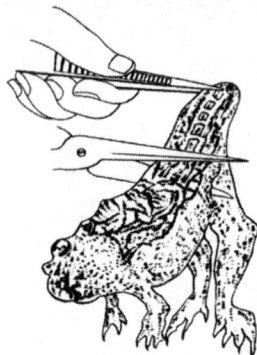

图 2－6－2　横断脊柱　　　　　　　　　图 2－6－3　剪除躯干上部及内脏

3. 剥皮 左手握紧脊柱断端（注意不要握住或压迫神经），右手捏住其上的皮肤边缘，用力向下剥掉全部后肢的皮肤（图 2－6－4）。

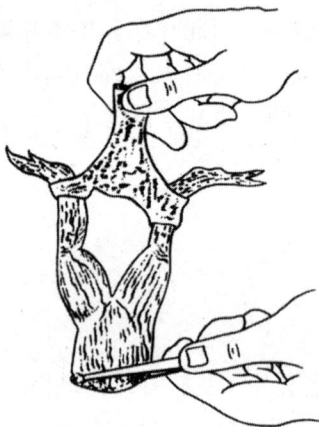

图 2－6－4　剥皮

4. 清洗 将剥皮后的标本放在盛有任氏液的培养皿中。将手及用过的剪刀、镊子等全部手术器械洗净，再进行下面的步骤。注意剥皮后的标本不能用自来水冲洗。

5. 分离两腿 用镊子夹住脊柱标本，背面朝上，剪去向上突起的尾骨（注意勿损伤坐骨神经）。然后沿正中线用剪刀从脊柱和耻骨联合中央剪开标本，并将两条蛙腿浸入盛有任氏液的培养皿中。

6. 游离坐骨神经 取一条蛙腿，腹面朝上放置在蛙板上，用蛙钉将标本的脊柱固定在蛙板上，趾蹼朝上，拉直下肢并用蛙钉将下肢固定在蛙板上，用玻璃分针沿脊柱旁游离坐骨神经至尾骨处，再沿坐骨神经沟（股二头肌和半膜肌之间的裂缝处），找出坐骨神经的大腿段，用玻璃分针仔细剥离，剪断坐骨神经的所有分支（但不要伤及神经干），并将神经分离直至膝关节腘窝处。沿股骨剥离股部所有肌肉并从膝关节起剪去这些肌肉，以粗剪刀在股骨上中1/3处剪断股骨，剪下一小段与神经相连的脊柱（1～2 个脊椎骨）（图 2－6－5）。

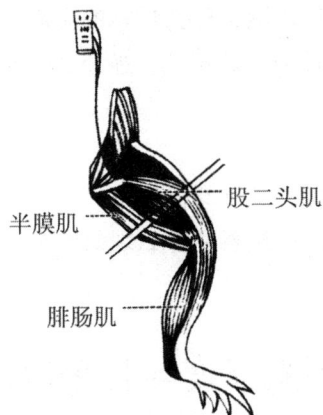

图 2 - 6 - 5　游离坐骨神经

7. 分离腓肠肌　用玻璃分针将腓肠肌跟腱分离，并穿线在跟腱处结扎。在结扎远端用粗剪刀剪断跟腱，左手执线提起腓肠肌，以手术剪刀剪去其周围联系的组织，但保留腓肠肌起始点与骨的联系，在膝关节下将小腿其他部分剪掉，留下的即为坐骨神经－腓肠肌标本（图 2 - 6 - 6）。

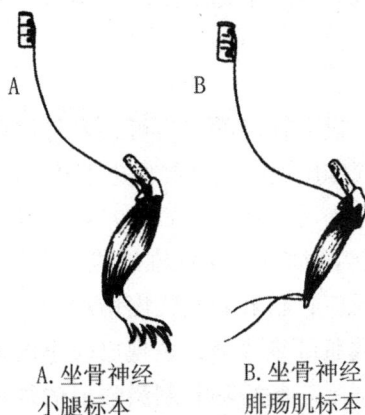

A. 坐骨神经
小腿标本

B. 坐骨神经
腓肠肌标本

图 2 - 6 - 6　坐骨神经－腓肠肌标本的制备

8. 检查标本的兴奋性　用经任氏溶液润湿的锌铜弓轻触一下坐骨神经的中枢端，如腓肠肌发生迅速而明显的收缩，则表明标本的兴奋性良好。即可将标本放在盛有任氏液的培养皿中备用。

【注意事项】

（1）制备神经肌肉标本的过程中，应不断滴加任氏液，以防标本干燥，丧失正常生理活性。

（2）操作过程中应避免强力牵拉、手捏神经或夹伤神经肌肉。

（3）损毁脑脊髓时防止蟾蜍皮肤分泌的蟾蜍毒液射入操作者眼内或污染实验标本。

【考核要点】

（1）准确地破坏脑和脊髓。

（2）及时清洗双手和器械。

（3）正确使用器械，不用手触碰标本。

（4）制备过程中不时滴加任氏液，保持标本的湿润。

（5）做好的标本保留的坐骨神经足够长，神经、骨骼肌的兴奋性良好。

【思考题】

（1）为什么要先行损毁蟾蜍的脑和脊髓？

（2）用锌铜弓接触坐骨神经可观察到什么现象？为什么？

实验二　刺激强度与骨骼肌收缩的关系

【实验目的】

（1）学习神经－肌肉实验的电刺激方法和记录肌肉收缩的方法。

（2）观察刺激强度与肌肉收缩之间的关系。

（3）掌握阈刺激、阈下刺激、阈上刺激、最大（最适）刺激等概念。

【实验原理】

神经、肌肉是可兴奋组织，运动神经的兴奋可触发骨骼肌兴奋收缩。不同组织的兴奋性高低不一，同一组织中不同细胞的兴奋性高低也不相等。

对于单根神经纤维或肌纤维来说，对刺激的反应具有"全或无"的特性。神经－肌肉标本是由许多兴奋性不同的神经纤维、肌纤维组成，在保持足够的刺激时间不变时，刺激强度过小，不能引起任何反应；随着刺激强度增加到某一定值，可引起少数兴奋性较高的运动单位兴奋，引起少数肌纤维收缩，表现出较小的张力变化。该刺激强度为阈强度，具有阈强度的刺激称阈刺激。此后随着刺激强度的继续增加，会有较多的运动单位兴奋，肌肉收缩幅度、产生的张力也不断增加，此时的刺激均称为阈上刺激。但当刺激强度增大到某一临界值时，所有的运动单位都被兴奋，引起肌肉最大幅度的收缩，产生的张力也最大，此后再增加刺激强度，不会再引起反应的继续增加。可引起神经、肌肉最大反应的最小刺激强度为最适刺激强度，该刺激称最大刺激或最适刺激。

【实验对象】

蟾蜍或蛙。

【实验用品】

计算机、生物信号采集处理系统、张力换能器、保护电极、蛙类手术器械（蛙板、玻璃板、普通剪刀、手术剪、组织镊、金属探针、玻璃分针、蛙足钉、丝线、滴管）、铁架台、双凹夹、任氏液等。

【实验步骤】

（1）在体坐骨神经腓肠肌标本制备。

①取一只蟾蜍，洗净，按操作程序破坏脑和脊髓。

②剥离一侧下肢自大腿根部起的全部皮肤，然后将蟾蜍腹位固定于蛙板上。

③于股二头肌与半膜肌的肌肉缝内将坐骨神经游离，并在神经下穿线备用，然后分离腓肠肌的跟腱穿线结扎，连同结扎线将跟腱剪下，将腓肠肌分离到膝关节。

④在膝关节旁钉蛙钉，以固定住膝关节。至此在体标本制备完毕。

（2）仪器及标本的连接方式（图2-6-7）。

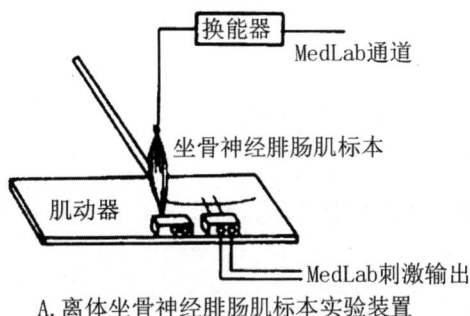

A. 离体坐骨神经腓肠肌标本实验装置

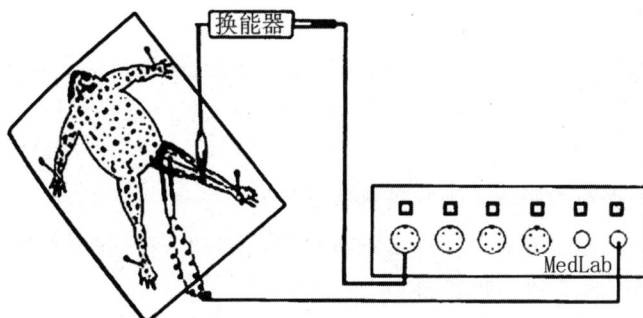

B. 在体坐骨神经腓肠肌标本实验装置

图2-6-7　肌肉收缩的记录装置图

　　①对于离体标本：将肌槽、张力换能器均用双凹夹固定于支架上；标本的股骨残端插入肌槽的小孔内并固定之；腓肠肌跟腱上的连线连于张力换能器的应变片上（暂不要将线拉紧）。夹住脊椎骨碎片将坐骨神经轻轻平搭在肌槽的刺激电极上。

　　②对于在体标本：可将腓肠肌跟腱上的连线连于张力换能器的应变片上（暂不要将线拉紧）；将穿有线的坐骨神经轻轻提起，放在保护电极上，并保证神经与电极接触良好。调整换能器的高低，使肌肉处于自然拉长的状态（不宜过紧，但也不要太松）。然后进行实验项目。

　　（3）使用单脉冲刺激方式，波宽调至并固定在1毫秒，刺激强度从零开始逐渐增大；首先找到能引起肌肉收缩的最小强度，该强度即阈强度。描记速度要求每刺激一次神经，都应在屏幕上显示一次收缩曲线。

　　（4）将刺激强度逐渐增大，观察肌肉收缩幅度是否随之增加，记录的收缩曲线幅度是否也随之升高（图2-6-8）。

　　（5）继续增大刺激强度，直至连续3~4个肌肉收缩曲线的幅度不再随刺激增高为止，读出刚刚引起最大收缩的刺激强度，即为最适刺激强度。

　　（6）实验结果处理：根据实验结果练习图形剪辑，并在剪辑页上书写实验题目，标出阈强度、最适刺激强度，输入实验人员名单并打印结果。

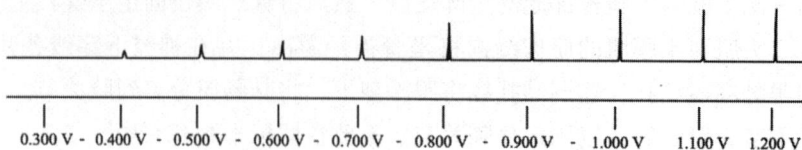

0.300 V - 0.400 V - 0.500 V - 0.600 V - 0.700 V - 0.800 V - 0.900 V - 1.000 V - 1.100 V - 1.200 V

图 2 - 6 - 8   刺激强度与骨骼肌收缩的关系

【注意事项】

（1）刺激之后必须让标本休息一段时间，约 0.5~1 分钟。实验过程中标本的兴奋性会发生改变，因此还要抓紧时间进行实验。

（2）整个实验过程中要不断向标本滴加任氏液，防止标本干燥，以保持其兴奋性。

【考核要点】

（1）做出兴奋性良好的标本。

（2）正确连接设备。

（3）正确刺激标本，找出阈下刺激、阈刺激、阈上刺激和最适刺激。

【思考题】

（1）引起组织兴奋的刺激必须具备哪些条件？

（2）何为阈下刺激、阈刺激、阈上刺激和最适刺激？在阈刺激和最适刺激之间为什么肌肉的收缩随刺激强度增加而增加？

（3）实验过程中标本的阈值是否会改变？为什么？

实验三   刺激频率与骨骼肌收缩的关系

【实验目的】

（1）学习神经－肌肉实验的电刺激方法及肌肉收缩的记录方法。

（2）观察不同刺激频率对骨骼肌收缩的影响。

（3）了解单收缩、不完全强直收缩和完全强直收缩的概念和机制。

【实验原理】

神经组织和肌肉组织都是可兴奋组织，运动神经的兴奋可引起骨骼肌细胞的兴奋和收缩。不同组织的兴奋性有差异，同一组织中不同细胞的兴奋性也不尽相同。

骨骼肌单收缩的总时程包括潜伏期、收缩期和舒张期。蛙的坐骨神经肌肉标本单收缩的总时程约为 0.11 秒，其中潜伏期、缩短期共占 0.05 秒，舒张期占 0.06 秒。若给予坐骨神经－腓肠肌标本一定频率的连续刺激，使相邻两次刺激的时间间隔小于该肌肉收缩的总时程时，则可出现收缩总和，这种收缩形式称为复合收缩。若相邻两个刺激的时间间隔短于该肌肉收缩总时程，而长于肌肉收缩的潜伏期和收缩时程，致后一刺激落在前一刺激引起的肌肉收缩的舒张期内，则肌肉尚未完全舒张又产生新的收缩，这种收缩形式称为不完全强直收缩，其收缩的幅度高于单收缩的幅度；若相邻两次刺激的时间间隔短于肌肉收缩的潜伏期和收缩期时程，致后一刺激落在前一刺激引起的收缩的收缩期内，则肌肉收缩尚未结束就又开始新的收缩，这种收缩形式称为完全强直收缩，其收缩的幅度高于不完全强直收缩的幅度。根据这个原理，若给予标本一连串比最适刺激稍大的刺激，则因刺激频率不同会观察到不同形式的肌肉收缩。

【实验对象】

蟾蜍或蛙。

【实验用品】

计算机、生物信号采集处理系统、张力换能器、保护电极、蛙类手术器械（蛙板、玻璃板、普通剪刀、手术剪、组织镊、金属探针、玻璃分针、蛙足钉、丝线、滴管）、铁架台、双凹夹、任氏液等。

【实验步骤】

（1）坐骨神经腓肠肌标本的制备（见实验一）。

（2）仪器及标本的连接（见实验二）。

（3）以波宽为1毫秒，从最小刺激强度开始逐渐增加刺激强度对肌肉进行刺激，找到刚刚引起肌肉最大收缩的刺激强度，即为该标本的最适刺激强度，整个实验过程均固定在此刺激强度上。

（4）用单刺激作用于坐骨神经，可记录到肌肉的单收缩曲线。

（5）用双刺激作用于坐骨神经，使两次刺激间隔时间为0.06~0.08秒，记录复合收缩曲线（纸速25~50 mm/s）。

（6）将刺激方式置于"连续"，其余参数固定不变，用频率为1 Hz、6 Hz、10 Hz、15 Hz、20 Hz、30 Hz的连续刺激作用于坐骨神经，可记录到单收缩、不完全强直收缩和完全强直收缩曲线（纸速2~10 mm/s）。

（7）实验结果处理：根据实验结果练习图形剪辑，并在剪辑页上书写实验题目，标出单收缩、不完全强直收缩、完全强直收缩，输入实验人员名单并打印结果（图2-6-9）。

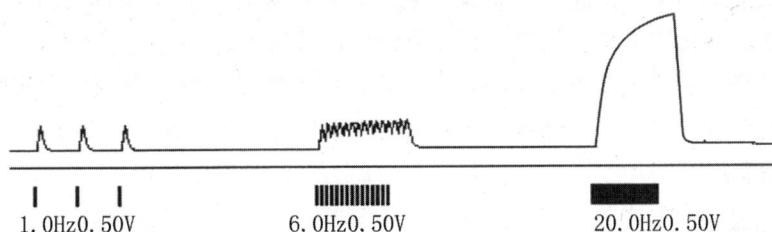

图2-6-9　刺激频率与骨骼肌收缩的关系

【注意事项】

（1）经常给标本滴加任氏液，以保持标本良好的兴奋性。

（2）连续刺激时，每次刺激持续时间要保持一致，不得超过3~4秒，每次刺激后要休息 30 秒，以免标本疲劳。

（3）若刺激神经引起的肌肉收缩不稳定时，可直接刺激肌肉。

（4）可根据实际需要调整刺激频率。

【考核要点】

（1）做出兴奋性良好的标本。

（2）正确连接设备。

（3）可以描记出单收缩、不完全性强直收缩和完全性强直收缩。

【思考题】

（1）何为单收缩？单收缩的潜伏期包括哪些时间因素？对有神经和无神经的标本有何差异？

（2）何为不完全强直收缩、完全强直收缩？它们是如何形成的？

（3）此次实验为什么要将刺激强度固定在最适刺激强度？

（4）为什么刺激频率增高，肌肉收缩的幅度也增高？

实验四　反射弧分析

【实验目的】

（1）观察脊髓反射。

（2）理解反射弧各组成部分的功能及反射弧完整性与反射活动的关系。

【实验原理】

在中枢神经系统的参与下，机体对刺激所产生的适应性反应称为反射。反射活动的结构基础是反射弧。反射弧由感受器、传入神经、神经中枢、传出神经和效应器五部分组成。反射的基本过程是：感受器感受外界刺激，产生兴奋；兴奋以神经冲动的形式经传入神经到达神经中枢；中枢加以分析和整合后，信息经传出神经到达效应器；效应器做出反应。反射弧结构和功能的完整是反射活动得以进行的必要条件，其中任意一个环节的解剖结构和生理完整性受到破坏，反射活动均无法实现。

较复杂的反射需要较高级中枢部位的整合，而一些简单的反射只需要通过中枢神经系统的低级部位就可以完成。如将动物的高级中枢切除，仅保留脊髓的动物称为脊动物，例如脊蛙、脊猫，此时动物产生的各种反射活动为单纯的脊髓反射。

【实验对象】

蟾蜍或蛙。

【实验用品】

生物信号采集处理系统、铁支架、蛙类手术器械 1 套、铁夹、电刺激器、烧杯、纱布、培养皿、棉球、0.5% H_2SO_4 溶液。

【实验步骤】

1. 制备脊蛙　用纱布将蛙包好，只露出头部，左手拿蛙使其背部朝上，右手执剪刀，将剪刀的一叶由嘴角插入蛙口腔，另一叶翻转向上在鼓膜后横断蛙头（图2-6-10）。若实验动物为蟾蜍，剪时可能碰到眼后外侧的大毒腺，大毒腺会喷出有苦味的刺激性分泌物，所以剪头时要使蟾蜍的前部朝下，以防分泌物射入术者眼中。在手术完毕后的短时间内，蛙身不能运动，对任何刺激不发生反应，这一现象称为脊休克，稍过一会儿脊休克就会消失。

2. 连接实验装置　用铁夹夹住脊蛙下颌，再将铁夹固定在铁支架上（图2-6-11）。

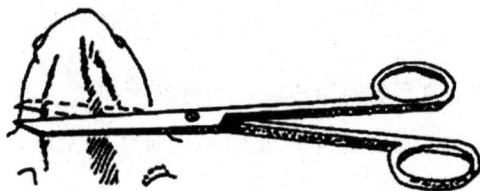

图2-6-10　用剪刀剪去蛙的头部　　　　图2-6-11　用酸刺激蛙趾的方法

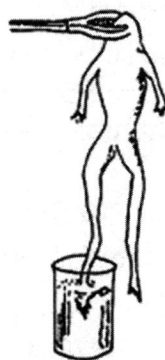

【观察项目】

（1）观察正常防御反射，将一侧蛙后趾浸入0.5%硫酸溶液中，可见该侧后肢很快缩回。刺激另一侧后趾，也有同样的反应。这是正常防御反射的一种，称为屈肌反射。当出现屈肌反射后，应立即用清水洗去蛙趾上的酸液，并用纱布块擦干蛙趾（以下同）。

（2）将右后肢的皮肤沿膝下剪一环形口，并将剪口以下的皮肤全部剥去（注意：足趾皮肤要剥干净），再用0.5%硫酸液刺激该侧趾端，观察有无屈肌反射（对照实验：用硫酸溶液刺激左侧趾端，观察有无屈肌反射）。

（3）取下脊蛙，俯卧位置于蛙板上，剪开左侧大腿内侧皮肤，在股二头肌和半膜肌之间找出坐骨神经，游离1 cm后做双结扎，并在两结扎线中间剪断神经，再用稀硫酸刺激该侧脚趾，观察反应如何。

（4）用生物信号采集处理系统的电刺激器重复电刺激坐骨神经中枢端，观察同侧和对侧肢体的反应有何不同。

（5）用金属探针破坏脊髓后，重复步骤4，观察反应。

（6）重复电刺激坐骨神经外周端，观察同侧反应。

（7）直接电刺激左侧腓肠肌，观察反应如何。

认真完成实验，将实验结果记录于表2-6-1，并分析出现每项结果的原因。

表 2-6-1　反射弧的分析

观察项目	反应记录	原因分析
刺激右后足趾皮肤		
刺激剥皮后的右后足趾		
刺激左后足趾皮肤		
切断左侧坐骨神经后刺激左后足趾皮肤		
捣毁脊髓后刺激任何部位		
刺激左坐骨神经外周端		
电刺激左侧腓肠肌		

【注意事项】

（1）剥掉趾部皮肤时，一定要注意趾尖不要残留皮肤，否则刺激仍能引起反射。

（2）每次用稀硫酸刺激时，足趾浸入硫酸中的面积应相同；每次刺激后，应迅速用清水冲洗并擦干。

（3）浸入稀硫酸的部位应限于趾尖，勿浸入太多。

【考核要点】

（1）实验操作熟练，正确。

（2）按步骤破坏反射弧的一部分，并能理解此步骤的意义。

【思考题】

以实验结果为依据，分析说明反射弧有几部分组成，它们的作用是什么？

【临床意义】

临床上常采用检查反射的方法，来了解神经系统的某些功能状态。如果反射减弱或消失，常提示该反射弧的某个部分有损伤；反射亢进，则可能是高级中枢有病变的指征。

实验五　红细胞渗透脆性测定

【实验目的】

（1）观察红细胞在低渗溶液中的溶血现象。

（2）学习测定红细胞渗透脆性的方法及临床意义。

【实验原理】

将正常红细胞悬浮于低渗盐溶液中，由于细胞内渗透压高于细胞外，水分将进入红细胞内，从而引起红细胞膨胀，甚至破裂（溶血现象）。红细胞膜对低渗溶液具有一定的抵抗力，用一系列不同浓度的低渗溶液测定时，开始发生溶血是由于部分抵抗力小（脆性大）的红细胞破裂所致，实验中以刚能引起部分红细胞溶血的低渗溶液浓度代表红细胞的最大脆性；完全溶血是由于抵抗力大（脆性小）的红细胞也发生破裂的结果，实验中以刚能使全部红细胞溶血的低渗溶液浓度表示红细胞的最小脆性。正常人的红细胞一般在 0.42% ~ 0.46% 的 NaCl 溶液中开始溶血，在 0.28% ~ 0.34% 的 NaCl 溶液中完全溶血。

【实验对象】

人或兔。

【实验用品】

小试管 10 支、试管架、滴管、2 ml 注射器 1 个、8 号注射针头、1% NaCl 溶液、蒸馏水、碘伏、棉签。

【实验步骤】

1. 取试管　取小试管 10 支，标记号数依次排列在试管架上。
2. 配制溶液　参照表 2 - 6 - 2 配制不同浓度的 NaCl 溶液。

表 2 - 6 - 2　不同浓度 NaCl 溶液的配制

溶液	溶液试管号									
	1	2	3	4	5	6	7	8	9	10
原液 1% NaCl(ml)	1.80	1.30	1.20	1.10	1.00	0.90	0.80	0.70	0.60	0.50
稀释液蒸馏水(ml)	0.20	0.70	0.80	0.90	1.00	1.10	1.20	1.30	1.40	1.50
获得液 NaCl 浓度(%)	0.90	0.65	0.60	0.55	0.50	0.45	0.40	0.35	0.30	0.25

3. 采血　用灭菌、干燥注射器从肘中静脉（预先用碘伏消毒皮肤）取血 1 ml，向各试管内分别注入 1 滴血液，使各试管的 NaCl 溶液与血液充分混匀，在室温下静置 1 小时。

本实验亦可用家兔血液进行实验，可直接做心内穿刺取血或耳缘静脉取血。

4. 观察　按各管液体的颜色和透明度判断是否溶血、部分溶血或完全溶血，并完成表 2 - 6 - 3。

（1）未发生溶血：管底有下沉的红细胞、液体为无色，表示红细胞未溶解而下沉管底。

（2）部分溶血时：管底有下沉的红细胞、液体呈淡红色，表示有部分红细胞破裂溶血。记下试管号及其溶液浓度。最先出现部分溶血的 NaCl 溶液浓度，即代表红细胞对低渗透压的最小抵抗力（表示红细胞的最大脆性）。

（3）完全溶血时：管底无红细胞、液体呈红色，说明红细胞全部破裂溶血。记下试管号及其溶液浓度。最先出现完全溶血的 NaCl 溶液浓度，即代表红细胞对低渗透压的最大抵抗力（表示红细胞的最小脆性）。

表2-6-3　红细胞在不同浓度的 NaCl 溶液中的反应

项目	反应试管号									
	1	2	3	4	5	6	7	8	9	10
NaCl 浓度(%)	0.90	0.65	0.60	0.55	0.50	0.45	0.40	0.35	0.30	0.25
管底现象										
液体现象										

【注意事项】

（1）溶液的配制要准确，试管要编号，避免混淆。

（2）向试管内加入的血量应相同，血液加入后应立即混匀避免血液凝固，但切忌用力振摇。

【考核要点】

（1）严格消毒后采血。

（2）正确配置低渗盐溶液。

（3）正确判断结果（开始出现溶血、部分溶血、完全溶血）。

【思考题】

（1）红细胞渗透脆性的大小与红细胞膜的哪些特性有关？

（2）红细胞能否在1.9%的尿素溶液中保持正常形态？为什么？

【临床意义】

衰老的红细胞脆性大，新生的红细胞脆性小。某些患溶血性疾病的病人，其红细胞开始溶血及完全溶血的 NaCl 溶液浓度均比正常人的高，表明红细胞的渗透抵抗性减小或渗透脆性增加，如遗传性球形红细胞增多症患者。因此，红细胞渗透脆性的测定可作为诊断某些疾病的参考依据。

实验六　ABO 血型鉴定与交叉配血试验

【实验目的】

（1）观察红细胞凝集现象，学习 ABO 血型鉴定的原理和方法。

（2）学习交叉配血试验的原理和方法。

【实验原理】

血型是指红细胞膜上特异性凝集原的类型。ABO 血型是根据红细胞膜上凝集原（A、B 凝集原）的种类，将血型分为 A 型、B 型、AB 型和 O 型4种基本类型。当 A 凝集原与抗 A 凝集素或 B 凝集原与抗 B 凝集素相遇时，即可发生红细胞凝集反应。医学上利用已知含有抗 A 凝集素的标准血清和含有抗 B 凝集素的标准血清，分别与被测者红细胞混合，根据是否发生凝集反应，判断红细胞所含的凝集原，判断出其血型。

交叉配血是将受血者的红细胞与血清分别同供血者的血清与红细胞混合，观察有无凝集现象。为确保输血安全，输血前除要做血型鉴定外，还要做交叉配血试验，如无凝集现象，方可进行输血。当人体输入血型不相容的血液时，可发生血管内红细胞凝集和溶血反应，严重时可危及生命。

【实验对象】

人。

【实验用品】

显微镜、离心机、采血针、消毒注射器、玻片、小试管、滴管、牙签、棉球、蜡笔。标准血清抗 A、标准血清抗 B，生理盐水，碘伏。

【实验步骤】

（一）ABO 血型鉴定

1. 玻片法

（1）取洁净玻片 1 张，在玻片边缘用蜡笔标明抗 A、抗 B，将标准血清抗 A、抗 B 分别滴加在玻片的对应处，注意中间要有间隔，绝不能混合。

（2）制备红细胞悬液：以碘伏消毒耳垂或指端腹侧，用消毒采血针刺破皮肤，取血一滴，加入含 1 ml 生理盐水的小试管内混匀，即得红细胞悬液。

（3）混合血清和悬液：用滴管吸取红细胞悬液，各滴一滴于标准血清上，分别用牙签混匀。注意勿使滴管与血清相接触。

（4）10～30 分钟后观察结果，如见到呈红色点状或小片状凝集块浮起，即为凝集反应。先用肉眼观察有无凝集现象；肉眼不易分辨时，则在低倍显微镜下观察，如有凝集反应，可见红细胞聚集成团。

（5）判断血型：根据玻片上的血清反应情况，判断其血型（图 2 - 6 - 12）。

2. 试管法

（1）取试管 2 支，标明抗 A、抗 B，分别加入相应标准血清 2 滴，各管加入受试者的红细胞悬液 1～2 滴并摇匀。

（2）将上述试管离心 1 分钟（1000 r/min）。

（3）取出小试管，轻弹底部，如沉淀物呈团块状浮起为凝集，呈散在烟雾状上浮进而恢复原混悬状为无凝集。

交叉配血

用碘伏消毒皮肤后，用消毒干燥注射器抽取受血者及供血者静脉血各 2 ml，各用一滴制备红细胞悬液，分别标明供血者与受血者。余下血分别注入干净小试管，也标明供血者与受血者，待其凝固后析出血清备用。

1. 玻片法 在玻片左侧标上"主"（即主侧）；右侧标上"次"（即次侧）。主侧滴入供血者红细胞悬液一滴和受血者血清一滴；次侧滴入受血者红细胞悬液一滴和供血者血清一滴。分别用牙签混匀。15～30 分钟后观察结果。如两侧均无凝集现象，可多量输血；如主侧无凝集而次侧有凝集可考虑少量输血；如主侧凝集则不能输血。

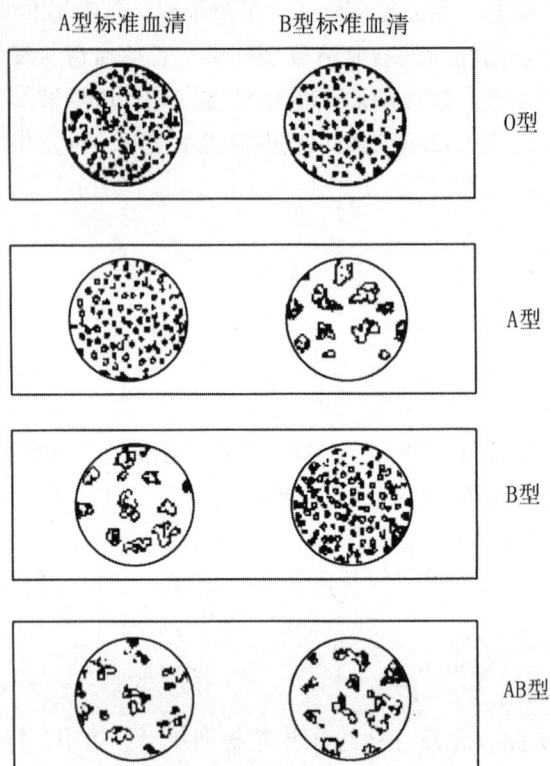

图 2 - 6 - 12　玻片法鉴定 ABO 血型

2. 试管法　取试管 2 支，分别注明"主""次"字样，管内所加内容物同玻片法，混匀后离心 1 分钟（1000 r/min），取出观察结果。此法比玻片法迅速。

【注意事项】

（1）所用玻片及试管实验前必须清洗干净，以免出现假凝集现象。

（2）做血型鉴定用牙签搅动标准血清时，要注意 2 种血清绝不能混合，可分别用 2 根牙签搅动。

（3）在配血时如发生溶血现象，首先检查盐水是否为等渗溶液或予以更换；同时洗涤红细胞（将少量血液放入试管内，加生理盐水至 2/3 处，混匀，离心，弃去上清液，再如上法反复洗涤 3 次）以除去细胞膜上的不完全抗体。如果仍有溶血应按血型不合处理。

（4）有时血清中抗体效价不高，可适当增加血清量，以保证红细胞能吸收足够的抗体而产生凝集，避免假阴性。

（5）由于气温低或患者体内冷凝集素过高导致细小的凝集发生，可将交叉配血试验的两试管放入 37 ℃水浴箱中 3 分钟再观察。如凝集消失，将试管放入 4 ℃冰箱内 3~5 分钟，如又出现凝集，则证实为冷凝集素含量过高。

【考核要点】

（1）正确地采集血液、血清和滴加抗体血清。

（2）能够正确判断结果。

（3）2 种血清不混淆。

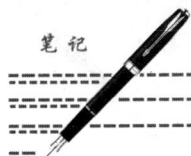

【思考题】

（1）"O 型血是万能供血者，AB 型血是万能受血者"这种说法是否正确？为什么？

（2）什么是交叉配血试验？临床上为什么重复输入同一个人的血液，还要做交叉配血试验？

【临床意义】

1. 溶血性输血反应　ABO 血型鉴定主要用于献血与输血，如血型不同则引起严重的溶血性输血反应；Rh 阴性的患者输入 Rh 阳性血液后，可刺激病人产生免疫性抗体，当再次接受 Rh 阳性血液时，可造成溶血反应甚至导致病人死亡。

2. 新生儿溶血症　O 型血母亲孕育 A 型或 B 型血胎儿时，或 Rh 阴性的母亲孕育了 Rh 阳性的胎儿后再次妊娠时，即可导致新生儿溶血症；若 Rh 阴性孕妇曾输过 Rh 阳性血液，则第一胎就可发生新生儿溶血症。

3. 某些原因不明的输血反应　应考虑少见的血型抗原刺激。

4. ABO 血型与遗传有关　在法医学上常用于亲子鉴定。

5. 输血安全　在血型鉴定的基础上，通过交叉配血试验进一步证实受血者和供血者之间是否存在血型不合的抗原 – 抗体反应，以保证受血者的输血安全。

实验七　出血时间与凝血时间测定

【实验目的】

（1）学习测定出血时间和凝血时间的方法。

（2）理解生理性止血过程，检测凝血因子功能是否正常。

【实验原理】

小血管受损后引起的出血，正常情况下几分钟内就会自行停止，这种现象称为生理性止血。生理性止血过程包括：小血管收缩封闭血管、血小板黏聚形成松软血栓和血液凝固形成牢固的血栓三部分。用小针刺破耳垂或指尖，使血液自行流出，测定出血延续的时间，称为出血时间，正常为 1～3 分钟。出血时间的长短可反映生理性止血的功能状态。

凝血时间是指血液由流动的液体状态变成不能流动的凝胶状态所需的时间。采用玻片法时正常人的凝血时间为 2～8 分钟。凝血时间也可从血液本身的功能活动反映出生理止血过程是否正常。

【实验对象】

人。

【实验用品】

采血针、吸水纸、碘伏、棉签、玻片、大头针、秒表。

【实验步骤】

1. 出血时间测定

（1）以棉签蘸取适量碘伏消毒耳垂或指端腹侧，用消毒采血针刺入皮肤2~3毫米，勿施加压力，让血自然流出，自血液流出时起计算时间。

（2）每隔半分钟用吸水纸吸干流出的血液一次。注意吸水纸勿接触伤口，以免影响实验结果的准确性。

（3）记录开始出血至止血的时间，即为出血时间。

2. 凝血时间测定　以棉签蘸取适量碘伏消毒耳垂或指端腹侧，用消毒采血针刺入皮肤2~3毫米，勿施加压力，让血自然流出。将第一滴血置于玻片上，每隔半分钟用大头针针尖沿一定方向挑血一次，直至挑起纤维蛋白细丝，表示开始凝血。记录开始流血至挑起细纤维血丝的时间即为凝血时间。

【注意事项】

（1）采血时一定要严格消毒，以防感染。

（2）针刺皮肤后让血自然流出，切勿施加压力，以免影响出血时间和凝血时间的测定。

（3）用针尖挑血时要朝一个方向横穿直挑，切勿向多个方向挑动，否则容易破坏纤维蛋白网状结构，造成不凝血或凝血时间延长的假象。

【考核要点】

（1）严格消毒后采血。

（2）正确记录结果并判断自己的出血时间与凝血时间是否在正常范围内。

【思考题】

（1）影响生理性止血功能的因素有哪些？

（2）本实验采血时为什么不能挤压伤口？

【临床意义】

出血时间和凝血时间可以反映生理性止血功能的状态。出血时间延长见于血小板减少症、血小板无力症、先天性和获得性血小板病等，也见于某些凝血因子缺乏、低（无）纤维蛋白原和弥散性血管内凝血等，还见于血管性疾病，如遗传性出血性毛细血管扩张症等。出血时间缩短主要见于某些严重的高凝状态和血栓形成。因此，测定出血时间和凝血时间对某些疾病的诊断与治疗具有一定的参考价值。

实验八　血液凝固及其影响因素

【实验目的】

（1）观察不同因素对血液凝固过程的影响。

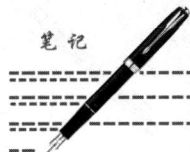

（2）加深对血液凝固基本过程的理解。

【实验原理】

血液由流动状态变为不流动的胶冻状凝块的过程，称为血液凝固。其实质为血浆中的可溶性纤维蛋白原转变为不溶性的纤维蛋白，交织成网，把血细胞及血液中的其他成分网罗在内，形成血凝块。

血浆和组织中参与血液凝固的物质统称为凝血因子。凝血过程可分为3个基本过程：凝血酶原激活物的形成；凝血酶原激活成凝血酶纤维蛋白原转变为纤维蛋白。

根据启动凝血的因子不同，分为内源性凝血和外源性凝血。如果直接从血管中抽血观察血液凝固，此时因血液几乎没有组织因子参与，其凝血过程主要由内源性途径所激活。兔脑悬液含有丰富的组织凝血激酶，在所取的血液中加入兔脑悬液时，可观察外源性途径的作用。血液凝固是一系列的化学酶促反应过程，受多种理化因素的影响。

【实验对象】

家兔。

【实验用品】

恒温水浴器、秒表、清洁小试管8支、50 ml 小烧杯2个、100 ml 烧杯1个、0.5 ml 吸管6支、10 ml 注射器、5 号针头、滴管、试管架、吸管架、带橡皮刷的玻棒或竹签、棉花、20% 氨基甲酸乙酯、兔脑悬液、生理盐水、肝素8单位、草酸钾1~2 mg、液状石蜡、碎冰块等。

【实验步骤】

1. 取血　麻醉、固定家兔，切开颈部皮肤，分离皮下组织，气管插管，分离颈总动脉并插入动脉插管，需要放血时打开动脉夹放血。

2. 观察纤维蛋白在凝血过程中的作用　取兔动脉血约10 ml，分别盛于两个小烧杯内，一杯静置，另一杯用带有橡皮条的玻棒或粗糙的竹签搅拌。5分钟后，取出玻棒或竹签，用水冲洗，观察缠绕在玻棒上的纤维蛋白。比较两个烧杯的凝血情况。

3. 观察影响血液凝固的因素　取干燥小试管8支，按下表安排不同的实验条件。放开动脉夹取血10 ml，分别装于上述试管中，每管约1.5 ml，并立即开动秒表，每30秒倾斜试管一次，直至血液凝固不再流动，记下血液凝固的时间。将凝血时间填入表2-6-4。

表2-6-4　观察影响血液凝固因素的实验记录

编　号	实验条件	血液凝固时间	解　释
1	室温		
2	放棉花少许		
3	用液状石蜡润滑试管内面		
4	37℃水浴中保温		
5	浸在盛有碎冰的烧杯中		
6	加入肝素8单位		
7	加入草酸钾1~2 mg		
8	加入兔脑悬液		

【注意事项】

（1）实验用的所有试管在实验前必须标记清楚，避免混淆。

（2）每管滴加试剂的量要一致。

（3）判断凝血的标准应一致，一般以试管倾斜45°时不见血液流动为宜。

（4）兔脑悬液的制备：取出兔脑，除去软脑膜及血管网，称脑重，用生理盐水洗净，置乳钵中研碎。加3倍量的丙酮，研磨0.5分钟。静置数分钟后，倒去上清液，再加适量丙酮。如此反复5~6次，使脑组织完全脱水成灰白色微细粉末状。用滤纸过滤，尽可能地挤去丙酮，将干脑粉置于37℃温箱中干燥1小时，分装密封，保存于普通冰箱（4℃）内，半年之内活性不变。取干脑粉0.3 g置于试管内，加生理盐水5 ml，混匀，置45℃水浴10分钟，并经常摇动。然后以1000 r/min离心1分钟，取上层乳白色液体即为脑悬液。

【考核要点】

（1）正确地采集血液、改变影响血液凝固时间的实验条件。

（2）能够正确记录结果并分析改变血液凝固时间的原因。

【思考题】

（1）血小板在血液凝固中有何作用？

（2）通过本实验，试分析加速和延缓血液凝固的因素有哪些？

【临床意义】

（1）在临床工作中，有时需要对血液凝固过程加以控制，以加速、延缓或阻止血液凝固。如外科手术时，加速切口血液凝固可尽快止血；在血液检验和输血过程中，需要延缓或阻止血液凝固。

（2）凝血酶时间是反映血浆内纤维蛋白原水平及血浆中肝素样物质的多少。前者增多和后者减少时凝血酶时间缩短，否则延长。可用于肝素用量的检测。

实验九　蛙心起搏点观察

【实验目的】

（1）熟悉两栖类动物心脏的解剖，学习暴露心脏的方法。

（2）通过改变局部温度和结扎方法，观察两栖类动物心脏起搏点及不同部位的自律性高低。

（3）学习并理解心肌的自律性、传导性。

【实验原理】

哺乳动物心脏的特殊传导系统具有自动节律性，但各部分的自律性高低不同，正常情况下窦房结的自律性最高。正常的心脏搏动每次均由窦房结发出，依次激动心房肌、房室交界、房室束、心室内传导组织和心室肌，引起整个心脏的兴奋和收缩。由于窦房结是控制正常心脏搏动的部位，故称正常起搏点；其他自律性组织受窦房结的控制，不表现出自己的自律性，只起兴奋传导作用，称为潜在起搏点。当窦房结的兴奋传导发生障碍时，潜在起搏点可取代窦房结控制心脏的活动。

两栖类动物的起搏点是静脉窦，它产生的兴奋传到心房、心室引起收缩。用机械结扎的方法阻断心内传导组织的兴奋传导，有助于观察两栖类动物（如蟾蜍和蛙）心的正常起搏点和心脏不同部位自律性的高低。

【实验对象】

蟾蜍或蛙。

【实验用品】

蛙类手术器械 1 套、蛙板、蛙心夹、滴管、线、小离心管、任氏液、35～40 ℃热水、冰块。

【实验步骤】

1. 暴露心脏　取蛙或蟾蜍一只，用探针破坏其脑和脊髓，将蛙仰卧固定于蛙板上。在胸骨下方夹起皮肤，用粗剪刀剪一小口。再用镊子提起胸骨，将剪刀伸入胸腔内（剪刀紧贴胸壁，勿伤及心、血管）向两侧下颌角方向，连同皮肤、肌肉和骨骼一起剪开，形成一"倒三角形"创口。此时，可见心在心包内搏动，用眼科镊子夹起心包膜，用眼科剪将其剪开，充分暴露心脏。

2. 观察和辨认蛙心结构　结合图 2 - 6 - 13A，认出心室、心室上方的两心房、房室沟（房室之间的凹沟）。心室右上角连着一个动脉干，动脉干根部膨大部分称为动脉圆锥，动脉干向上分成左、右两支。用玻璃针从动脉干背面穿过，将心尖翻向头侧。结合图 2 - 6 - 13B，两心房下端颜色较紫红的膨大部分即是静脉窦。静脉窦与心房之间的半月形白色条纹称窦房沟。

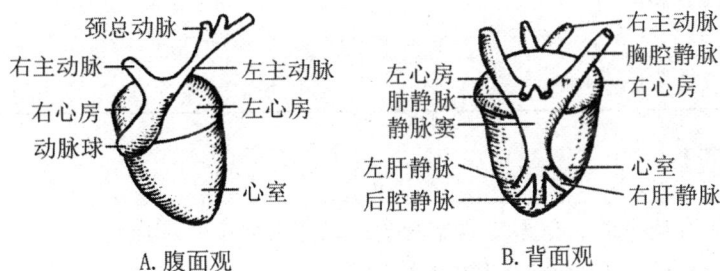

图 2 - 6 - 13　蛙心解剖

3. 观察与纪录

（1）正常心搏频率：观察静脉窦、心房、心室的搏动次序，并记录它们在单位时间内的搏动次数。

（2）不同温度下的心搏频率：用盛有 35～40 ℃热水的小试管（或用加热的刺针柄）或用小冰块先后分别接触心室、心房和静脉窦以改变它们的温度，并分别观察和记录心脏搏动频率的改变。

（3）斯氏第一结扎：记录正常心脏搏动后，用细镊子在主动脉干下穿一线备用，再用玻璃分针将心尖翻向头端，暴露心脏背面，找到静脉窦和心房交界的半月形白线（窦房沟），然后将预先穿入的线沿着半月形白线处进行结扎（图2-6-14A），以阻断静脉窦和心房之间的传导，观察静脉窦是否还在搏动，心房、心室是否还在搏动。待一段时间后，心房、心室又恢复搏动时记录静脉窦、心房、心室的搏动频率，并进行分析。

（4）斯氏第二结扎：心房、心室恢复搏动后，在心房、心室交界处（房室沟）做一结扎（图2-6-14B），观察心房、心室及静脉窦各自的搏动频率，并与结扎前比较。当心室停止搏动经若干时间后又恢复搏动，再观察记录下心房、心室搏动的频率。根据上述现象，分析、讨论其原因。

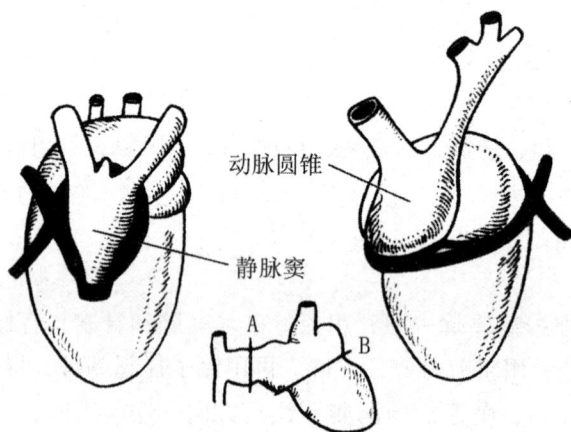

A.斯氏第一结扎；B.斯氏第二结扎

图2-6-14　斯氏结扎

（5）将观察记录的蛙心搏动情况填入表2-6-5。

表2-6-5　温度与结扎对蛙心起搏的影响

实验条件	静脉窦（次/分）	心房（次/分）	心室（次/分）
正常状态			
35~40℃热水或小冰块			
斯氏第一结扎			
斯氏第二结扎			

【注意事项】

（1）剪胸骨和胸壁时，剪刀要紧贴胸壁，以免损伤心脏和血管。

（2）剪开心包膜时要小心，切勿损伤心脏。

（3）在改变心脏局部温度操作时，接触部位要准确，时间不宜过长，尽量避免该局部温度改变过快波及其他部位而影响效果。

（4）结扎部位要准确，每次结扎不宜扎得过紧，以能刚阻断兴奋传导为合适。

（5）实验过程中，应经常向心脏标本滴加任氏液，以保持心脏湿润。

（6）记录静脉窦、心房及心室的搏动频率，要同步进行，避免误差。

【考核要点】

（1）正确暴露心脏，不伤及心脏和血管。

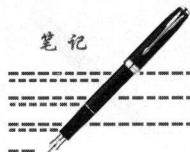

（2）能正确辨认心脏各部分结构。

（3）正确按步骤操作。

（4）理解各实验步骤的意义。

【思考题】

（1）两栖类动物心脏的起搏点在哪里？

（2）两栖类动物心脏哪些部位有自律性？简述各部位自律性的高低。

【临床意义】

（1）窦房结是人体正常的心起搏点，由窦房结控制的心搏节律，称为窦性心律；其他潜在起搏点，在正常时只起到传导兴奋的作用。但在病理情况下，窦房结自律性降低、兴奋传导受阻或其他自律组织的自律性异常升高时，潜在起搏点的自律性会表现出来，引发整个心房、心室的兴奋和收缩，导致异位心律。

（2）在某些异常情况下，起源于窦房结的兴奋不能正常向全心传播，可在某部位发生停滞，称为传导阻滞。最常见的传导阻滞部位是房室交界区，称为房室传导阻滞。

实验十　期前收缩与代偿间歇

【实验目的】

（1）学习在体蛙心搏动曲线的记录方法。

（2）观察在心肌收缩的不同时期给心脏以额外刺激后心肌的反应，以了解心肌兴奋性变化的特征。

（3）观察期前收缩和代偿间歇，并理解其生理意义。

【实验原理】

心肌每发生一次兴奋后，其兴奋性会发生一系列周期性变化。心脏兴奋性的变化分为以下几个时期：绝对不应期、有效不应期、相对不应期和超长期。

与其他可兴奋组织相比，心肌兴奋性的有效不应期特别长，几乎相当于整个收缩期和舒张早期。因此，在心肌的收缩期及舒张早期给予任何强大的外加刺激均不能引起心肌的兴奋和收缩。随后相继出现相对不应期和超常期，因这两期均处于心肌舒张期内，且其兴奋性逐渐恢复，故在此期心肌可接受刺激发生兴奋和收缩。正常情况下，窦房结每次兴奋传到心房或心室的时间都在它们前次兴奋的有效不应期之后，因此整个心脏能按窦房结的节律而兴奋。

在舒张期的中晚期，由窦房结发出的正常节律性兴奋下达之前，给心脏施加有效刺激，可引起一个提前出现的兴奋和收缩，称期前兴奋和期前收缩。期前兴奋也有一个有效不应期。随后到达的正常起搏点的兴奋（窦性兴奋）往往正好落在期前兴奋的有效不应期内，因而不能引起心室肌的兴奋和收缩，必须等到下一次正常起搏点的兴奋传来时才发生兴奋。因此，在一次期前收缩之后，往往有一段较长的心脏舒张期，称为代偿间歇。

【实验对象】

蟾蜍或蛙。

【实验用品】

蛙类手术器械1套、生物机能实验系统、张力换能器、刺激电极、铁支架、双凹活动夹、棉线、蛙板、蛙心夹、玻璃小烧杯、滴管、任氏液。

【实验步骤】

1. 暴露心脏 取蛙或蟾蜍1只,用探针破坏脑和脊髓后,将其仰卧固定在蛙板上,用粗剪刀于胸骨下方2 cm处剪开胸骨表面皮肤,用镊子提起胸骨剑突,并用剪刀向胸骨上做一"V"字形切口,剪断左、右锁骨,使创口呈一个倒三角形,即可见心脏包在心包中。用眼科镊提起心包,用眼科剪小心剪开心包膜,暴露出心脏。

2. 连线 用连线的蛙心夹在心舒张期夹住心尖约1 mm(图2-6-15),将线连至张力换能器,再输入BL-420生物机能实验系统的生物信号输入接口。

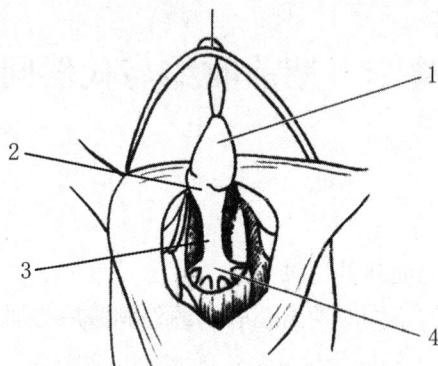

1. 心室;2. 心房;3. 窦房沟;4. 静脉窦

图2-6-15 蛙心背面观

3. 电刺激装置 将刺激电极接触心脏,固定于铁支架上,使心室无论收缩或舒张均与刺激电极的两极接触。或将两电极分别夹在前肢肌肉和蛙或蟾蜍心夹上,将电极连入BL-420生物机能实验系统的刺激输出接口。

4. 仪器调试 进入BL-420生物机能实验系统操作界面,由菜单条实验项目→循环实验→期前收缩和代偿间歇。

5. 观察与记录

(1)记录正常的心跳曲线,并辨认出曲线的收缩期和舒张期。

(2)用中等强度的单个阈上刺激,分别在心室舒张期的早、中、晚期刺激心室(注意每刺激一次后,要待恢复几个正常心跳曲线之后再行第2次刺激)。观察心跳曲线有何变化?注意能否引起期前收缩,它后面是否出现代偿间歇?

(3)以上述同等刺激强度的电刺激,在心室收缩时给予心室一次刺激,观察心跳曲线是否改变。如增加刺激强度,在心缩期再给予一次刺激,观察心跳曲线是否发生改变,并分析原因。

6. 实验结果处理 根据实验结果练习图形剪辑,并在剪辑页上书写实验题目,标出期前收缩和代偿间歇，输入实验人员名单并打印结果。

【注意事项】

（1）破坏脑和脊髓应完全，以免实验中动物活动影响曲线记录。

（2）实验中应经常用任氏液湿润心脏。

（3）注意保护张力换能器，不要过分牵拉，轻轻地提起心脏。

（4）每刺激一次心室后，要让心脏恢复2～3次正常搏动后，再行下次刺激。

（5）心跳曲线的上升支应代表心室收缩，下降支代表心室舒张，如相反则应将换能器倒向。

（6）选择适当的阈上刺激强度时，可先用刺激电极刺激蛙或蟾蜍的腹壁肌肉，以检测强度是否适宜。

【考核要点】

（1）正确按步骤操作。

（2）蛙心夹不过多伤及心脏。

（3）能在正确的时间给予刺激，获得期前收缩和代偿间歇的图形。

【思考题】

（1）心肌细胞兴奋后，其兴奋性的变化有何特点？与骨骼肌兴奋性的变化有何不同？

（2）期前收缩是否也有不应期，它与代偿间歇有何关系？

【临床意义】

在临床上，频繁或多发的期前收缩是由心脏的炎症或缺血等引起。应注意正常人由于过度疲劳、饮入过多的咖啡和浓茶等亦可引起偶发性期前收缩。

实验十一　人体心音听诊

【实验目的】

（1）学习心音的听诊方法和听诊部位的确定。

（2）初步掌握第一心音和第二心音的特点。

（3）了解并区别第一心音、第二心音的产生机制。

【实验原理】

心音是由于心肌收缩、瓣膜关闭、血流冲击血管壁以及形成的涡流所引起机械震动而产生的声音。将听诊器置于受试者心前区紧贴胸壁，可听到心音。在每一个心动周期中，通常可听到2个心音，即S1和S2。S1表示收缩期开始，音调低、持续时间较长，在心尖部听得最清楚，主要是由于房室瓣关闭所产生；S2标志舒张期开始，音调高，持续时间较短，在心底部听得较清楚，主要是由于半月瓣关闭所产生。

【实验对象】

人。

【实验用品】

听诊器。

【实验步骤】

1. 确定听诊部位

（1）受试者面向检查者安静端坐，暴露胸部。

（2）视诊或触诊心尖搏动的位置，参照图2-6-16确定心音听诊部位。

①二尖瓣听诊区：左锁骨中线第5肋间稍内侧（心尖搏动处）。

②三尖瓣听诊区：胸骨体下端近剑突稍偏左或稍偏右。

③主动脉瓣听诊区：胸骨右缘第2肋间处（主动脉瓣第一听诊区）或胸骨左缘第3、4肋间（主动脉瓣第二听诊区）。

④肺动脉瓣听诊区：胸骨左缘第2肋间处。

2. 心音听诊

（1）听取心音：检查者戴好听诊器（注意听诊器耳件的弯曲方向应与外耳道方向一致），以右手的示指、拇指和中指持听诊器胸件轻贴于受试者胸壁皮肤上，依照二尖瓣听诊区→肺动脉瓣听诊区→主动脉瓣听诊区→主动脉瓣第二听诊区→三尖瓣听诊区的顺序仔细听诊。从音调、持续时间、时间间隔等方面辨别S1和S2。

（2）区分S1和S2：在每个听诊区，根据心音特点仔细区别S1和S2。难以区别时，可在听心音的同时，用手触诊颈动脉搏动，与搏动同时出现的心音为S1。记下心率，注意心节律及有无杂音等。

（3）比较不同听诊部位两个心音的声音强弱。

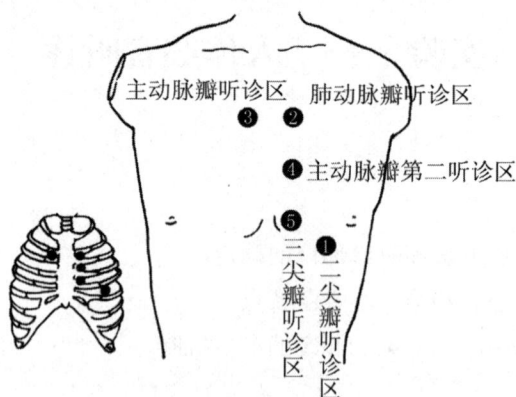

图2-6-16 心音听诊部位及听诊顺序

【注意事项】

（1）保持室内安静。

（2）正确使用听诊器。听诊器的胸件要适度紧贴胸壁，不要隔着内衣听诊。

（3）避免听诊器橡皮管与衣物摩擦、碰撞，以免影响听诊。

（4）若因呼吸音影响心音听诊，可嘱受试者暂停呼吸片刻，以便听诊更清晰。

【考核要点】

（1）正确使用听诊器，不隔着衣物听诊，听诊部位及顺序正确。

（2）区分第一心音、第二心音。

（3）注意人文关怀。

【思考题】

（1）第一心音和第二心音是如何产生的？

（2）如何从音调、持续时间、时间间隔等方面辨别第一心音和第二心音？

【临床意义】

第一心音主要反映房室瓣的功能，第二心音则主要反映半月瓣的功能。瓣膜关闭不全或狭窄时，均可使血流产生涡流而出现杂音。临床听诊时可以根据杂音的时间、性质和强度，判断瓣膜功能受损的情况和程度。因此，听取心音对某些心脏病的诊断有重要价值，这也是医学生需要掌握的基本技能。

实验十二　人体动脉血压测定

【实验目的】

（1）掌握间接测定人体动脉血压的方法。

（2）掌握人体动脉血压和脉压的正常值。

（3）观察和了解在正常情况下，影响动脉血压的因素。

【实验原理】

血压是指血管内的血液对于单位面积血管壁的侧压力，即压强。血压的单位通常用毫米汞柱（mmHg，1 mmHg = 0.133 kPa，1 kPa = 7.5 mmHg）来表示。

测量动脉血压的方法有直接法和间接法。人体动脉血压的测定常用间接测量法，用血压计的袖带在所测动脉外施加压力，再根据血管音的变化来测定血压。通常血液在血管内流动时只能触及动脉搏动而听不到声音，但在血管外施加压力使血管变窄，血流通过狭窄处进入宽敞处时可形成涡流发出声音。测定人体肱动脉血压时，当缠于上臂血压计袖带内压力超过收缩压时，完全阻断了肱动脉的血流，此时在肱动脉的远端（袖带下）听不到声音，也触不到肱动脉的搏动。当徐徐放气减小袖带内压，在其压力低于肱动脉收缩压的瞬间，血液迅速通过被压迫变窄的肱动脉而形成涡流，此时能在肱动脉的远端听到声音和触到脉搏，此时袖带内压力的读数为收缩压。继续放气，袖带内压继续降低，越接近舒张压，通过的血流量也越多，血流持续时间越长，袖带下方听到的声音也越清晰。当袖带内压力等于或稍低于舒张压时，血管内血流由断续变为连续，此时声音突然由强变弱或消失，脉搏也随之恢复正常，此时袖带内的压力相当于舒张压。（图2-6-17）

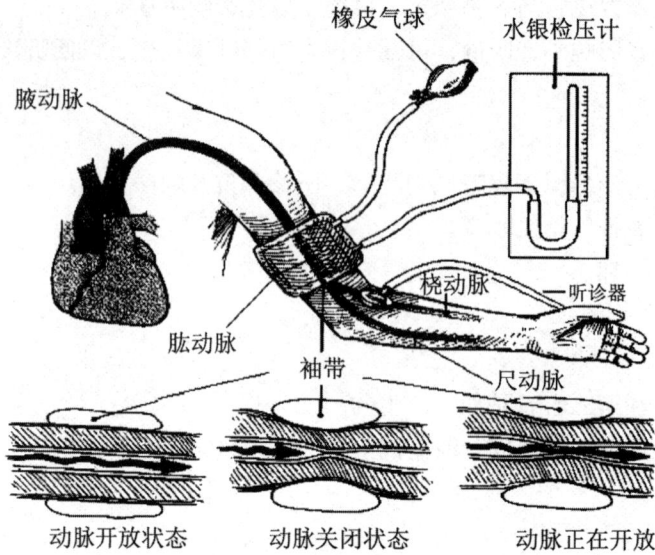

图 2 - 6 - 17　间接法测量血压原理

【实验对象】

人。

【实验用品】

血压计、听诊器、桌、椅。

【实验步骤】

1. 熟悉血压计的结构　常用血压计有 3 种类型，即汞柱式血压计、弹簧式血压计和电子血压计。汞柱式血压计比较精确，后两者方便携带。3 种血压计均由检压计、袖带和橡皮气球三部分组成。汞柱式血压计的检压计是一个标有 0～40 kPa（0～300 mmHg）刻度的玻璃管，上端与大气相通，下端与水银贮槽相通。袖带是一个外包布套的长方形橡皮囊，借橡皮管分别和检压计的水银槽及橡皮气球相通。橡皮气球上有螺丝帽开关，关紧阀门时打气，袖带内压力上升，松开阀门时袖带放气减压（图 2 - 6 - 18）。

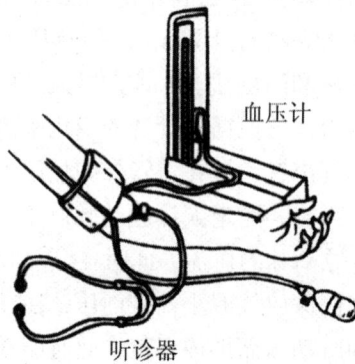

图 2 - 6 - 18　汞式血压计测量人体血压

2. 听诊法测量动脉血压

（1）嘱受试者脱去右臂衣袖，静坐在桌旁，将前臂手掌向上平放在桌上，使上臂、

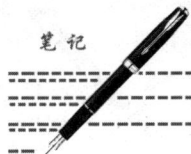

心脏与血压计"0"刻度基本处于同一水平。

（2）打开血压计，松开血压计橡皮气球的螺丝帽，驱出袖带内残留气体后再拧紧螺帽。

（3）袖带松紧适宜地缠绕右上臂，袖带下缘应在肘关节上 2 cm 处，开启水银槽开关。

（4）正确佩戴听诊器，先用手在被测者肘窝内侧触及肱动脉搏动，然后用左手持听诊器胸件置于肱动脉搏动处。

（5）测量收缩压：挤压橡皮气球将空气打入袖带内，使血压表上水银柱逐渐上升到听诊器听不到脉搏音为止，再继续打气使水银柱再升 20～30 mmHg（2.7～4.0 kPa）。随即慢慢松开气球螺丝帽，徐徐放气，在观察水银柱缓缓下降的同时仔细听诊，当听到"嘣嘣"样第 1 次动脉音时，检压计汞柱所指刻度即为收缩压。

（6）测量舒张压：袖带继续徐徐放气，这时声音先逐渐增强，而后又突然减弱，最后消失。在声音突然由强变弱瞬间，血压表上所示水银柱高度代表舒张压。

（7）血压的记录方式：血压的记录常以收缩压/舒张压（mmHg）表示，如收缩压、舒张压分别为 110mmHg 和 70mmHg，记为 110/70mmHg。

【注意事项】

（1）测量血压前需嘱受试者静坐放松，以排除体力活动及精神紧张对血压的影响。

（2）室内务必保持安静，以利于听取声音。

（3）袖带缠绕及听诊器胸器安放都要松紧适宜。

（4）需要连续测定 2～3 次，取其最低值或平均值。

（5）发现血压超过正常范围时，应将袖带解下，让受试者休息 10 分钟后再测。

（6）血压计用毕应将袖带内气体驱尽、卷好、放置盒内，以防玻璃管折断；关闭水银贮槽。

【考核要点】

（1）正确使用台式血压计，听诊器的胸件放置位置正确。

（2）测量结束及时正确报出数值。

（3）正确关闭血压计并没有水银泄漏。

【思考题】

（1）测量血压时应注意哪些问题？如何减少测量误差？

（2）测量左侧上臂与右侧上臂所得血压值是否相同？为什么？

【临床意义】

（1）动脉血压是重要的生命体征之一，是体格检查必须进行的项目，医学生学会测量、记录人体动脉血压，对以后的临床工作有较大帮助。通过测定血压，分析导致血压变化的原因，对心血管疾病的分析、诊治有非常重要的意义。

（2）健康成年人安静状态下，血压比较稳定。但个体差异较大，血压可随年龄、性别而变动，并受到遗传、体重、能量代谢率、情绪等因素的影响。工作竞争激烈、生活压力增加、不良嗜好等，也可能导致血压升高或者高血压的发生。

（3）在临床上，低血压多见于失血性休克和心脏病变患者。少数个体可出现无症状性血压偏低，通过饮食调理、增强体质等可使血压升高到正常范围。

实验十三　蛙心灌流观察体液因素对心脏活动的影响

【实验目的】

（1）学习离体蛙心灌流的方法。
（2）观察内环境变化对离体蛙心功能的影响。

【实验原理】

心脏正常的节律性活动依赖于心肌细胞内环境的相对稳定。内环境中 Na^+、K^+、Ca^{2+}、pH 发生变化均可影响心脏的正常活动。心脏受交感神经和副交感神经的双重支配，交感神经兴奋时，其末梢释放去甲肾上腺素，使心率加快，心肌收缩力加强；副交感神经兴奋时，其末梢释放乙酰胆碱，使心率减慢，心肌收缩力减弱。内环境中肾上腺素和乙酰胆碱等发生变化也会影响心脏的活动。本实验使用离体蛙心灌流的方法，通过改变灌流液的成分或浓度，观察神经体液因素对心脏活动的影响。

【实验对象】

蟾蜍或蛙。

【实验用品】

生物机能实验系统、张力换能器、温度计、恒温水浴器、蛙类手术器械一套、铁支架、双凹夹、离体蛙心灌流装置、棉线、试管夹、蛙心插管、滴管、烧杯、任氏液、0.65% NaCl 溶液、2% $CaCl_2$ 溶液、1% KCl 溶液、3% 乳酸溶液、2.5% $NaHCO_3$ 溶液、0.01% 去甲肾上腺素、0.01% 乙酰胆碱。

【实验步骤】

1. 制备离体蛙心

（1）暴露心脏：取蟾蜍或蛙一只，破坏其脑和脊髓，将其仰卧固定于蛙板上。剪去其胸部皮肤和胸骨，用眼科剪剪开心包，暴露心脏和动脉干。仔细识别心房、心室、动脉圆锥、主动脉、静脉窦、前后腔静脉等。

（2）结扎血管：在右主动脉下穿一根线并结扎，再在左主动脉下穿一根线。将心脏用玻璃分针向上翻至背面，将前后腔静脉和左右肺静脉一起结扎（注意勿扎住静脉窦）。将心脏恢复至原位，在左主动脉下穿两根线，用一根线结扎左主动脉远心端，另一线置主动脉备用。

（3）插管：提起左主动脉远心端线，用眼科剪刀在左主动脉上靠近动脉圆锥处剪一斜口，将盛有少量任氏液的蛙心插管由此口插入主动脉，插至动脉圆锥时略向后退，在心室收缩时，向心室后壁方向下插，经主动脉瓣插入心室腔（不可插入过深，以免插管下口被心室壁堵住）。插管若成功进入心室，管内液面会随心室舒缩而波动。用左主动脉上近心端的备用线结扎插管，并将结扎线固定于插管侧面的小突起上（图2-6-19A）。

（4）提起插管，在结扎线远端分别剪断左、右主动脉，再剪断左右肺静脉和前后腔静脉，将心脏离体，用吸管吸净插管内余血，加入任氏液，反复换洗数次，直至液体完全澄清。保持灌流液面高度恒定（1~2 cm），即可进行实验（图2-6-19B）。

2. 连接仪器装置　用试管夹和双凹夹将蛙心插管固定于铁支架上，在心室舒张时，用蛙心夹夹住心尖，蛙心夹上的连线与张力换能器相连，维持适当的拉力，再将张力换能器输入生物机能实验系统的生物信号输入接口（图2-6-19C）。

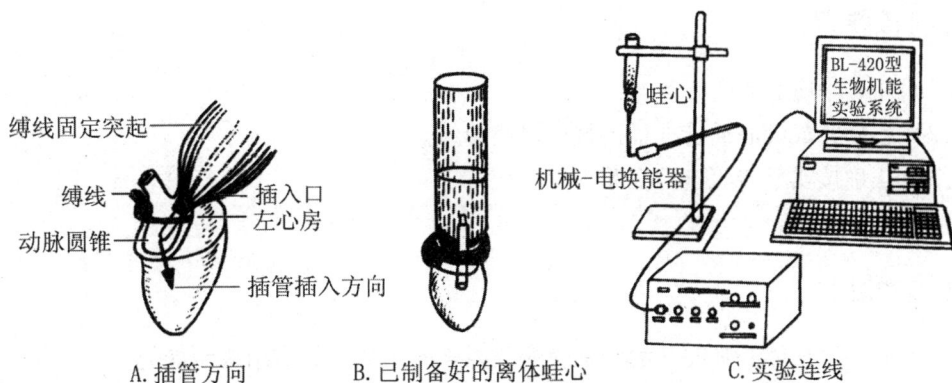

A. 插管方向　　　　B. 已制备好的离体蛙心　　　C. 实验连线

图2-6-19　蛙心灌流装置及其连接

3. 调试仪器　打开计算机，进入BL-420生物机能实验系统操作界面，选择菜单条实验项目→循环实验→蛙心灌流。

4. 观察与记录

（1）描记正常蛙心收缩曲线：曲线幅度表示心脏收缩的强度，曲线疏密表示心跳频率，曲线的规律性表示心室的节律性，曲线的顶点水平表示心室收缩的程度，曲线的基线表示心室舒张的程度。

（2）离子的影响：①吸出插管内全部灌流液，换入0.65% NaCl溶液，观察心缩曲线变化，待效应明显后吸出灌流液，用新鲜任氏液换洗3次，直至心缩曲线恢复正常。②加入1~2滴2% $CaCl_2$溶液，观察心缩曲线的变化。待出现效应后，用新鲜任氏液换洗3次至曲线恢复正常。③加入1~2滴1% KCl溶液，观察心缩曲线的变化。待出现效应后，再用任氏液换洗至心缩曲线恢复正常。

（3）递质的作用：①加入1~2滴0.01%去甲肾上腺素，观察心缩曲线的变化，待效应出现后，用任氏液换洗至心缩曲线恢复正常。②加入1滴0.01%乙酰胆碱，观察心缩曲线的变化，待效应出现后，用任氏液换洗至心缩曲线恢复正常。

（4）温度的影响：将插管内的任氏液吸出，换入4℃的任氏液，观察心缩曲线的变化，待效应明显后吸出灌流液，换入室温的任氏液，直至心缩曲线恢复正常。

（5）酸碱的影响：①加入2.5% $NaHCO_3$溶液1~2滴，观察心缩曲线的变化，待效应明显后，换用任氏液换洗，直至曲线恢复正常。②加入3%乳酸溶液1~2滴，观察心缩曲线的变化。待效应明显后，再加入2.5% $NaHCO_3$溶液1~2滴，观察心缩曲线的变化。

【注意事项】

（1）每次换灌注液时，插管内的液面均应保持恒定高度。

（2）在加化学药物与调换溶液时，须及时做好标记，避免凭记忆而出错。

（3）每项实验前后应有对照。

（4）各实验药品所用吸管应避免混淆，以免互相污染影响结果。

（5）药物作用不明显时，可加量。

（6）在心脏表面随时滴加任氏液以防干燥。

（7）固定换能器时，头端稍向下倾斜，以免从心脏滴下的液体流入换能器内而损坏换能器。

【考核要点】

（1）正确暴露心脏。

（2）正确完成蛙心插管、描记蛙心收缩曲线。

（3）正确按实验步骤进行实验观察。

（4）爱护动物。

【思考题】

（1）离体及在体心脏的活动分别受哪些因素的调节？其作用机制如何？

（2）在你的实验中，离体心脏灌流可维持心脏搏动多长时间？

实验十四　哺乳动物动脉血压的调节

【实验目的】

（1）学习哺乳动物动脉血压的直接测定方法。

（2）观察神经－体液因素对动脉血压的影响。

【实验原理】

人和动物动脉血压的相对稳定是通过神经和体液因素的调节实现的。心脏受交感神经和副交感神经的支配。心交感神经兴奋时，心率加快、心肌收缩力加强、心内兴奋传导加快，从而使心输出量增加、动脉血压升高。心迷走神经兴奋时，心率减慢、心房肌收缩力减弱、房室传导减慢，从而使心输出量减少、动脉血压下降。在神经调节中颈动脉窦－主动脉弓的减压反射尤为重要，当动脉血压升高时，压力感受器发放冲动增加，通过中枢反射性引起心率减慢、心肌收缩力减弱、心输出量下降、血管舒张和外周阻力降低，使血压下降。反之，当动脉血压下降时，压力感受器发放冲动减少，通过神经调节又使血压回升。支配血管的交感缩血管神经兴奋时，血管收缩、外周阻力增加、动脉血压升高。

家兔的压力感受器的传入神经在颈部从迷走神经分出，自成一支，称为减压神经，其传入冲动随血压变化而变化。电刺激该神经，可观察减压反射的活动。

此外，动脉血压还受肾上腺素和去甲肾上腺素等体液因素的调节。它们对心血管的作用既有共性，又有特殊性。关键取决于心、血管壁上哪一种受体占优势。肾上腺素对α与β受体均有激活作用，可引起心率加快、传导加速、收缩力增强，使心输出量增加、血压升高；去甲肾上腺素主要激活 α 受体而对 β 受体作用很小，因而使血管平滑肌收缩、管径变小，外周阻力增加，导致动脉血压升高。

将动脉导管插入颈总动脉的向心端，可以测得动脉血流的端压，该压力的变化经血压换能器转换成电信号再输入 BL－420 生物机能实验系统，在计算机屏幕上显示动脉血压的曲线。

【实验对象】

家兔。

【实验用品】

生理盐水、20% 氨基甲酸乙酯（3% 戊巴比妥钠）、肝素（500 U/ml）、1:10000 肾上腺素、1:10000 去甲肾上腺素、1:10000 乙酰胆碱；计算机生物信号采集处理系统、兔手术台、手术灯、手术器械 1 套、气管插管、动脉夹、动脉套管、血压换能器、三通管、保护电极、棉线、纱布、棉球、注射器（50 ml、10 ml、2 ml）、支架、双凹夹。

【实验步骤】

1. 准备检压系统　将动脉插管与血压换能器相连，通过三通管开关用肝素溶液充灌血压换能器和动脉插管，排尽血压换能器与动脉插管中的气泡，然后关闭三通管开关备用；若血压换能器没有定标，要对血压换能器定标。

2. 动物实验准备

（1）麻醉和固定：家兔称重后，耳缘静脉缓慢注射 20% 氨基甲酸乙酯（5 ml/kg）或 3% 戊巴比妥钠（1 ml/kg）进行麻醉。当动物四肢松软，呼吸变深变慢，角膜反射迟钝时，表明动物已被麻醉，即可停止注射。将麻醉的家兔仰卧位固定于兔手术台上。注意将颈部拉直，保持呼吸道通畅。

（2）气管插管和分离神经：剪去颈前部术野的兔毛，沿正中线切开皮肤 5～7 cm，用止血钳钝性分离皮下组织及浅层肌肉，暴露和分离气管。在气管下方穿过一根线备用，在甲状软骨下约 1 cm 处剪一"⊥"形切口，插入气管插管（图 2－6－20），用备用线结扎并固定。用止血钳把气管两旁的肌肉拉开，即可在气管两侧找到与气管平行的左、右颈总动脉。同时可见与动脉伴行的一束神经，其中最粗的是迷走神经，较细的是交感神经，最细的是减压神经。仔细辨认后，将 3 条神经分离，在每条神经下穿不同颜色的丝线，以便区别和备用（图 2－6－21）。

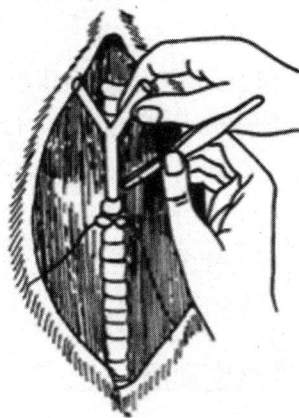

图 2－6－20　气管插管

（3）动脉插管：钝性分离右侧颈总动脉，在向头端的甲状软骨上缘可见颈总动脉分成颈内和颈外动脉，在颈内动脉根部可见一膨大处，为颈动脉窦。同样方法分离左侧颈总动脉，在其近心端夹一动脉夹，结扎远心端。动脉夹与结扎线之间的长度至少达 3 cm 左右。然后用眼科剪在靠近结扎处做一斜形切口，向心方向插入动脉插管，用丝线扎紧插管，并把丝线残端缠缚于插管侧管上，以防插管从动脉滑出，剪去多余的结扎线部分（图 2－6－22）。血压换能器与动物心脏保持在同一水平。

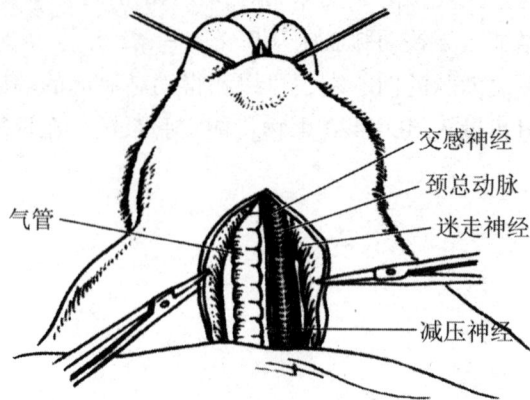

图 2 - 6 - 21　家兔颈部主要的血管、神经分布

交感神经
颈总动脉
迷走神经
减压神经
气管

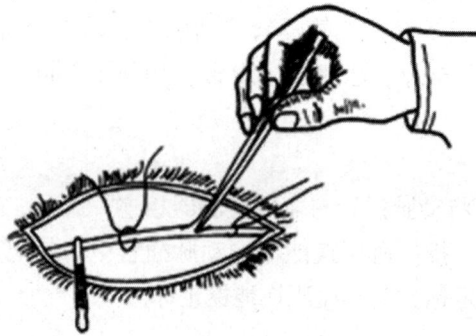

图 2 - 6 - 22　动脉插管示意图

（4）全身肝素化：按 1000 U/kg 剂量给动物静脉注射肝素，使兔全身肝素化。

3. 连接实验装置

（1）用双凹夹将血压换能器固定于铁支架上，使换能器位置与心脏大致在同一水平，将换能器输入端连于 BL - 420 生物机能实验系统信号输入插口的 2 通道。将刺激电极输入端与刺激输出口相连，将刺激电极输出端与保护电极相连。

（2）打开计算机，启动 BL - 420 生物机能实验系统。

（3）点击 BL - 420 生物机能实验系统菜单"实验项目"栏，选择"循环实验"中"兔动脉血压调节"。

【观察项目】

1. 正常血压　放开动脉夹，调试好 BL - 420 生物机能实验系统，先记录一段血压曲线。辨认血压波的一级波、二级波和三级波（图 2 - 6 - 23）。

（1）一级波（心搏波）：由心室舒缩活动所引起的血压波动，心缩时上升，心舒时下降，其频率与心率一致。

（2）二级波（呼吸波）：由呼吸运动所引起的血压波动，吸气时血压先下降，继而上升，呼气时血压先上升，继而下降，其频率与呼吸频率一致。

（3）三级波：不常出现，可能由心血管中枢的紧张性活动的周期变化所致。

2. 夹闭颈总动脉　用动脉夹夹闭右侧颈总动脉 10 ~ 15 秒，观察血压与心率的变化。在出现一段明显变化后，突然放开动脉夹，血压又有何变化？

一级波　　二级波　　三级波

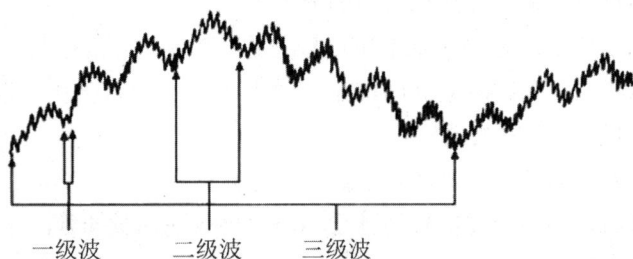

图 2 - 6 - 23　兔颈总动脉的血压曲线

3. 牵拉颈总动脉　手持左侧颈总动脉上的远心端结扎线，向心脏方向快速牵拉 3 秒。观察血压的变化。若持续牵拉，血压有何变化？

4. 刺激减压神经　持备用线轻轻提起右侧减压神经，将其搭在保护电极（刺激电极）上，然后启动连续刺激，刺激减压神经，观察血压、心率的变化。

5. 刺激迷走神经外周端　待血压基本稳定后，结扎并剪断右侧迷走神经，电刺激迷走神经外周端，观察血压和心率的变化。待血压变化明显时停止刺激。

6. 观察颈交感神经对兔耳血管网的调节作用　先把兔耳对准灯光，观察和对照两耳血管网的分布及充血情况（图 2 - 6 - 24），可见双侧对称。结扎并剪断右颈交感神经后，对比两耳血管网的对称性及血管口径的变化。然后，用中等强度的连续刺激，刺激右交感神经外周端（头端），观察对比两耳血管网的分布和充血情况，撤除刺激后，稍等片刻再观察左耳血管网的变化，并分析原因。

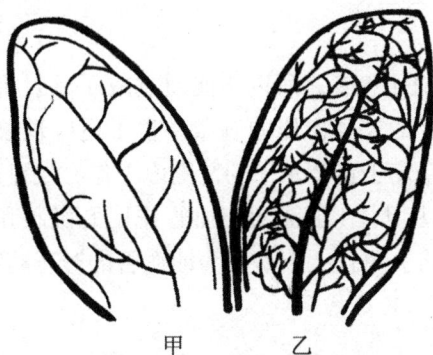

甲　　乙

甲：刺激交感神经时的兔耳血管

乙：交感神经切断后的兔耳血管

图 2 - 6 - 24　兔耳血管反应

7. 静脉注射肾上腺素　待血压基本稳定后，由耳缘静脉注入 1∶10000 肾上腺素 0.2 ~ 0.3 ml，观测血压的变化。

8. 静脉注射去甲肾上腺素　待血压基本稳定后，由耳缘静脉注入 1∶10000 去甲肾上腺素 0.2 ~ 0.3 ml，观测血压的变化。

9. 静脉注射乙酰胆碱　待血压基本稳定后，由耳缘静脉注入 1∶10000 乙酰胆碱 0.2 ~ 0.3 ml，观测血压的变化。

【注意事项】

（1）本实验麻醉应适量，麻醉药注射速度要慢，同时注意呼吸变化，以免过量引起动物死亡。如果实验时间过长，动物苏醒挣扎，可适量补充麻醉药物。

（2）仪器和动物要接地，并注意适当的屏蔽。

（3）每观察一个项目，必须待血压和心率恢复正常后，才能进行下一个项目。

（4）每次静脉注射完药物后应立即推注少量生理盐水，以防止药液残留在针头内及局部静脉中而影响下一种药物的效应。

（5）实验中注射药物较多，要注意保护耳缘静脉。

（6）实验结束后，必须结扎颈总动脉近心端后再拔除动脉插管。

【考核要点】

（1）正确麻醉动物。

（2）正确气管插管、分离神经、动脉插管。

（3）正确按实验步骤进行实验观察。

（4）爱护动物。

【思考题】

（1）正常血压曲线的一级波、二级波及三级波各有何特征？其形成机制如何？

（2）动物动脉血压是怎样形成的？如何受神经体液调节？

（3）短时间夹闭右侧颈总动脉（未插管一侧）对全身的血压和心率有何影响？若夹闭部位在颈动脉窦上，影响是否相同？

（4）试分析以上各种实验因素引起动脉血压和心率变化的机制。

【临床意义】

（1）临床上原发性高血压患者之所以不能通过减压反射将血压调节至正常，是因为患者的压力感受器对于长期的较高血压的刺激产生了适应现象，对牵张刺激的敏感性降低，压力感受器反射在一个高于正常水平的范围内工作，故血压处于较高水平。

（2）根据肾上腺素、去甲肾上腺素对心血管作用的机制和特点，临床工作中常常把肾上腺素作为强心药，而将去甲肾上腺素作为缩血管的升压药物。

实验十五　动态观察运动对人体血压和心率的影响

【实验目的】

（1）观察运动对人体血压、心率的影响。

（2）熟悉袖带式动态血压监测仪的使用及其在临床诊断和治疗中的意义。

【实验原理】

动脉血压简称血压，是指动脉内血流对单位面积动脉管壁的侧压力，其形成与心脏射血、血液充盈、外周阻力、主动脉和大动脉的弹性储器作用有关，凡改变上述因素，动脉血压将受到影响。我国健康成年人安静时，收缩压为 100～120 mmHg，舒张压为 60～80 mmHg，脉压为 30～40 mmHg，心率为 60～100 次/分。人的心理、体位、运动和呼吸等因素均可使血压、心率有所波动。

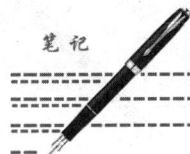

动态血压检测（ABPM）是指受检者佩戴一个动态血压监测仪回到日常生活环境中去自由行动，仪器会自动按照设置的时间间隔进行血压和心率的测量。与偶测血压相比，ABPM能更客观真实地反映血压水平、昼夜节律，与心、脑、肾靶器官损害程度及预后之间有较好的相关性；可提高对早期无症状的轻度高血压或临界高血压的检出率，使患者得到及时的诊断和治疗。有研究发现，原发性高血压患者夜间血压下降，而继发性高血压患者无明显昼夜节律变化。ABPM还有助于"白大衣高血压"的诊断，"白大衣高血压"患者偶测血压总是偏高，但动态血压正常；根据患者24小时动态血压的高峰、低谷时间，帮助医生为患者选择药物和调整给药时间。

【实验对象】

健康成年人。

【实验用品】

电动跑步机、袖带式动态血压监测仪、计算机。

【实验步骤】

实验在餐后1小时至下一餐前1小时进行，保持室内安静。

1. 运动方案设定　在电动跑步机上，分级设置负荷试验，逐渐增加运动量。由1级开始，每6分钟增加1级，逐步增加速度和坡度（表2-6-6）。

表2-6-6　运动方案

运动级别	时间（分钟）	速度（km/h）	坡度（°）
1	6	2.7	0
2	6	2.7	5
3	6	2.7	10
4	6	4.0	12

2. 动态血压监测仪的准备

（1）选择合适的动态血压监测仪袖带，袖带宽度为上臂长度的2/3，缚于裸露的左上臂，位置应在肘和肩之间；袖带下缘位于肘窝上2 cm，松紧适宜。

（2）袖带和血压仪用气管连接，并把血压仪穿在皮带或肩带上携带。

（3）设置每两次血压测量之间的间隔时间为2分钟。

3. 运动前人体血压、心率的测量　开始实验前保持安静状态30分钟至1小时。打开袖带式动态血压监测仪"开/关"键，自动测量安静状态下的血压和脉搏，持续时间6～10分钟，使自动测量血压、脉搏超过3次，求其平均值作为对照。

4. 运动时人体血压、心率的测量　在设置好运动方案的电动跑步机上运动，运动过程中动态血压监测仪每隔2分钟自动测量人体心率和血压一次，每级3次。

5. 运动后血压、心率的测量　运动结束后，持续监测受试者的血压、脉搏，直至血压和脉搏恢复至运动前水平。

【观察项目】

拆下动态血压监测仪，用数据线连接计算机，导出数据，排除干扰数据，分析数据，把各项指标填入表 2 - 6 - 7。血压有效测量范围为：收缩压 60 ~ 260 mmHg，舒张压 40 ~ 160 mmHg，脉压 20 ~ 100 mmHg。监测有效数据应达到所有监测数据的 85% 以上方为有效。

表 2 - 6 - 7 运动对人体动脉血压和心率影响的观察指标

人体状态	平均收缩压	平均舒张压	平均脉压	平均心率
安静时				
1 级运动				
2 级运动				
3 级运动				
4 级运动				
恢复平静后				

【注意事项】

（1）左上臂应尽量保持静止状态，以免袖带松动或脱落影响监测结果。
（2）袖带充气时应保持左上臂垂直、放松，避免上肢肌肉收缩。
（3）运动时应穿着宽松的衣服及运动鞋。

【考核要点】

（1）正确使用袖带式动态血压监测仪。
（2）正确测量机体不同状态下的血压和心率。

【思考题】

（1）影响人体动脉血压和心率的因素有哪些？
（2）动态血压监测有何优点和缺点？在临床应用上有何意义？

实验十六 胸膜腔内压的测定和气胸的观察

【实验目的】

（1）学习测定胸膜腔内压的方法。
（2）直接观察胸内负压在呼吸过程中的周期性变化及影响因素。
（3）通过制造气胸模型，加深对胸内负压生理意义的理解。

【实验原理】

平静呼吸时，胸膜腔内的压力虽随呼气和吸气而升降，但始终低于大气压（在肺内压等于大气压的情况下），称为胸内负压。若紧闭声门而用力呼气、使肺内压远高于大气压时，则胸膜腔内压可以高于大气压而呈正压。倘因创伤或其他原因使胸膜腔与大气相通，因外界空气进入胸膜腔形成气胸，此时胸膜腔内压便和大气压相等，不再呈现负压，肺亦随之萎陷，形成气胸。胸膜腔负压是保证呼吸运动正常进行的必要条件。

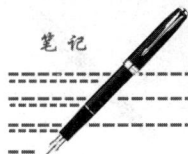

【实验对象】

家兔。

【实验用品】

兔手术台、哺乳动物手术器械一套、20%乌拉坦或1%戊巴比妥钠、血压换能器、压力换能器、生物机能实验系统、铁支架、小滑轮、气管套管、胸内套管（或粗的穿刺针头）、50 cm长橡皮管1条、20 ml注射器。

【实验步骤】

1. 手术　从兔耳缘静脉注入20%乌拉坦（5 ml/kg体重）或1%戊巴比妥钠（2.5～3 ml/kg体重）。待兔麻醉后，将其仰卧固定于兔台上。剪去颈部、右侧胸部和剑突部位的毛。

沿颈部正中做4 cm长的纵行切口，暴露气管，用止血钳分离气管周围组织，在气管下面穿线备用。于气管软骨处横行做"一"字形切口，切口不超过全管的一半，插入"Y"形气管套管，结扎固定。气管套管两侧管各连接一个3 cm长的橡皮管，其中一侧用于描记呼吸运动。在兔右腋前线第4～5肋骨之间沿肋骨上缘做一个长约2 cm的切口，再将表面肌肉在插入点处用止血钳稍分离，经此点将胸内套管快速插入胸膜腔内，则可看到信号线向下移位，而后随呼吸运动升高和降低，这说明胸内套管已插入胸膜腔内。旋动套管螺旋将腔内套管固定于胸壁。如用穿刺针头，无需分离表层肌肉，将穿刺针头沿下位肋骨上缘垂直插入胸膜腔，插入时有突破感。看到上述变化后，用胶布将针尾固定在胸部皮肤上，以防止针头的移位或滑脱。

2. 连接仪器　将气管套管一侧橡皮管夹闭，另一侧套到压力换能器的三通管上（直接受力端），压力换能器输入端与BL－420系统的前面板CH$_1$接口相连，调整三通管另一侧橡皮管口径（夹闭1/2～2/3），使记录的呼吸运动有一定的幅度。

将胸内套管尾端的塑料管连接血压换能器（换能器的腔内不充灌生理盐水），换能器的输入线连至BL－420生物机能实验系统前面板的CH$_2$接口。

3. 仪器调节　①选择"输入信号"菜单。②通道选择"压力"信号。③基本参数设置（两通道接近）：增益为500～2000，高频滤波为3Hz，直流输入。④使用鼠标单击工具条上的"开始"命令按钮，启动波形。

换能器腔经胸内套管与大气相通，此时记录笔尖所指的压力高度与大气压相等，可调节换能器上的螺母将信号线调整在中央零位置上，作为零位线。

【观察项目】

1. 平静呼吸时的胸膜腔内压　根据呼吸波适当调整扫描速度和增益等参数，记录一段正常呼吸波。对照胸膜腔内压曲线，比较吸气时和呼气时的胸膜腔内压，读出胸膜腔内压数值（mmHg数乘以1.36即为cm H$_2$O数）（图2－6－25）。

2. 加强呼吸运动的效应　将气管套管剩余一侧的玻璃管连接一根约40 mm的橡皮管，增大无效腔，使呼吸运动加深加快。观察并记录深呼吸时的胸膜腔内压数值，比较此时的胸膜腔内压与平静呼吸时的胸膜腔内压有何异同。

3. 憋气的效应　在吸气末或呼气末，分别堵塞或夹闭气管套管两侧管。此时动物虽

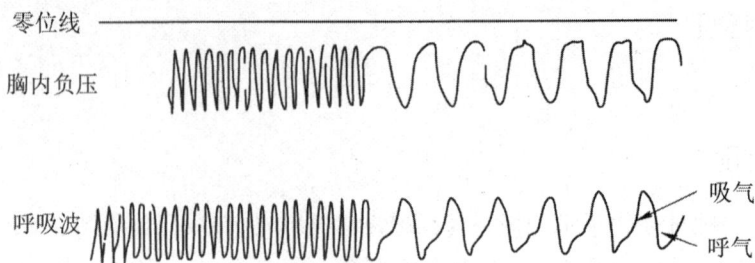

图 2 - 6 - 25　平静呼吸时胸膜腔内压和正常呼吸曲线

用力呼吸，但不能呼出肺内气体或吸入外界气体，处于用力憋气状态。观察此时胸膜腔内压变动的最大幅度，胸膜腔内压是否高于大气压？

4. 气胸　上腹部剑突外做切口，将腹腔内脏下推，可观察到膈肌运动。然后沿第 7 肋骨上缘切开皮肤，用止血钳分离切断肋间肌，造成一个长约 1 cm 的创口，使胸膜腔与大气相通，造成开放性气胸。此时观察胸膜腔内压是否仍低于大气压并随呼吸而升降？肺组织是否萎陷？用手术刀扩大创口并剪 5 ~ 6 cm 长的一段肋骨，此时胸膜腔内压又有何改变？

【注意事项】

（1）胸内套管时，切口不宜过大，动作要迅速，以免空气漏入胸膜腔过多。若用穿刺针，不要插得过猛、过深，以免刺破肺组织和血管，形成气胸和出血过多。

（2）形成气胸后迅速封闭漏气的创口，并用注射器抽出胸膜腔内的气体，此时胸膜腔内压可重新呈现负压。

【考核要点】

（1）正确麻醉动物。
（2）正确进行胸内压的测量。
（3）正确按实验步骤进行实验观察。
（4）爱护动物。

【思考题】

（1）分析各项实验结果，讨论胸内压与气胸发生之间的关系。
（2）平静呼吸时，胸内压为何始终低于大气压？在什么情况下胸膜腔内压可高于大气压？
（3）临床上气胸可分为几种？如何处理？
（4）胸膜腔内压是如何形成的？

【临床意义】

（1）胸内负压丧失（如开放性气胸），可使肺塌陷，静脉血液回流困难，严重时纵隔移位、摆动。

（2）为达到一定的治疗目的，可注入一定量的空气至胸膜腔，造成闭锁性人工气胸，以压缩肺结核性空洞。

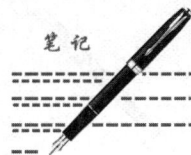

实验十七　肺通气功能测定

【实验目的】

（1）学习使用肺量计测定肺通气功能的方法。

（2）掌握衡量肺通气功能常用指标的概念和正常值，加深理解各项指标对评定肺功能的意义。

【实验原理】

肺通气是指肺与外界环境之间的气体交换过程，它能稳定肺泡气体成分，保证肺换气的正常进行，以维持机体的新陈代谢。肺通气功能的测定是评价肺功能正常与否的指标之一。

测定肺通气功能时应明确以下基本概念。

1. 潮气量　每次呼吸时，吸入或呼出的气体量。

2. 补吸气量　平静吸气末，再用力吸气所能吸入的气体量。

3. 补呼气量　平静呼气末，再用力呼气所能呼出的气体量。

4. 余气量　最大呼气末，残留于肺内不能呼出的气体量。

5. 深吸气量　平静吸气末，做最大吸气时，所能吸入的最大气体量，它等于潮气量与补吸气量之和。深吸气量是衡量肺吸气能力储备的指标。

6. 功能余气量　平静呼气末，残留于肺内不能被呼出的气体量称为功能余气量，它等于补呼气量与余气量之和。

7. 肺活量　尽力吸气后，再尽力呼气，所能呼出的最大气体量，它等于潮气量、补吸气量和补呼气量之和。肺活量是反映肺一次呼吸的最大通气能力，是衡量肺通气功能的一项常用指标。

8. 用力呼气量　又称时间肺活量，是指一次最大吸气后，再尽力尽快呼气，计算在第1、2、3秒末呼出气体量占肺活量的百分数。正常成人第1秒末、第2秒末、第3秒末呼出的气体量分别占肺活量的83%、96%、99%。用力呼气量能动态评定肺通气功能的状况，是衡量肺通气功能的一项较理想的指标。

9. 肺总量　是指肺内所能容纳的最大气体量。

10. 每分通气量　是指每分钟吸入或呼出肺的气体总量。

11. 最大通气量　是指尽力做深而快的呼吸时，每分钟所能吸入或呼出的最大气量。

【实验对象】

人。

【实验用品】

肺量计、橡皮吹嘴、鼻夹、记录纸、钠石灰、75%乙醇、氧气、棉球等。

【实验步骤】

1. 肺量计的使用方法　肺量计的种类较多，但基本原理大同小异，这里以 FJD－80

单筒肺量计（图 2 - 6 - 26）为例，介绍其使用方法。

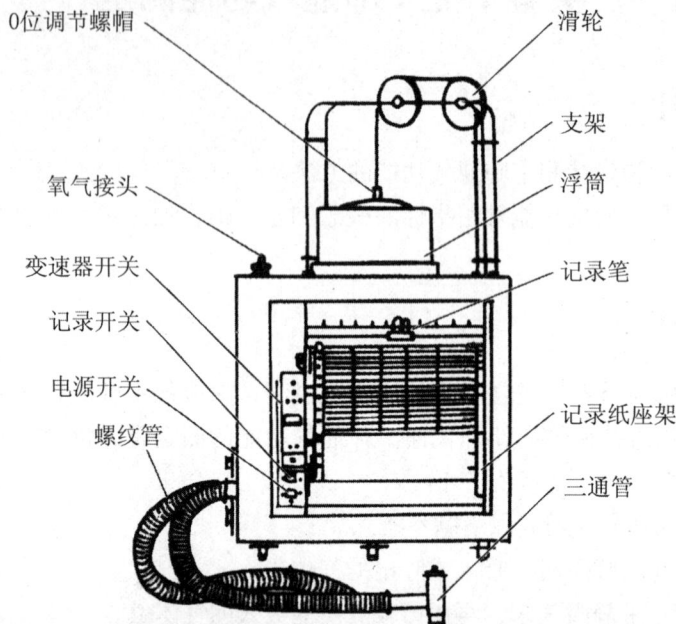

图 2 - 6 - 26　单筒肺量计

（1）将肺量计平置，吊丝与浮筒连接。

（2）调节"水平调节盘"，使浮筒不与水筒内外筒接触，能自由升降。关紧"放水"开关和"放溢出水"开关，向内外筒之间灌水，使水平面到达"水位表"的水线。

（3）装好钠石灰，接好螺纹管（呼吸气道管）和三通管。安装好记录纸，放下描笔使之接触记录纸，整机接上电源。

（4）关闭三路开关，让三通管与大气相通，经"氧气接头"向浮筒内充气（或氧气），使浮筒慢慢上升，充气至 5 ~ 8 L 时，关闭"氧气接头"。

（5）在三通管上装上经 75% 乙醇消毒过的橡皮吹嘴，衔在被测者口中，用鼻夹夹住鼻子，此时被测者由口腔经三路开关与外界进行呼吸。

（6）打开电源开关和记录开关，根据需要采取适当的记录速度，旋转三路开关，使吹嘴与浮筒内腔相通，被测者呼吸浮筒内氧气，即可描记呼吸曲线。

2. 测定潮气量、补吸气量、补呼气量和肺活量

（1）潮气量：按下"记录"键上方的"3"小按键，记录纸以每格 30 秒（0.83 mm/s）的走纸速度缓缓前进。令被测者呼吸，此时所描记曲线的幅度即为潮气量。

（2）补吸气量：在平静吸气末，令被测者再尽力吸气，平静吸气末以后曲线的幅度为补吸气量。

（3）补呼气量：在平静呼气末，令被测者再尽力呼气，平静呼气末以后曲线的幅度为补呼气量。

（4）肺活量：令被测者最大限度地吸气，然后尽最大力量呼气，则该呼气曲线幅度即为肺活量。

3. 测定用力呼气量（时间肺活量）　令被测者最大限度地吸气，在吸气末屏气 1 ~ 2 秒，迅速按动"变速"键，以每秒一格的速度记录（走纸速度为 25 mm/s），同时令被测者以最快的速度呼气，直至不能再呼出为止。关上记录开关，去鼻夹，取出橡皮吹嘴。

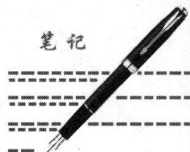

从记录纸上读出第 1 秒、第 2 秒和第 3 秒内所呼出的气量，并分别计算出它们占全部呼出气量的百分率。

4. 肺通气量的测定

（1）每分通气量：将已测得的潮气量乘以呼吸频率，即为每分通气量。

（2）最大通气量：方法与测肺容量的方法相同。从主试者发出开始口令计时，被测者立即开始做最深、最快的呼吸，持续 15 秒。将记录纸上 15 秒内各次深呼吸气量的总和，再乘以 4，即为每分钟最大通气量（L/min）。

【注意事项】

（1）为了确保测定成功，每次测定前都应先练习两次。

（2）测定时被测者应按要求进行测试，不能看着描笔呼吸。

（3）如果钠石灰变为黄色则不宜使用。

【考核要点】

（1）正确使用肺量计。

（2）正确按实验步骤进行各项指标的测量。

【思考题】

（1）人体肺通气功能的主要指标有哪些?

（2）简述肺通气功能指标的生理意义。

【临床意义】

肺通气功能是衡量空气进入肺泡及废气从肺泡排出过程的动态指标，含有时间概念。常用的分析指标有静息通气量、肺泡通气量、最大通气量、时间肺活量及一些流速指标。临床意义：①作为某些疾病诊断参考或用以评估其严重程度。②判断通气功能障碍类型及程度，协助诊断临床疾病。③进行劳动能力鉴定。④作为疾病治疗效果评价的指标。

实验十八　呼吸运动调节

【实验目的】

（1）学习记录呼吸运动曲线的实验方法。

（2）观察各种因素对呼吸运动的影响，加深理解呼吸运动的调节机制。

【实验原理】

呼吸运动有节律地进行，并能适应机体代谢的需要，是通过神经、体液调节实现的。体内外各种刺激可通过作用于不同的感受器反射性地作用于呼吸中枢，影响呼吸运动的深度和频率，以适应机体代谢的需要。机体通过呼吸运动调节血液中的 O_2、CO_2 和 H^+ 的水平，血液中的 PaO_2、$PaCO_2$ 和 H^+ 浓度的相对变化又可以通过中枢化学感受器和外周化学感受器反射性地调节呼吸运动，从而维持内环境中 PaO_2、$PaCO_2$ 和 H^+ 浓度的相对稳定。

【实验对象】

家兔。

【实验用品】

哺乳动物手术器械 1 套、生物机能实验系统、张力换能器、兔手术台、50 cm 橡皮管 1 条、注射器（20 ml、5 ml 各 1 支）、20% 氨基甲酸乙酯、N_2 气囊、CO_2 气囊、3% 乳酸溶液、生理盐水等。

【实验步骤】

1. 实验准备

（1）麻醉固定：取家兔 1 只，称重、麻醉，背位固定于兔手术台上。

（2）颈部插管：剪去颈部的被毛，沿颈正中线切开皮肤 5～7 cm，分离气管并插入气管插管，结扎固定，再分离两侧迷走神经，穿线备用。

（3）仪器连接：将呼吸换能器连接于家兔的腹部呼吸起伏最明显的部位。

（4）仪器调试：打开计算机进入 BL-420 型生物机能实验系统操作界面，点击菜单实验项目→呼吸实验→呼吸运动的调节。

2. 实验观察

（1）正常的呼吸运动：记录正常的呼吸运动曲线，注意分清吸气及呼气时记录笔移动的方向。

（2）增大无效腔：在气管插管的一端连接一根长约 50 cm 的橡皮管，观察呼吸运动的变化。

（3）CO_2 增加对呼吸运动的影响：将 CO_2 气囊管口与气管插管的通气管用小烧杯罩住，打开气囊，使吸入气中含较多的 CO_2，观察呼吸运动的变化。

（4）缺氧对呼吸运动的影响：将 N_2 气囊管口与气管插管的通气管用小烧杯罩住，打开气囊，使吸入气中含较多的 N_2，造成缺氧，观察呼吸运动的变化。

（5）改变血液 pH：由耳缘静脉注射 3% 乳酸溶液 2 ml，观察呼吸运动的变化。

（6）切断迷走神经：剪断一侧迷走神经，观察呼吸运动的变化；再剪断另一侧迷走神经，观察呼吸的频率和深度的变化。

【注意事项】

（1）剪断迷走神经时不要伤及颈总动脉。

（2）注射乳酸溶液时，不能泄漏，以免刺激动物，影响观察结果。

【考核要点】

（1）正确麻醉和手术操作，找到迷走神经。

（2）理解实验现象。

（3）爱惜动物，正确处死。

【思考题】

（1）增大无效腔对呼吸运动的影响是什么？其机制如何？

（2）切断迷走神经后，动物的呼吸如何变化？推测迷走神经在节律性呼吸运动中的作用。

【临床意义】

1. 正常人呼吸运动的频率和节律　呼吸频率 12 ~ 20 次/分，与脉搏之比约为 1∶4，节律均匀而整齐。

2. 呼吸运动频率变化

（1）呼吸过快，呼吸频率 > 24 次/分，见于缺氧、代谢旺盛（如高热）。

（2）呼吸过缓，呼吸频率 < 12 次/分，见于呼吸中枢抑制及颅内压增高等。

3. 呼吸运动节律异常的类型

（1）潮式呼吸：间歇性高通气和呼吸暂停周期性交替。呼吸暂停持续 15 ~ 60 秒，然后呼吸幅度逐渐增加，达到最大幅度后慢慢降低直至呼吸暂停。常见于药物所致呼吸抑制、充血性心力衰竭、脑损伤（通常在脑皮质水平）。

（2）间停呼吸：呼吸暂停后呼吸频率和幅度迅速恢复到较正常稍高的水平，然后在呼吸暂停时呼吸迅速终止。见于颅内压增高、药物所致呼吸抑制、脑损伤（通常在延髓水平）。

（3）Kussmaul 呼吸：呼吸深快，多见于代谢性酸中毒。

（4）叹息样呼吸：见于焦虑症或抑郁症等。

实验十九　消化道平滑肌生理特性

【实验目的】

（1）学习哺乳类动物离体器官实验方法。

（2）观察小肠平滑肌的一般生理特性以及内环境变化对小肠平滑肌收缩的影响。

【实验原理】

在整个消化道中，口腔、咽、食管上段和肛门外括约肌是骨骼肌，其余部分均由平滑肌组成。消化道平滑肌除了具有肌肉组织的共同特性外，如兴奋性、传导性和收缩性，还有其自身的特点：其兴奋性较骨骼肌低，收缩的潜伏期、收缩期和舒张期时间较骨骼肌长，且变异性大；具有自动节律性，在体外适宜的环境中仍能够进行节律性收缩，但收缩缓慢，节律性不及心肌规律；富于延展性，使消化道能够容纳较多食物；对化学物质、温度变化、机械牵张刺激敏感，对电刺激不敏感。

离体小肠如能置于相当于其内环境的灌流液中（哺乳类动物离体小肠采用台氏液），仍能在一段时间内保持正常功能。可观察到小肠平滑肌的自律性收缩。某些药物或 pH、温度等变化均可使小肠平滑肌活动发生改变。

【实验对象】

家兔。

【实验用品】

恒温平滑肌槽（或麦氏浴槽）、张力换能器、万能支架、螺旋夹、双凹夹、台氏液、无钙台氏液、O_2 球囊、肾上腺素（0.01%）、乙酰胆碱（0.01%）、阿托品、普萘洛尔、1mol/L NaOH、1mol/L HCl。

【实验步骤】

1. 准备恒温平滑肌槽　恒温平滑肌槽的主要部分是允许台氏液循环的带有侧管的玻璃管。该玻璃管置于恒温水浴中。水浴内温度恒定在 38~39 ℃。用充满 O_2 的球囊，经胶管缓慢地向浴槽底部通 O_2。

2. 制备离体小肠标本　用木槌猛击兔头枕部，使其昏迷，打开腹腔，在胃与十二指肠交界处用线结扎，将与肠管相连的肠系膜沿肠缘剪去，在近胃侧剪断肠管，向下取出约 20 cm 长的肠管。把离体肠管在 4 ℃左右的台氏液中洗净，用注射器抽取台氏液冲洗肠腔，然后将肠管剪成 2~3 cm 的小段，浸泡于 4 ℃台氏液中备用。

3. 一段制备好的肠段，两端用线结扎，一端系于浴槽内玻璃管的标本固定钩上，另一端系于张力换能器上，适当调节万能支架的高度，使肠段勿过紧或过松。注意勿与周围管壁接触。

4. 仪器调试　将张力换能器输入端插入生物机能实验系统。信号输入选肌张力，调节灵敏度，以能记录出自动收缩曲线为好。

【观察项目】

（1）记录小肠平滑肌的自动收缩曲线。注意观察收缩的频率和幅度。

（2）在槽内加入 0.01% 肾上腺素 1~2 滴，观察小肠收缩有何变化。待作用出现后，立即用新鲜的 38 ℃台氏液冲洗，使小肠收缩恢复正常。

（3）加入 0.01% 乙酰胆碱 1~2 滴，出现变化后，迅速按上法冲洗。

（4）先加入 0.01% 阿托品 2~4 滴，2 分钟后，再加入 0.01% 乙酰胆碱 1~2 滴，观察小肠活动情况，并与上一项进行比较。出现变化后立即进行冲洗。

（5）先加入普萘洛尔 1 mg，2 分钟后，再加入 0.01% 肾上腺素 1~2 滴，观察小肠活动情况，并与第 2 项进行比较。迅速冲洗直至小肠运动恢复正常。

（6）加入 1 mol/L NaOH 2~3 滴，观察小肠收缩情况，出现变化后立即冲洗使其恢复正常。

（7）加入 1 mol/L HCl 2~3 滴，观察小肠收缩变化，冲洗肠段，使其恢复正常。

（8）用无钙台氏液冲洗小肠，尽量充分冲洗，观察小肠收缩。

（9）滴入 0.01% 乙酰胆碱 2~3 滴，观察小肠运动变化。如仍无变化，再用含钙台氏液冲洗，直至收缩恢复。

（10）再次加入 0.01% 乙酰胆碱，观察收缩是否加强。

（11）降低麦氏浴槽水浴温度至 25 ℃，观察小肠收缩情况，再将温度升至 38 ℃，观察小肠收缩情况。

【注意事项】

（1）兔先禁食一段时间，实验前 1 小时饲喂青菜，肠运动情况较好。

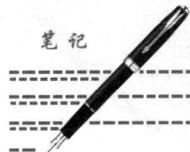

（2）每次加药液之前，准备好 38 ℃ 的新鲜台氏液，效果出现后，立即进行充分冲洗。每次实验记录时，台氏液的液面须保持一致。

（3）上述加药量系参考值，可根据玻璃槽内台氏液的多少以及肠管的兴奋性变化来增减。

（4）O_2 速度不宜太快，以看到单个气泡陆续出现为宜。不要因为 O_2 的进入影响小肠运动的记录。

【考核要点】

（1）正确手术操作，制备肠管。
（2）描记出平滑肌收缩曲线。
（3）按照步骤进行实验操作并观察实验现象。

【思考题】

（1）离体小肠的运动和离体蛙心的收缩对环境所需条件有何不同？
（2）Ca^{2+} 在小肠收缩中有何作用？

实验二十　影响尿生成因素

【实验目的】

（1）学习用膀胱套管或输尿管套管引流的方法。
（2）观察不同生理因素对动物尿量的影响。
（3）加深理解尿生成的过程及其调节机制。

【实验原理】

尿是血液流过肾单位时经过肾小球滤过，肾小管重吸收和分泌而形成的，凡对这些过程有影响的因素均可影响尿的生成。肾小球的滤过作用取决于肾小球的有效滤过压，其大小取决于肾小球毛细血管血压、血浆的胶体渗透压和肾小囊内压。影响肾小管重吸收作用的主要是管内渗透压和肾小管上皮细胞的重吸收能力，后者又受到多种激素的调节。临床上常常通过观察尿量来了解病人的肾脏、循环血量和血压等情况，也用尿量作为重病或休克病人的监护指标。

【实验对象】

家兔。

【实验用品】

20% 氨基甲酸乙酯（2% 戊巴比妥钠溶液）、肝素生理盐水溶液（100 U/ml）、生理盐水、20% 葡萄糖溶液、班氏试剂、1∶10000 去甲肾上腺素、垂体后叶素、呋塞米（速尿）、生物机能实验系统、压力换能器、保护电极、记滴器、恒温浴槽、哺乳动物手术器械 1 套、兔手术台、气管插管、膀胱导管（或输尿管导管）、动脉插管、注射器（1 ml、

20 ml）及针头、烧杯、试管架及试管、酒精灯等。

【实验步骤】

1. 标本的制备

（1）家兔在实验前应给予足够的菜和饮水。

（2）称重动物，耳缘静脉注射20%的氨基甲酸乙酯溶液（5 ml/kg 体重）进行麻醉，待动物麻醉后将其仰卧固定于手术台上。

（3）颈部手术：①暴露气管，施气管插管。②分离左侧颈总动脉，按常规将充满肝素生理盐水的动脉插管插入其内，通过血压换能器连至记录装置，描记血压。③分离右侧的迷走神经，穿线备用，用温生理盐水纱布覆盖创面。

（4）尿液的收集可选用膀胱导尿法或输尿管导尿法。

①膀胱导尿法：自耻骨联合上缘向上沿正中线作4 cm 长皮肤切口，再沿腹白线剪开腹壁及腹膜（勿伤腹腔脏器），找到膀胱，将膀胱向尾侧翻至体外（勿使肠管外露，以免血压下降）。再于膀胱底部找出两侧输尿管，认清两侧输尿管在膀胱开口的部位。小心地从两侧输尿管下方穿一丝线，将膀胱上翻，结扎膀胱颈部。然后，在膀胱顶部血管较少处做一荷包缝合，再在其中央剪一小口，插入膀胱导管，收紧缝线、结扎固定。膀胱导管的喇叭口应对着输尿管开口处并紧贴膀胱壁。膀胱导管的另一端通过橡皮导管和直管连接至记滴器，并在它们中间充满生理盐水。

②输尿管导尿法：沿膀胱找到并分离两侧输尿管，在靠近膀胱处穿线将其结扎；再在此结扎前约2 cm 的近肾端穿一根线，在管壁剪一斜向肾侧的小切口，插入充满生理盐水的细塑料导尿管并用线扎住固定，此时可看到有尿滴滴出。再插入另一侧输尿导管。将两插管并在一起连至记滴器。手术完毕后，用温生理盐水纱布覆盖腹部切口（图2-6-27）。

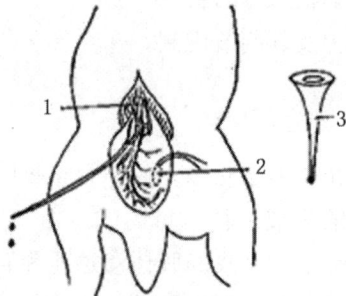

1. 输尿管　2. 插膀胱导管部位　3. 膀胱导管

图2-6-27　兔输尿管及膀胱导尿法

2. 仪器连接　将压力换能器连接生物机能实验系统2通道，尿滴记录线连接记滴器，通过计滴器与系统的4通道相连，描记尿液滴数。刺激电极与系统的刺激输出相连。

手术和实验装置连接完成后，放开动脉夹，开动记滴器，记录血压及尿量，进行下列观察。

【观察项目】

（1）记录正常情况下每分钟尿液的滴数。

（2）耳缘静脉注射38 ℃的0.9% NaCl 溶液15～20 ml，观察血压和尿量的变化。

（3）取尿液2滴至装有1 ml 班氏试剂的试管中，在酒精灯上加热做尿糖定性实验。

然后耳缘静脉注射 38 ℃的 20% 葡萄糖溶液 5 ml，观察尿量的变化。待尿量明显增多时，再取尿液 2 滴做尿糖定性试验。

（4）耳缘静脉注射去甲肾上腺素（1∶10000）0.5 ml，观察血压和尿量的变化。

（5）结扎并切断右侧迷走神经，连续刺激迷走神经的外周端 20 ~ 30 秒，使血压降至 6.67 kPa（50 mmHg）左右，观察血压和尿量的变化。

（6）耳缘静脉注射呋塞米（5 mg/kg），观察血压和尿量的变化。

（7）耳缘静脉注射垂体后叶素 1 ~ 2 U（0.2 ml），观察血压和尿量的变化。

【注意事项】

（1）选择体重为 2.5 ~ 3.0 kg 的家兔，实验前给兔多喂菜叶，或用橡皮导尿管向兔胃内灌入 40 ~ 50 ml 清水，以增加基础尿量。

（2）手术动作要轻揉，腹部切口不宜过大，以免造成损伤性闭尿。剪开腹壁时注意避免伤及内脏。

（3）因实验中要多次进行耳缘静脉注射，因此要注意保护好兔的耳缘静脉。应从耳缘静脉的远端开始注射，逐渐向耳根部推进。

（4）输尿管插管时，注意避免插入管壁和周围的结缔组织中；插管要妥善固定，不能扭曲，否则会阻碍尿的排出。

（5）实验顺序：在尿量增加的基础上进行减少尿生成的实验项目，在尿量少的基础上进行促进尿生成的实验项目。需在上一项实验作用消失，血压、尿量基本恢复正常水平时再开始下一项实验。

（6）刺激迷走神经的强度不宜过强、时间不宜过长，以免血压过低，心跳停止。

（7）尿糖定性实验：试管内加班氏试剂 1 ml，再加尿液两滴，在酒精灯上加热煮沸，加热时注意振荡试管，防止液体溢出管外。观察溶液和沉淀的颜色，若溶液由蓝色透明转为浑浊的绿色、黄色或砖红色，则表示不同程度的尿糖试验阳性（绿色 ＋；绿黄色 ＋＋；黄色 ＋＋＋；砖红色 ＋＋＋＋），若溶液蓝色不变则为阴性（－）。

【考核要点】

（1）正确麻醉动物。

（2）按照实验操作，能够描记出动脉血压和记录尿滴。

（3）爱惜动物，正确处死。

【思考题】

除了本实验的观察项目，还有哪些因素影响尿量的生成？请设计出实验方案。

【临床意义】

肾功能检查常用于急慢性肾炎、尿毒症、肾衰竭等疾病的检查。

1. 尿量减少

（1）生理性原因见于饮水少、出汗多等。

（2）病理性原因常见于肾炎、肾衰竭、休克、脱水、严重烧伤、心功能不全等。

2. 尿量增多

（1）生理性原因见于出汗少、饮水过多、饮浓茶、饮酒、精神紧张。

（2）病理性原因见于尿崩症、糖尿病等。

实验二十一　视敏度测定

【实验目的】

（1）学习使用视力表测定视敏度。

（2）了解视敏度的测定原理。

【实验原理】

眼睛能分辨两点间最小距离的能力称为视敏度（视力），眼能分辨的两点最小距离决定于这两点在视网膜形成的像必须兴奋两个感光细胞。这个距离相当于视网膜中央凹处一个视锥细胞的平均直径。

临床上使用视力表，用眼能分辨的两点形成的最小视角的倒数表示视力。受试者站在距表 5 m 远处，能看清视力表第 10 行的"E"字缺口方向，缺口两缘所形成的视角为 1 分角，视力为 1.0，作为正常视力标准。即视力 $= 1/1' = 1.0$。目前我国规定测定视力用标准对数视力表。计算公式为：视力 $= 5 - \lg a$，a 为 5 m 远处能看清最小两点的视角。如上面的视力为 $5 - \lg 1 = 5.0$（图 2 - 6 - 28）。

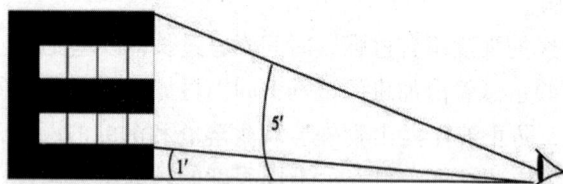

五倍一分原理
（1）视标大小为五分视角
（2）笔划宽度与间隙为一分视角

图 2 - 6 - 28　视力表原理

【实验对象】

人。

【实验用品】

标准视力表、指示棒、米尺、遮眼罩。

【实验步骤】

（1）视力表挂在光线充足而均匀的墙上，高度与受试者头部相当。

（2）受试者站在离视力表 5 m 远处，用遮眼罩罩住一只眼，测定另一只眼的视力。按实验者的指点说出图形缺口的方向，由大到小，直到完全不能辨别。受试者能看清楚的最小图形旁的数字即为受试者的视力。

（3）用同样的方法测试另一只眼的视力。

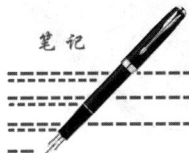

【注意事项】

（1）受试者与视力表的距离要准确。

（2）嘱受试者用遮眼板轻轻遮住眼睛，勿用力按压眼球。

（3）检查时从上到下，不易辨别时多重复几次，以确定是否能看清。

（4）屈光不正的患者喜眯眼视物，在检查视力时应阻止患者眯眼，否则不能反映其实际视力。

【考核要点】

（1）正确使用视力表测定双眼视力。

（2）理解视力表的原理。

【思考题】

（1）测定视力时，距离不变，视力与所能看清的最小字或图形的大小有何关系？

（2）如果受试者在 2.5 m 处能看清视力表上的第 10 行"E"字（对应视力表 1.0），其视力是多少？为什么？

【临床意义】

视力检查可以了解眼的功能，帮助推断受检者有无屈光不正或其他眼病。

实验二十二　视野测定

【实验目的】

（1）学习检查视野的方法。

（2）测定正常人白、红、黄、绿色视野。

【实验原理】

视野是指单眼固定地注视前方一点时，该眼所能看到的空间范围。视野的最大界线以它和视轴间的夹角大小来表示。由于受面部结构和各类感光细胞在视网膜中分布情况的影响，在同一光照条件下，正常人鼻侧和上方视野较小，颞侧与下方视野较大。用不同颜色的视标测得的视野大小也不相同，白色视野最大，黄色、蓝色次之，红色再次之，绿色视野最小。测定视野有助于了解视网膜、视神经、视觉传导通路、视觉中枢的功能。

【实验对象】

人。

【实验用品】

视野计、各色（白、红、黄、绿）视标、视野图表、彩色铅笔、遮眼罩。

【实验步骤】

（1）将视野计放在光线充足的桌上，受试者下颌放在托颌架上，受试侧眼眶下缘靠在眼眶托上，调整托颌架的高度，使眼与弧架的中心在同一水平（图 2 - 6 - 29）。

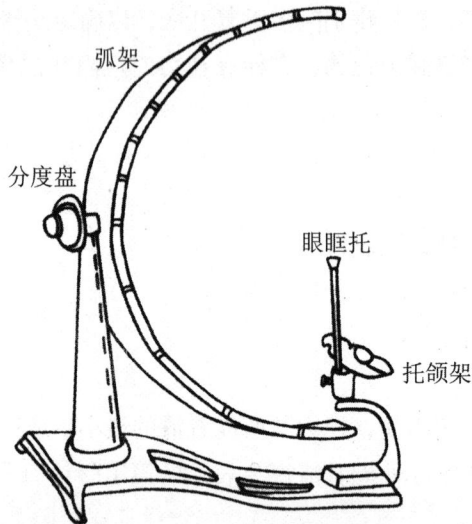

图 2 - 6 - 29　视野计

（2）将弧架摆在水平位置，遮住另一只眼，实验者将白色视标沿弧架外端慢慢向中心移动，让受试者告知何处看到了视标。当受试者回答看到时，将视标退回一段距离，再向中央移动，重复检查一次，然后将结果及时记录在视野图上。用同样的方法从弧架另一端测得对侧的读数，并标记在视野图上。

（3）将弧架顺时针转动 45°，重复上述操作。每转动 45°得出两个点，当得到 8 个点后，连接起来，得到白色视野范围。

（4）按照同样的操作方法，测定红、黄、绿色视野。用不同颜色的铅笔标出视野范围。

（5）用同样的方法测定另一只眼的视野。

（6）比较不同颜色视野的大小。

【注意事项】

（1）测试中，被测眼始终注视弧架中心点。

（2）视标移动要慢。

（3）每测完一种颜色视标，可稍作休息，避免眼疲劳影响测试结果。

【考核要点】

（1）正确使用视野计。

（2）正确测定双眼白、红、黄、绿色视野。

【思考题】

（1）为什么各种颜色视野不同？

（2）分析视网膜、视神经或视觉传导通路和视觉中枢功能发生障碍时对视野的影响。

【临床意义】

视野检查可诊断早期青光眼，也是诊断和监测视网膜及中枢神经系统疾病的重要方法。

实验二十三　盲点测定

【实验目的】

（1）在实验条件下证明盲点的存在。

（2）计算盲点的位置和范围。

【实验原理】

视神经从视网膜穿出的部位形成视乳头。视乳头处没有感光细胞，外来光线投射于此不能引起视觉，称为盲点。视乳头呈椭圆形，直径 1.5 mm，位于中央凹的鼻侧。我们可以根据此处无光感现象，找出盲点的位置和范围。但是正常时为双眼视觉，一侧的盲点可以被对侧视觉补偿，所以正常时不会感觉到盲点的存在。视觉器官的某些疾病，可在视野中检查出异样的病理性盲点。因此，盲点的测定是了解视觉功能的一种方法。根据物体成像规律，通过测定盲点投射区域的位置和范围，再依据相似三角形各对应边成比例的关系，即可计算出盲点的大小（图 2 - 6 - 30）。

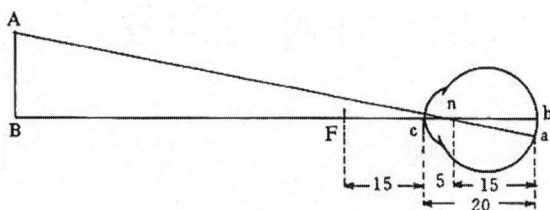

图 2 - 6 - 30　盲点投射和盲点计算原理

【实验对象】

人。

【实验用品】

白纸、铅笔、米尺、遮眼罩。

【实验步骤】

（1）取白纸一张，贴在墙上，中心与眼在同一水平。受试者位于纸前 50 cm 处，用遮眼罩遮住一眼，在白纸上与另一眼正对的地方划一"十"字，令受试者目不转睛地注视"十"字。

（2）实验者将铅笔尖由"十"开始慢慢由鼻侧向颞侧移动，当受试者刚刚看不见铅笔尖时，在白纸上记录下笔尖的位置，然后将铅笔尖继续向颞侧慢慢移动，当受试者又看见笔尖时，再做一记号。由两个记号连线的中心点起，沿各个方向移动笔尖，找出受试者又重新看见笔尖的点（一般取 8 点），将所标各点依次连接起来，可形成一个大致呈圆形的圆，此圆即为盲点的投射区域。

（3）用同法测出对侧眼的盲点投射区域。

（4）根据相似三角形各对边成比例的定理，试计算盲点与中央凹的距离和盲点的直径。

【注意事项】

（1）保持室内光照强度一致。

（2）测试时，受试者的眼必须始终注视"十"字，不得随视标移动，这样才能测量准确。

（3）测试过程中，可嘱受试者休息眼睛，避免眼睛疲劳。

【考核要点】

（1）正确测出双眼的盲点投射区域。

（2）计算出盲点与中央凹的距离和盲点的直径。

【思考题】

（1）在我们日常注视物体时，为什么没有感觉到生理性盲点存在？

（2）盲点监测有何临床意义？

实验二十四　瞳孔反射

【实验目的】

（1）观察眼在强光照射或视近物时瞳孔变化的情况。

（2）了解瞳孔反射的检查方法和临床意义。

【实验原理】

人眼视近物（6 m 以内）时，成像在视网膜之后，产生一个模糊的视觉形象，需要通过眼的调节，即发生视近调节反射才能形成清晰的物像。视近调节反射包括瞳孔缩小（瞳孔近反射）、视轴会聚（也称辐辏反射）和晶状体前凸。瞳孔近反射和辐辏反射都很容易观察。瞳孔近反射的过程为：注视近物时，当模糊的视觉图像信息到达视觉皮层，该信息在视觉中枢进行分析整合，形成指令性信息并下行至中脑正中核，继而传至动眼神经缩瞳核，并发出副交感纤维到达虹膜环形肌，使之收缩，引起瞳孔缩小。瞳孔近反射的意义是减少折光系统的球面像差和色像差，使视网膜成像更清晰。

瞳孔对光反射是瞳孔可根据光线的强弱缩小和扩大的反射。瞳孔对光反射的意义在于调节进入眼内的光量，使视网膜不至于因光线过强而受到损害，也不至于因光线过弱而影响视觉。瞳孔对光反射的效应是双侧的。其反射过程为：强光（或弱光）照射视网膜时产生的冲动沿视神经传到中脑的顶盖前区更换神经元，到达双侧的动眼神经缩瞳核，

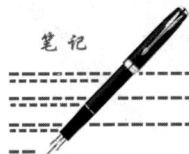

沿动眼神经中的副交感纤维传向睫状神经节，最后经睫状神经到达睫状体，使瞳孔缩小（或散大）。

【实验对象】

人。

【实验用品】

手电筒、指示棒、遮光板。

【实验步骤】

1. 让受检者看远物观察受检者的双侧瞳孔是否等大，瞳孔边缘是否整齐、是否是正圆形。成人瞳孔直径一般为 2.5～4.0 mm（可变动于 1.5～8.0 mm）。

2. 瞳孔对光反射

（1）受检者坐在较暗处，检查者观察其两眼瞳孔的大小，然后用手电筒照射受检者一侧眼，可见受照眼瞳孔缩小，此称为直接对光反射；停止照射，瞳孔恢复原状。同法检查另一侧瞳孔。试比较两侧瞳孔变化是否相同。

（2）用遮光板沿鼻梁将两眼视野分开，再用手电筒照射其一侧眼，观察另一眼瞳孔的变化，称间接对光反射，又称互感性对光反射。同法检查另一侧瞳孔。

3. 瞳孔近反射　让受检者注视正前方 5 m 外某一物体，观察其瞳孔的大小。令受检者专心注视该物体，并将该物体迅速移向受检者眼前，观察其瞳孔是否缩小，并注意两眼球会聚现象。

4. 多次照射瞳孔观察瞳孔缩小的程度是否减小，瞳孔缩小的潜伏期是否变化。

【注意事项】

（1）测试时室内光线要暗，受检者要背光而坐。
（2）做瞳孔对光反射实验时，受检者不能注视手电筒，需正视远处。
（3）不可长时间用手电筒照射眼球。

【考核要点】

（1）正确完成瞳孔直接对光反射和间接对光反射。
（2）正确完成瞳孔近反射。

【思考题】

如果瞳孔不等大或瞳孔对光反射不存在，说明什么问题？

【临床意义】

瞳孔对光反射的中枢在中脑，临床上常将其作为判断中枢神经系统病变部位、全身麻醉的深度和病情危重程度的重要指标。

实验二十五　声音传导途径

【实验目的】

（1）学习检查骨传导和气传导的方法。

（2）通过比较骨传导和气传导，了解临床上鉴别神经性耳聋（感音性耳聋）和传导性耳聋（传音性耳聋）的方法和原理。

【实验原理】

声波传导进入内耳有两个传导途径：一是气传导，声波经外耳、鼓膜、听骨链、卵圆窗进入内耳，气传导是引起正常听觉的主要途径。二是骨传导，声波直接作用于颅骨、耳蜗骨壁而进入内耳。正常人气传导的功效远大于骨传导。在鼓膜或中耳病变时，气传导途径发生障碍，声波只能经骨传导进入内耳，此时骨传导的功效超过气传导。当耳的感音部分或听神经、听觉中枢发生病变时，气传导和骨传导的功效均降低。

【实验对象】

人。

【实验用品】

音叉（频率为256Hz或512Hz）、棉球、橡皮锤。

【实验步骤】

1. 比较同侧耳的气传导和骨传导（任内试验）（图2-6-31）

（1）室内保持安静，受试者取坐位，实验者拨动音叉，将音叉置于受试者一侧颞骨乳突部。此时，受试者可听到音叉振动声。随后，声音逐渐减弱，当受试者听不到声音时，立即将音叉移至外耳道口，受试者又可重新听到声音。反之，如果将振动的音叉先置于外耳道口，待听不到声音后再将音叉柄立即移到颞骨乳突，受试者仍然听不到声音，说明正常人气导时间比骨导时间长，临床上称为任内试验阳性。

（2）用棉球塞住同侧外耳道（模拟气传导障碍），重复上述步骤，则气传导时间短于骨传导时间，临床上称为任内试验阴性。

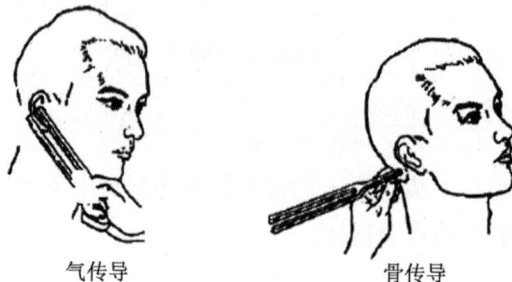

气传导　　　　　　　骨传导

图2-6-31　任内试验

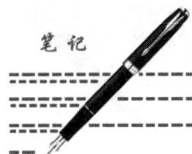

2. 比较两耳骨传导（魏伯试验）

（1）将拨响的音叉柄置于受试者前额正中发际处，比较双耳听到的声音强度是否相等。正常人两耳感受到的声音强度是相等的。

（2）用棉球塞住一侧耳孔，重复上述操作，询问其何侧声音较强（应偏向塞棉球侧）。

临床上根据任内试验和魏伯试验结果，大致可判断耳聋的性质（表2-6-8）。

表2-6-8　声音传导测试结果判断

检查方法	结果	临床判断
魏伯试验	两耳相同（两侧骨传导相同）	正常耳
	偏向患侧（患侧气传导干扰减弱）	传音性耳聋
	偏向健侧（患侧感音功能障碍）	感音性耳聋
任内试验	阳性（气传导＞骨传导）	正常耳
	阴性（气传导＜骨传导）	传音性耳聋

【注意事项】

（1）实验过程中，应保持室内安静。

（2）振动音叉时可用手指拨响，或用手掌或橡皮锤敲击，切忌在坚硬物体上敲击，以免损坏音叉。

（3）音叉两臂避免与皮肤、毛发、衣服等物接触，以免影响振动幅度。

（4）音叉移至外耳道口时，应使音叉振动臂正对外耳道，一般相距2 cm为宜。

【考核要点】

（1）正确完成实验步骤。

（2）鉴别听力障碍的方法。

（3）外界声波的传播途径。

【思考题】

（1）正常情况下，空气传导的时间为何大于骨传导？

（2）如何利用任内试验和魏伯试验鉴别神经性耳聋和传导性耳聋？

【临床意义】

临床耳病检察时，若气传导时间大于骨传导时间，称为任内试验阳性；反之，若气传导时间等于或小于骨传导时间，则称为任内试验阴性。用来比较两耳骨传导的试验称为魏伯试验。依据以上两种试验结果可鉴别传音性耳聋（由传音装置障碍所致的耳聋）和感音性耳聋（由感音装置障碍所致的耳聋）。

实验二十六　小鼠去小脑观察

【实验目的】

（1）观察损伤动物一侧小脑后出现的躯体活动改变。

（2）熟悉小脑对躯体活动的调节功能。

【实验原理】

小脑是调节躯体运动的重要中枢之一。根据小脑的传入、传出纤维联系，可将小脑分为3个主要的功能部分，即前庭小脑、脊髓小脑和皮质小脑。其中前庭小脑与身体姿势平衡有关；脊髓小脑与肌紧张的调节有关；皮质小脑与大脑皮质运动区、感觉区、联络区之间的联合活动与运动计划的形成及运动程序的编制有关。动物去小脑或小脑受损可出现随意运动失调、肌乏力和肌紧张降低、平衡失调及站立不稳等表现。

【实验对象】

小鼠。

【实验用品】

鼠板、探针、镊子、解剖刀、烧杯、药棉、骨蜡、乙醚等。

【实验步骤】

（1）观察小鼠的正常活动。

（2）将小鼠置于倒置的烧杯内，放入浸有乙醚的棉球使其麻醉。从烧杯中取出麻醉小鼠，从正中线剪开头部皮肤，自顶部至枕骨大孔下缘切开，长约2 cm。钝性剥离皮下组织及薄层肌肉，暴露颅骨。透过颅骨可辨认小脑部位。用左手拇指及示指固定动物头部两侧，右手持探针在正中线一侧旁开1~2 mm处刺入小脑，深约3 mm，然后以前后方向摆动针尖数次，以破坏一侧小脑（图2-6-32）。取出探针，并止血。

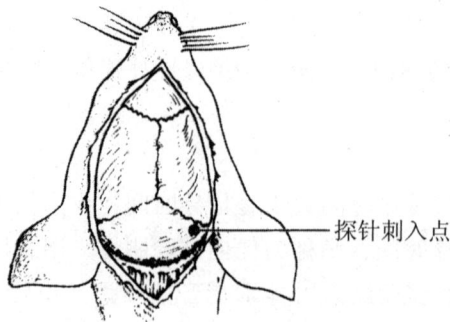

探针刺入点

图2-6-32　破坏小鼠小脑的位置

（3）放开小鼠，观察麻醉作用消失后其姿势的平衡和两侧肢体肌肉紧张度的对比，有无翻滚与旋转动作。

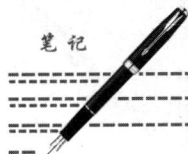

笔记

【注意事项】

（1）在麻醉过程中注意动物呼吸，麻醉时间不宜过长，2～3分钟，以免动物死亡。通常看到小鼠倒下、不能活动，即达到麻醉要求。

（2）手持小鼠头部时，不要用力过大，防止将眼球挤出；分离肌肉时，也不能用力过大，以免过多损伤肌肉。损毁一侧小脑时，不可伤及半规管。

（3）针勿刺入过深，可在探针外套一段细塑料管，将针尖只露3 mm左右，以便控制刺入的深度。

（4）手术过程中颅骨容易出血，要及时用骨蜡止血。

【考核要点】

（1）掌握乙醚麻醉的方法。
（2）正确损伤小脑。
（3）动物出现随意运动失调、肌紧张降低、平衡失调及站立不稳等表现。

【思考题】

（1）什么是意向性震颤？
（2）什么是小脑性共济失调？

实验二十七　大脑皮层运动功能定位

【实验目的】

（1）通过电刺激大脑皮层运动区的不同区域，观察所引起的不同肢体的运动。
（2）了解大脑皮层运动区的功能定位特点。

【实验原理】

大脑皮层运动区是调节躯体运动功能的最高级中枢，在人和高等动物，主要位于中央前回和运动前区，通过锥体系和锥体外系的下行通路，控制脑干和脊髓运动神经元的活动，从而控制肌肉运动。这些皮层部位呈有秩序的排列，称为皮层运动区功能定位或运动的躯体定位结构。运动区具有精细的功能定位，电刺激运动区的不同部位，能引起特定的肌肉或肌群收缩。功能代表区的大小与运动的精细复杂程度有关，运动愈精细和（或）愈复杂的肌肉，其代表区的面积愈大。在较低等的哺乳动物，如兔或大鼠，大脑皮层运动区功能定位已具有一定的雏形，因此可以借以了解高等动物大脑皮层运动功能的生理特点。

【实验对象】

家兔。

【实验用品】

哺乳类动物手术器械、咬骨钳、颅骨钻、骨蜡或止血海绵、液状石蜡、皮层刺激电极、纱布、1.5% 异戊巴比妥钠（或 20% 氨基甲酸乙酯）、生理盐水。

【实验步骤】

1. 称重、麻醉、固定　该实验要求浅麻醉，家兔用 1.5% 异戊巴比妥钠 1 ml/kg（20% 氨基甲酸乙酯 2.5ml/kg）耳缘静脉注射麻醉。

2. 手术

（1）开颅法：①开颅：动物俯卧固定于兔手术台上，并将头固定在头架上。剪去头顶部毛，沿颅正中线切开皮肤并用刀柄剥离肌肉，刮去颅顶骨膜。辨认矢状缝、冠状缝和人字缝。用骨钻在矢状缝外 0.5 cm、冠状缝后 1 cm 的颅骨上钻孔，注意勿损伤硬脑膜，出血时可用骨蜡止血。用咬骨钳扩大伤口，将手术刀柄伸入矢状缝下使矢状窦与骨板分离。继续向对侧扩大开口，使两大脑半球大部分暴露（为防止矢状窦破裂出血，也可在矢状缝两侧分别暴露两侧大脑半球）。用小镊子夹起硬脑膜，用眼科剪将硬脑膜剪去，暴露大脑皮质，在表面滴少许温热液状石蜡，以防皮层干燥。手术结束后放松动物四肢，以便观察动物躯体运动反应。②观察刺激皮层的效应：以刺激电极接触皮质表面，由前向后、由内向外，逐点依次刺激大脑皮层的不同区域，观察躯体运动反应。刺激参数：波宽 0.1 ~ 0.2 毫秒，电压 10 ~ 20 V，频率 20 ~ 100 Hz。每次刺激时间持续 5 ~ 10 秒；每次刺激后休息约 1 分钟。

（2）不开颅法：①腹位固定，剪去头顶部的兔毛，从眉间至枕部将头皮和骨膜纵行切开，用刀柄向两侧剥离肌肉和刮去骨膜，根据骨标志线（图 2 - 6 -33）定位。

矢状线：与矢状缝重合的直线。

旁矢状线：沿眶后切迹内侧缘与矢状线相平行的直线。

切迹连线：两侧眶后切迹前缘连线。

冠状线：冠状缝的平行线。

顶冠间线：顶间前线与冠状线之间的平行线。

顶间前线：沿顶间骨前端（即人字缝顶点）与冠状线平行的线。

②参照图 2 - 6 - 34 的数字位置，将大头针去帽制成的针形电极以小锤自颅顶外部垂直钉入颅骨 2 ~ 3 mm 深。

③刺激电极采用单极输出连接到大头针，无关电极置腹部正中皮下。逐点依次刺激大脑皮层不同区域，观察躯体运动反应。

【注意事项】

（1）动物麻醉不宜过深。

（2）术中注意止血，注意保持大脑皮层的湿润。

（3）刺激大脑皮层引起的肌肉收缩，潜伏期较长，每次持续刺激 5 ~ 10 秒才能确定有无反应。

（4）若无反应，可适当调整刺激参数（增加强度、波宽、刺激时间）。

（5）可选用双极刺激直接刺激脑组织，刺激的间距要小，但不要短路。

（6）动物应呈中等麻醉状态，即表现为动物瞳孔扩大，夹趾反应引起的屈肌反射减

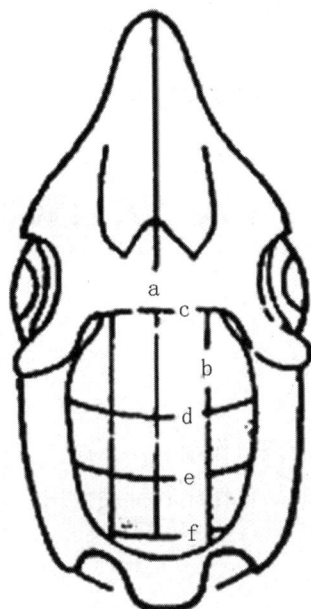

a. 矢状线　　b. 旁矢状线　　c. 切迹连线
d. 冠状线　　e. 顶冠间线　　f. 顶间前线

图 2 - 6 - 33　骨标志线

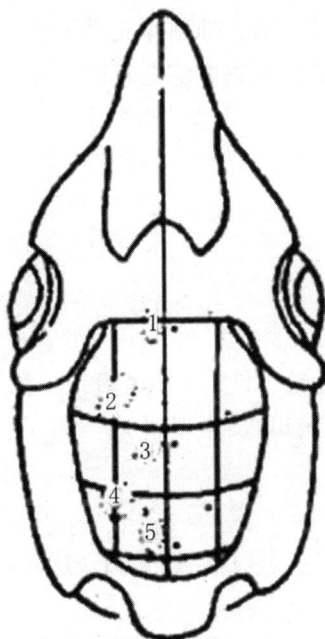

1. 头动　2. 咀嚼　3. 前肢　4. 竖耳　5. 举尾

图 2 - 6 - 34　大头针位置

弱，肌张力中度松弛而不是显著松弛，角膜反射明显减弱而不是完全消失。

【考核要点】

（1）能够正确根据骨标志线定位。

（2）动物出现相应的运动反应。

【思考题】

简述大脑皮层运动区对躯体运动的支配特点。

实验二十八　去大脑僵直

【实验目的】

（1）观察去大脑僵直现象。
（2）观察高位中枢对肌紧张的调节作用。
（3）加深理解脑干对肌紧张的易化作用和抑制作用。

【实验原理】

中枢神经系统对伸肌的紧张度具有易化作用与抑制作用，通过这种作用使骨骼肌保持适当的紧张度，以维持机体的正常姿势。若在中脑上、下丘之间离断动物的脑干，动物将出现四肢伸直、头尾昂起、脊柱挺硬的角弓反张现象，称为去大脑僵直。

去大脑僵直的发生是因为切断了大脑皮层、纹状体等部位与网状结构的功能联系，造成易化区和抑制区之间的活动失衡，抑制伸肌紧张的作用减弱而易化伸肌紧张的作用相对加强的结果。临床上当患者出现去大脑僵直时，表明病变已严重侵犯脑干，是预后不良的信号。

【实验对象】

家兔。

【实验用品】

哺乳动物手术器械1套、骨钻、骨蜡、小咬骨钳、竹刀、明胶海绵、纱布、脱脂棉、丝线、3%戊巴比妥钠（20%乌拉坦）、生理盐水。

【实验步骤】

（1）从家兔耳缘静脉缓慢注入3%戊巴比妥钠（1 ml/kg 体重）或20%乌拉坦（5 ml/kg 体重）。

（2）将兔仰卧位固定于手术台上，剪去颈部及头顶的毛，切开颈部正中的皮肤，分离肌肉，行气管插管。找出两侧的颈总动脉，穿线备用。将兔转为俯卧位，把头固定于头架上。由两眉间至枕部将头皮经正中线纵行切开，用刀柄向两侧剥离肌肉与骨膜，在矢状缝旁0.5 cm左右的颅顶处用骨钻开孔，再以小咬骨钳将创口扩大，向对侧扩展时注意不要伤及矢状窦，以免引发大出血。用小缝合针在矢状窦的前后各穿一根线并结扎，剪开硬脑膜。结扎两侧颈总动脉。将动物的头托起，用竹刀从大脑半球后缘轻轻翻开枕叶，即可看到四叠体，用竹刀在上、下丘之间向口裂方向呈45°方位插入，将脑干完全切断（图2-6-35）。

（3）将切断脑干的家兔侧卧，一般在数分钟内即可观察到其伸肌紧张性增强的表现

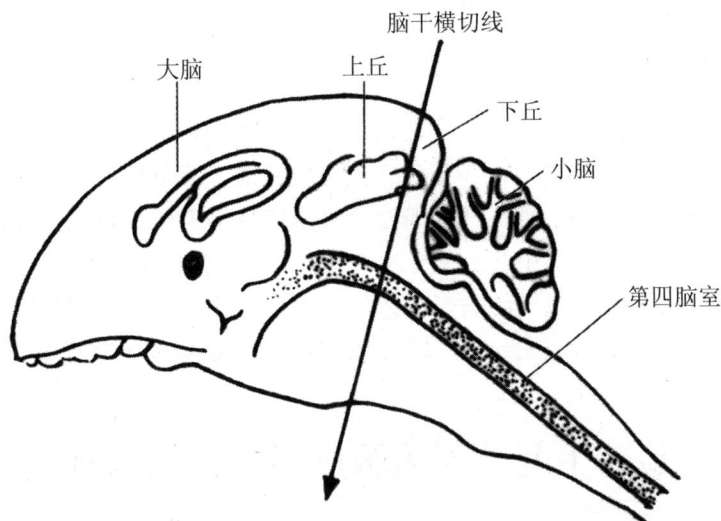

图 2 - 6 - 35　脑矢状切面图

（图 2 - 6 - 36）。

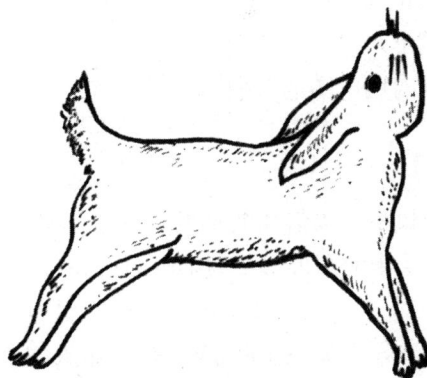

图 2 - 6 - 36　兔去大脑僵直状

【注意事项】

（1）动物麻醉宜浅，如过深不易出现去大脑僵直现象。

（2）术中勿伤及矢状窦，避免大出血。

（3）切断部位要准确，过低将伤及延髓，导致呼吸停止；过高则不易出现去大脑僵直现象。

（4）为避免切断脑干时出血过多，也可用拇指与示指在第 1 颈椎横突后缘压迫椎动脉数分钟。

【考核要点】

（1）正确麻醉动物。

（2）能够正确横断脑干，出现去大脑僵直现象。

【思考题】

（1）何谓去大脑僵直？

（2）去大脑僵直的产生机制是什么？

【临床意义】

去大脑僵直是一种危重的临床症状，临床表现为四肢强直性伸展、颈后伸，甚至角弓反张，肩下抑，上臂内收内旋，前臂伸直、过度旋前，髋部内收内旋，膝伸直，踝跖屈，舌可稍向前伸，呼吸不规则，常伴随着全身肌肉抽搐或肌束颤动、寒战及高热。去大脑僵直的出现，提示大脑与中脑、脑桥间的联系发生了器质性或功能性中断。常见于：①急性两侧性幕上累及运动系统的病变；②幕上病变向尾端发展到间脑以至中脑（如脑疝等）；③颅后窝病变影响脑桥上部；④严重的代谢性脑病影响上部脑干的功能。

实验二十九　人体脑电图的记录与观察

【实验目的】

（1）学习人体脑电图的记录方法。

（2）了解正常脑电图波形。

（3）观察不同思维活动对脑电图的影响。

【实验原理】

大脑皮质存在着不同的频率、幅值和波形的自发电活动。将脑的电活动经过头皮电极引导、放大并显示或记录下来的图形，称为脑电图（EEG）。根据频率不同将脑电活动的波进行如下分类。

α 波：频率 $8 \sim 13$ Hz，波幅为 $20 \sim 100$ μV，是成年人安静闭目状态下的正常波形，在顶、枕区 α 波活动最为明显，数量最多，而且波幅也最高。

β 波：频率为 $14 \sim 30$ Hz，波幅为 $5 \sim 20$ μV，在额、颞、中央区 β 波活动最为明显，在睁眼视物或接受其他刺激时出现，是大脑皮层处于紧张活动状态的指标。

θ 波：频率为 $4 \sim 7$ Hz，波幅为 $100 \sim 150$ μV，是学龄前儿童的基本波形，成年人瞌睡状态也会出现该波。

δ 波：频率为 $0.5 \sim 3$ Hz，波幅为 $20 \sim 200$ μV，是婴儿大脑的基本波形，成人在清醒状态下几乎没有 δ 波，但在生理性慢波睡眠状态、极度疲劳或麻醉时可出现。

【实验对象】

人。

【实验用品】

脑电图仪或生物机能实验系统、引导电极、酒精棉球、导电膏、松紧帽。

【实验步骤】

（1）提前调试好脑电图仪或生物机能实验系统，检查各部件运行是否正常，导线连接是否良好。

（2）让受检者舒适静坐，姿势自如，戴好松紧帽，用酒精棉球擦净枕部和耳垂皮肤各一小区域，分别安置引导电极和参照电极，以松紧帽固定。电极和皮肤间涂上导电膏，机体接地。

（3）接通电源，其导线连于生物机能实验系统第 1 通道或脑电图仪。仪器参数为灵敏度 50 μV/cm，时间常数为 0.3 秒，高频滤波为 30 Hz。扫描速度适当，走纸速度为 10 cm/s。

4. 嘱受试者放松肌肉，除去干扰。开动仪器开始记录。

【观察项目】

1. a 波记录　嘱受试者保持安静、闭眼、放松状态，开始记录脑电图波形。波形稳定后，注意识别 α 波及其节律的出现。

2. α 波阻断现象

（1）受检者全身肌肉放松，安静闭目，不思考问题。当观察到 α 波一段时间后，令受检者睁眼 5 秒，再次闭目安静，观察有无"α 波阻断"现象出现（图 2 - 6 - 37）。如此反复多次，把自发脑电活动记录下来，并辨认 α 波和 β 波。

（2）受试者保持安静、闭眼情况下观察 α 波；然后与其交谈，或问其简单的问题让其心算后回答，或用声音、灯光等刺激，观察是否存在"α 波阻断"现象。

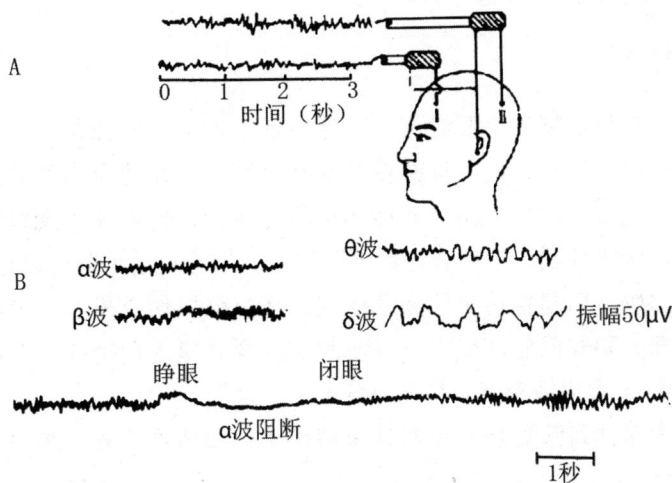

图 2 - 6 - 37　正常脑电图的描记和几种基本波形

【注意事项】

（1）放电极处的头皮必须清洁干净，以免因引导电极接触不良而出现干扰。
（2）受检者必须保持安静，全身放松，避免肌电干扰。
（3）室内应安静，光线宜稍暗，室温舒适。
（4）由于个体差异，若观察不到 α 波，可换受检者。

【考核要点】

（1）正确使用脑电图仪或生物机能实验系统描记脑电图。
（2）能够描记出 α 波和 β 波。

【思考题】

（1）正常成人脑电图波形有几种，它们是如何产生的？

（2）α节律和β节律有何生理意义？

（3）什么是"α波阻断"现象？它说明什么问题？

【临床意义】

癫痫或颅内占位性病变如肿瘤等的患者，可出现异常的高频高幅脑电波，或在高频高幅波后跟随一个慢波的综合波形。临床上可以根据脑电波的改变特征，协助诊断癫痫或肿瘤所在部位。

实验三十　胰岛素引起的低血糖观察

【实验目的】

（1）观察过量胰岛素引起的低血糖反应。

（2）掌握胰岛素的作用机制。

【实验原理】

胰岛素是调节机体血糖的重要激素，可促使细胞外液中的葡萄糖进入组织细胞，促进糖原合成，加速糖的氧化，也可抑制糖异生和分解，从而使血糖降低。当体内胰岛素含量增高时，可引起低血糖症。胰岛素能迅速降低血糖，使机体出现饥饿感、出汗、心搏加快、焦虑、震颤等症状，严重者血糖下降过快，细胞外液水分向高渗的细胞内转移，可导致或加重脑水肿，引起昏迷、惊厥及休克，甚至脑损伤及死亡。为防止低血糖症的严重后果，应让病人熟知低血糖反应，以便及早发现并摄入食物或饮用糖水等。严重者应立即静脉注射50%葡萄糖溶液，补充血糖至正常水平。

本实验通过大量注射胰岛素来观察低血糖症状，如精神不安、角弓反张、乱滚、抽搐等惊厥反应症状。

【实验对象】

小鼠。

【实验用品】

胰岛素（4 u/ml）、酸性生理盐水（pH2.5~3.5）、20%葡萄糖液、注射器。

【实验步骤】

（1）取小鼠3只，称重后分实验组（2只）和对照组（1只）。

（2）给实验组动物腹腔注射胰岛素溶液（0.1 ml/10 g体重）后，将两组动物均放在30~37℃的环境中，并记下时间，注意观察并比较两组动物的神态、姿势及活动变化情况。

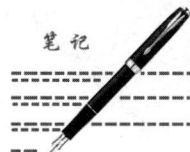

（3）当实验组动物出现角弓反张、抽搐、乱滚等惊厥反应时，记下时间，并立即给其中一只腹腔注射 20% 葡萄糖溶液 2~3 ml，另一只则不注射葡萄糖溶液，观察它们出现低血糖休克时的表现。

【注意事项】

（1）实验前动物须禁食 12~24 小时。

（2）因胰岛素在酸性环境中才有效，故胰岛素溶液需用 pH 为 2.5~3.5 的酸性生理盐水配制。

（3）酸性生理盐水的配制方法：将 0.1 mol/L 盐酸溶液 10 ml 加入 300 ml 生理盐水中，调整其 pH。

（4）当实验组动物出现抽搐、乱滚等低血糖反应时，应及时注射葡萄糖，以免造成实验动物的死亡。

【考核要点】

（1）按实验要求注射胰岛素，动物出现低血糖反应。

（2）及时注射葡萄糖，解救胰岛素过量反应。

【思考题】

（1）空腹血糖的正常值为多少？

（2）注射胰岛素的小鼠为何会产生惊厥，对临床有何意义？

【临床意义】

糖尿病患者葡萄糖的氧化功能发生障碍，机体所需能量不足，患者感到饥饿多食，从而使血糖进一步升高，血糖升高超过肾糖阈时则出现尿糖。胰岛素具有很好的降血糖作用，在临床上主要用于糖尿病的治疗。

第七章　药理学

实验一　药物一般知识

一、药物的来源

（一）天然药物

天然药物指来源于天然的动物、植物和矿物经加工后的药物。

1. 植物药　是应用历史最悠久、数目最多的一类药。我国的"本草学"都是以植物药为主要内容，如《本草纲目》中植物药占三分之二左右。

2. 动物药　系将动物的整体、器官或脏器经过加工供药用，如蜈蚣、胎盘注射液、鱼肝油等。

3. 矿物药　系直接利用矿物或者加工后供药用，如石膏、硼酸、碘、凡士林等。

4. 抗生素　指从细菌等微生物的培养液中提取获得的，对某些病原微生物有抑制和杀灭作用的药物。

5. 生物制品　根据微生物学、免疫学和生物化学等方法所制成的制品，如菌苗、疫苗、抗毒素、辅酶 A、三磷酸腺苷等。

（二）合成药物

目前人工合成药在临床上应用非常广泛，是生产药物与获得新药的主要途径。合成药物中有的是完全用化学方法合成的药物，如磺胺药、巴比妥类药等；也有的是根据天然药物有效成分中的化学结构，用人工仿造（如氢化可的松、可待因、麻黄碱等）或改变天然药物的结构，从而得到高效低毒的新药（如地塞米松、哌替啶等）。

（三）植物药的有效成分

1. 生物碱　是一类具有显著药理作用的含氮有机碱。除少数是液体（如烟碱）或有颜色（如黄连碱）外，绝大多数为无色或白色的结晶性粉末，味极苦，一般难溶于水，而较易溶于有机溶剂（如醚、醇、氯仿等），但与酸反应生成盐后，则易溶于水而难溶于有机溶剂。故临床治疗多用其盐类，如硫酸阿托品、磷酸可待因等。

2. 苷（又称甙、配糖体）类　系由配基（苷元）和糖组成的复杂成分，大多数是无色、无臭的苦味结晶，呈中性，易溶于水和稀醇而难溶于醚。其水溶液易分解，酶或酸能加速其分解成配基和糖而失效。

按其配基的性质，苷类可分为。

（1）强心苷：其配基是由甾核与内酯环所组成，具有显著的强心作用，如洋地黄毒苷、毒毛花苷 K 等。

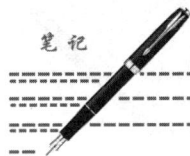

（2）黄酮苷：为广泛存在于植物中具有黄酮结构的苷类，主要作用于心血管系统，如芦丁、槲皮苷等；有的有镇咳、祛痰作用，如芸香苷、杜鹃素等。

（3）皂苷：其水解液似肥皂液、振荡后即起泡沫，临床用途主要是祛痰，如远志皂苷、桔梗皂苷等。注意，皂苷可引起溶血，故不可用作静脉注射。

（4）氰苷：水解后产生氢氰酸，具有止咳、平喘的作用，如苦杏仁等。

（5）蒽醌苷：能刺激结肠而致泻，临床上多用于导泻，如大黄素，番泻叶中均含有蒽醌苷。

3. **挥发油（精油）**　系多种萜类混合物，为具有特殊芳香性易挥发的无色或淡黄色油状液体，多比水轻，稍溶于水，易溶于醇、醚等有机溶剂中，如薄荷油、丁香油等。有的挥发油能在冷却时析出结晶，称之为"脑"，如樟脑、薄荷脑等，其主要用途是调味、祛风、防腐、解痉止痛等。

4. **鞣质**　系一类复杂的酚类化合物，多具涩味，易溶于水、醇、甘油等。其水溶液能沉淀蛋白质、多种生物碱和重金属盐。临床上用于止血、解毒等，如五味子、茶叶、大黄等均含有此物。

此外，动、植物中尚含有树脂、树胶、维生素、有机酸、糖类、蛋白质、油脂及酶等成分。

二、特殊药品

1. **毒药**　指作用很强烈、毒性极大而极量与致死量很接近，稍大量即可引起死亡的药物，如毒毛花苷 K 等。

2. **剧药**　是作用强烈、毒性较大，极量与致死量比较接近，超过极量时，可引起中毒甚至死亡的药物，如肾上腺素、氨茶碱等。剧药中的常用药物又称限剧药。

3. **精神药品**　指直接作用于中枢神经系统，使之兴奋或抑制，连续使用可产生依赖性的药品，如咖啡因、安定等。

4. **麻醉药品**　为具有成瘾性的毒药，如吗啡、可待因、哌替啶等。

国务院于 2005 年 8 月 3 日颁布了《麻醉药品和精神药品管理条例》，当前版本为 2016 年 2 月 6 日修订，医务人员必须遵照执行。

5. **放射性药品**　指用于临床诊断或治疗的放射性核素制剂或者其标记药物，如 $^{60}Co, ^{131}I$ 等。1989 年 1 月国务院颁布了《放射性药品管理办法》管理和使用该类药。2022 年，国务院决定对《放射性药品管理办法》的部分条款予以修改，自 2022 年 5 月 1 日起施行。

为了保证医疗工作的顺利进行，确保用药安全，按国家规定，应对毒药、剧药、精神药品和麻醉药品等特殊药品严加管理。一般应将其分别储存于专柜内，由专人负责加锁保管，领取时要进行登记及详细检查核对。

三、药典

药典是国家颁布有关药物标准的法定典籍，具有法律性的约束力。药典收载功效确切、毒副作用较少、质量较稳定的常用药物和制剂，并规定其质量标准、制备要求、检验方法等作为药品生产、检验和使用的依据。每一种药品都载明下列各项：①药物本国名称和拉丁名称。②化学结构。③分子式和分子量。④制法和来源。⑤含量和效价。⑥性状。⑦鉴别。⑧检查。⑨储藏。⑩剂量。⑪制剂。药典内收载的药品称为法定药，未收载的药品称为非法定药。

药典内容随医药卫生事业的实际需要和科学技术发展，每隔一定的时间修订一次。我国最早的药典是公元 659 年由唐朝政府颁布的《新修本草》，它比西方最早的纽堡药典还早 883 年，故也是世界第一部药典。建国前，我国仅在 1930 年出版一本《中华药典》，1953 年版为第一增补本，为中华人民共和国成立后第一版本《中国药典》。中国药典 1963 年版分成两部，一部以中药为主；二部为合成药品、抗生素等，共收载中西药 1310 种。

1995 年版，收载品种有较大的幅度增加，共 2375 种，与《中国药典》1990 年版相比，增加 624 种。一部收集中药材、中药成方共 920 种，新增 142 种；二部收载化学药品、抗生素、生化药品、放射性药品、生物制品 1455 种，新增 499 种。采用溶出度和含量均匀度检查法进行制剂质量控制的品种分别为 127 种和 101 种，较《中国药典》1990 年版成倍增加。两部均有凡例、新增品种、索引等，方便使用。为了适应我国医药工业的新发展和中国药科研究的新成就，《中国药典》每隔五年修订一次，继 1995 年版后，又出版了 2000 年版、2005 年版、2010 年版、2015 年版和 2020 年版。

四、药物剂型

凡药物经过加工制成适用于医疗、预防应用的形式，称为药物剂型（剂型）。各类剂型的个别制品，一般称为制剂或方剂，如片剂、注射剂等，其目的在于保证用药量的准确、均匀及药物疗效的充分发挥。

常用的药物剂型有以下几类：

（一）液体剂型

1. 芳香水剂　是挥发性药物（多为挥发油）的饱和澄明水溶液，如氯仿水、薄荷水，主要用作液体剂型的赋形药（作溶媒）。

2. 溶液剂　多为化学药物的澄明水溶液，供内服或外用，如 10% 氯化钾溶液、4% 硼酸溶液。

3. 注射液亦称安瓿剂　是药物的灭菌溶液或混悬液，供皮下、肌肉、静脉注射用，如盐酸肾上腺素注射剂。在溶液中不稳定的药品则以灭菌的干燥粉末封装于安瓿中，通常称为粉针剂，临用时配成溶液。

4. 煎剂　是用水煎后的生药（单味或复方）煎出液，中草药常用这种剂型，须新鲜配制，如槟榔煎剂、麻杏石甘汤等。

5. 糖浆剂　是含有药物的蔗糖近饱和的水溶液，如小儿止咳糖浆，不含药物的称单糖浆。

6. 合剂　是多种药物配置成透明或混悬的水性液体制剂，供内服，如复方甘草合剂。

7. 酊剂　是药物用不同浓度的乙醇浸出或溶解而制成的澄明液体制剂；亦可用流浸膏稀释制成，如颠茄酊。酊剂的制法和浓度，应按药典规定配制；剧药、毒药的酊剂，一般是每 100 ml 用 10 g 生药制成，其他酊剂每 100 ml 相当于原药 20 g。药酒，系指中药用白酒（50~60 度）浸出有效成分的液体制剂，如风湿止痛酒。

8. 醋剂　一般是指芳香挥发性药物的醇溶液，含醇量一般比酊剂高，如芳香氨醋。

9. 流浸膏　指药材浸出液除去一部分浸出溶媒而成的浓度较高的液体剂型。除特别

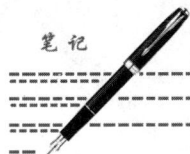

规定外，每 1 ml 与原药材 1 g 相当，如桔梗流浸膏。

10. 乳剂　是指互不相溶的两种液体，如油和水经过乳化剂的处理制成均匀较稳定的乳状液体，一般供内服，如鱼肝油乳剂；部分农业杀虫剂也为乳剂，如 666 乳剂，DDT 乳剂。

11. 搽剂　是刺激性药物，油性溶液、醇性溶液或乳浊液制成的液体剂型，专供外用，作皮肤刺激剂，如松节油搽剂。

12. 洗剂　主要是指含有不溶性药物的混悬液，专供外用，如炉甘石洗剂。

13. 胶浆剂　是胶性物质的生药，经水处理，膨胀而成为胶状黏稠的液体，如阿拉伯胶。

（二）软性剂型

1. 软膏　是指药物加入适宜的基质，制成外用半固体制剂，常用的基质有凡士林、羊毛脂、豚脂等。用凡士林等做的软膏阻碍用药部位热的散发，称热性软膏；用羊毛脂等制成的软膏便于局部热的散发，称凉性软膏。

2. 眼膏　是一种专供眼使用的极为细腻的软膏，如四环素眼膏。

3. 硬膏　是涂在布片上的硬质膏药，基质在体温时只是软化而不是溶化，且具有黏性，常用基质有树脂、铅肥皂、橡胶，如伤湿止痛膏等。

4. 糊剂　成分和制法与软膏相似，专供外用，由于含有较大量的粉末（25% 以上），故硬度较高，油腻较少，能吸收较多患部的分泌物。

5. 栓剂　是供塞入身体不同腔道使用的一种软性制剂。重量和形状因用途的不同而有区别，肛门栓剂是圆锥形，重约 2 g；阴道栓剂是卵形或球形，重约 5 g。常用的基质有甘油、明胶和可可豆脂。

6. 浸膏　是药材浸出液浓缩后的粉状或膏状固体剂型。除特别规定外，浸膏剂的浓度每克相当于 2 ~ 5 g 原药材，如当归浸膏、颠茄浸膏。

（三）固体剂型

1. 片剂　是一种或多种药品经压制而成的小圆片，片剂的制造、分发和服用等都很方便，是临床应用最多的一种剂型。肠溶片是片剂外层包有肠溶包衣（耐酸），故能通过胃而到肠内才崩解，如胰酶片。糖衣片是片剂外层包有一层糖衣，能避免药物的不良口感或者便于识别药物。

2. 丸剂　俗称丸药，是一种古老的剂型，通常将药物细粉（80 目以上，多为中草药）加适当黏合剂制成圆球形内服。黏合剂用蜂蜜、水、米糊或面糊制成，分别称为蜜丸、水丸、糊丸。如银翘解毒丸、六神丸。

3. 散剂　是指粉碎的较细的一种或数种药物均匀混合而成的干燥固体剂型，每一小包散剂代表一次用量，供内服或外用，如冰硼散。

4. 胶囊剂　是将药物盛装于胶囊中制成的制剂，供内服，有硬胶囊和软胶囊两种，后者常称为胶丸剂，如氯霉素胶囊，鱼肝油胶丸。

5. 颗粒剂　是将化学药物制成干燥颗粒状的内服制剂，如四环素颗粒剂。近年来，以中草药为原料，根据汤剂特点，配制成一种颗粒性散剂，称为冲剂。临用时加水冲服，既保留了汤剂发挥快的优点，又便于保管、运输，如感冒退热冲剂。

6. 微囊（微型胶囊）　是一种药物被包裹在囊膜内面形成的微小的无缝胶囊；外观呈粒状或圆球形，直径 5 ~ 400 μm。囊心物质可以是固体或液体药物，而包囊材料是利用高分子物质或共聚物，如聚乙烯醇、明胶及乙基纤维素等。微囊优点在于可防止药物的氧化和潮解，控制囊心物的释放，延长药效等，并可用来作为多种剂型（片剂、散剂、混悬剂、气雾剂、注射剂）的原料。我国生产的有维生素 A 微囊、复方甲地孕酮微囊、牡荆油微囊等。

7. 膜剂（药膜）　是将药物溶解于或混悬于多聚物的溶液中，经涂膜干燥而制成，如硝酸甘油药膜、喘舒膜（氨双氯喘通）；供舌下含服，亦可供外用的，如避孕药膜（阴道用）、毛果芸香碱眼用药膜（直接放于结膜囊内使用）。

（四）气雾剂、气溶液

气雾剂、气溶液指药物与抛射剂（液化气体或压缩气体）一起封装入带有阀门的耐压容器内的液体制剂，使用时借助抛射剂的压力将含有药物的内容物以极细的气雾（一般在 10 μm 以下）喷射出来，吸入后药物可直达肺部深处，能立即发生作用，用于支气管哮喘急性发作，如"息喘灵"气雾剂、芸香草气雾剂；外用于皮肤病、烧伤治疗的气雾剂雾粒则较大，如烧伤气雾剂。

（五）新剂型

1. 持续释放剂型　利用无药理活性的基质或包衣，阻止药物迅速溶出以达到比较持久的疗效。包括缓释剂和控释剂，缓释剂是单位时间内按一定比例释出药物；控释剂是单位时间内按一定数量释出药物。

2. 贮库制剂　包括贮库注射剂和植入制剂，前者多指肌内注射后药物沉积于组织中缓慢放出药物的注射剂；后者多为皮下埋植的内分泌制剂，如长效避孕药右旋炔诺酮的皮下植入制剂，埋植一次，有效避孕期可达 5 年。

五、药品标识

（一）药品名称

1. 通用名　又称一般名，由研究该药的单位命名，被国家药政管理部门认定，可作为国家药典收载的法定名称，常用在书刊中，任何该产品的生产者都可以使用的名称，也是文献、教材、资料中以及在药品说明书中标明有效成分的名称。

2. 商品名　是药厂生产新药时，向政府管理部门申请应用的专属名称。申请的专利名称，可由生产厂家而不同，生产厂家为了保护自己的利益，在通用名不能得到保护的情况下，利用商品名来保护自己并努力提高产品的声誉。目前在我们国家，每个药品都有一个国家法定的通用名，各生产企业根据需要还可以另加一个商品名，同一种药品使用几种甚至几十种不同商品名的现象并不罕见。据不完全统计，现有药品的商品名已在10000 种以上。

3. 化学名　依药物的化学组成按公认的命名法命名，很少为医护人员所采用。

（二）批准文号

1. 批号　每种药品都标有批号。批号是药品每批生产出来的时间。一般采用 6 位数来表示，如"210601"，前两位数表示年，中间两位数表示月，末尾两位数表示日，即2021 年 6 月 1 日生产。如果印有"210601 - 2"则表示 2021 年 6 月 1 日生产的第 2 批。如果标明批号后，印有有效期 3 年，表示到 2024 年 5 月 31 日前有效。

2. 有效期、失效期　有效期是药品经过一系列科学实验，根据各种因素考核和观察

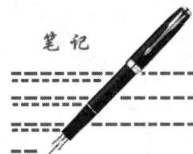

后确定的，以其效价和稳定性为标准，订出的每个药品的有效期限，一般以整年计算。如标签上印着"有效期 2022 年 6 月"，说明该药 2022 年 6 月 30 日前有效。也有的标上批号，并印上有效期几年。失效期指药品从生产出来之日起，到规定的有效期的时间。如印有"失效期 2022 年 6 月"表示到 2022 年 6 月 1 日就失效了。有效期与失效期虽同是一个月份，但天数相差 30 天，应加以注意。药品超过有效期，原则上应停止使用，如果药品保管得当，稍微超过有效期，还可能保持原有疗效，或稍有降低，如因条件所限，仍想使用此药，应经药检部门人员或相关检验，得到允许后再用，否则会延误治疗，甚至导致不良后果。

六、处方药与非处方药

1999 年 6 月 11 日经国家药品监督管理局局务会审议通过《处方药与非处方药分类管理办法》（试行），本办法自 2000 年 1 月 1 日起施行。本办法根据药品品种、规格、适应证、剂量及给药途径不同，要求对药品分别按处方药与非处方药进行管理。

处方药必须凭执业医师或执业助理医师处方才可调配、购买和使用；非处方药不需要凭执业医师或执业助理医师处方即可自行判断、购买和使用。国家药品监督管理局负责非处方药目录的遴选、审批、发布和调整工作。非处方药的包装印有国家指定的非处方药专有标识"OTC"，是英文短语"over the counter drug"的缩写。

七、药品管理

（1）剩药如无必要一般不必保存。在丢弃前应把药物自包装中倒出，不要整包装丢弃，防止他人误拾误用。

（2）请将药品放在儿童不能接触的地方，更不要把药品给孩子玩。

（3）药品最好分类存放，如内服药和外用药。药品说明书应同时保存好，以备查用。不要用某一种药的瓶子去装另一种药，以免误服误用，发生危险。

（4）须冷藏的药品，如胰岛素、利福平滴眼液等，要放在冰箱的冷藏室内，绝不要放在冷冻室内。

（5）须避光保存的药品（在空气中易氧化变质的药品），如维生素 C、硝酸甘油等，要放在密闭的棕色瓶中。

（6）须防潮的药品，如干酵母、维生素 B_1、复方甘草片等，要放在密闭的容器里，使用后塞紧瓶盖。

（7）注意失效期，应经常查看，过期失效的药品应及时丢弃。不要保存有怀疑的或是标签不清的药品，以免误用。

（8）药品的外观检查

①标签内容清晰可辨，批文、批号、生产厂家等齐全。

②注射剂：溶液澄明、无异物、无结晶，颜色正常，瓶身无破损，无疵点。小针剂无漏气，大输液不松盖。

③片剂：无破碎、松散、变色、发霉、粘瓶、斑点。糖衣片还应无褪色、龟裂、溶化、膨胀等现象。

④溶液剂：无变色、沉结、沉淀、分层、发霉、发酵、酸败、异臭等现象。

⑤散剂、冲剂：无变色、风化、结块、异臭、霉变、虫蛀等现象。

⑥霜剂、软膏剂：无变色、霉变、结块、溶化、分层、油脂酸败、异臭等现象。

⑦其他药品要根据其理化性质，做相应的外观检查。

⑧外观检查发现有疑问时，应暂停使用。必要时送药检部门检定，待核实确认合格后，方可使用。

⑨麻醉药品管理：麻醉药品由指定的医药经营部门的供应点供应，供应点的设立，应由省、自治区、直辖市卫健委、医药管理局报经国家卫健委、医药管理总局批准。供应点只准供给经地、市卫健委批准的医疗单位按规定限量供应，其他未经批准的单位和个人一律不能供应。使用麻醉药品的医务人员必须具有医师以上专业技术职务，并经考核能正确使用麻醉药品者使用。

实验二　静脉给药速度对药物作用的影响

【实验目的】

观察相同剂量的氯化钙注射液静脉注射速度不同所产生的不同结果。

【实验对象】

家兔。

【实验用品】

1. 药品　5%氯化钙注射液。
2. 器材　兔固定器1个，10 ml注射器1支，酒精棉球，磅秤1台。

【实验步骤】

一、三、五组同学各取家兔1只，为甲兔，称重，观察正常呼吸、心跳和活动等情况后，由耳缘静脉快速注射（5~10秒钟内注完）5%氯化钙5 ml/kg。观察呼吸、心跳有何变化（注意是否停博）。二、四、六组同学各取家兔1只，为乙兔，称重，用上述相同剂量的氯化钙，缓慢从耳缘静脉注射（于4~5分钟内注完）。观察呼吸、心跳与耳缘静脉快速注射的家兔有何不同。

【实验结果】

将观察结果填入表2-7-1。

表2-7-1　静脉给药速度对药物作用的影响

兔号	体重（kg）	给药前情况	药物及剂量	给药速度	给药后反应
甲					
乙					

【注意事项】

要把握好家兔耳缘静脉注射的速度。快、慢两组合作，注意观察家兔不同给药速度后的反应。

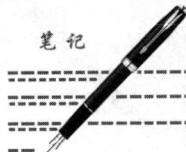

【思考题】

结合临床常用急救药物思考静脉给药速度对药物作用的影响。

实验三　药物血浆半衰期测定

【实验目的】

测定水杨酸钠的血浆浓度并计算半衰期，分析其临床意义。

【实验原理】

药物血浆半衰期（$t_{1/2}$）即血浆药物浓度下降一半所需要的时间。绝大多数药物是按一级消除动力学规律消除，因此每种药物都有其固定的 $t_{1/2}$，不因血浆药物浓度高低而改变。本实验用分光光度法测定水杨酸钠的血浆浓度并计算 $t_{1/2}$。水杨酸钠为抗炎药，经肝脏代谢，在酸性环境中成为水杨酸，与三氯化铁生成一种紫色的络合物，在 520 nm 波长下比色，其光密度与水杨酸浓度成正比。

【实验对象】

家兔（3 kg 左右，健康）。

【实验用品】

1. 药品　100 g/L 水杨酸钠溶液，0.2 g/L 水杨酸钠标准溶液，100 g/L 三氯醋酸溶液，100 g/L 三氯化铁溶液，5 g/L 肝素溶液，蒸馏水。

2. 器材　722 型分光光度计，离心机，烧杯（50 ml），试管（10 ml），试管架，注射器（5 ml），长针头，吸管（0.5 ml，1 ml，5 ml），玻璃记号笔，吸球，计算器，纱布，磅秤。

【实验步骤】

（1）家兔一只，称重，充分拔去耳缘静脉处被毛，剪去家兔左胸及剑突下的被毛。

（2）试管 4 只，按 1，2，3，4 的顺序编号，各加入 100 g/L 三氯醋酸 3.5 ml。

（3）用 5 g/L 肝素溶液润湿注射器和长针头的内腔后，心脏穿刺取血 2 ml，1 号管（对照管）和 2 号管（标准管）各推入 1 ml，摇匀静置。

（4）由耳缘静脉缓慢注射 100 g/L 水杨酸钠溶液 2 ml/kg。

（5）静脉注射水杨酸钠后的 0～10 分钟和 30～60 分钟期间，从心脏或其他血管各取血 1 ml，分别置于 3 号管（给药管）和 4 号管（给药管），摇匀静置，记录取血的准确时间。

（6）在 2 号管内加入 0.2 g/L 水杨酸钠 1 ml，其他 3 个管各加入蒸馏水 1 ml，摇匀静置。

（7）对 4 支试管进行离心 5 分钟，转速 2500 r/min，然后从每一个管精确吸取上清液 3 ml，再分别置入另一组有对应编号的试管中，每管各加入 100 g/L 三氯化铁 0.5 ml，摇匀后可显色。

（8）在分光光度计 520 nm 波长下，以 1 号管为对照组，测定其余各管的光密度值。

（9）由标准管的光密度值（Y）和浓度（X）求比值 K，即 K = X/Y，再根据 X = K × Y，由 Y_1（0～10 分钟给药管光密度值）和 Y_2（30～60 分钟给药管光密度值）求得 X_1 和 X_2，然后代入公式求出 $t_{1/2}$。

【实验结果】

1. 将测定数据及计算数据填入表 2 - 7 - 2

表 2 - 7 - 2   水杨酸钠血浆半衰期的测定

管　号	光密度	K 值	实测浓度（μg/ml）
1 号管（对照管）			
2 号管（标准管）			
3 号管（0～10 分钟给药管）			
4 号管（30～60 分钟给药管）			

2. 根据公式计算 $t_{1/2}$

$$t_{1/2} = \frac{0.301}{(\lg X_1 - \lg X_2) / \triangle t}$$

式中 X_1 和 X_2 分别为 2 次的血药浓度值，$\triangle t$ 为 2 次取血的间隔时间。

3. 作图法求 $t_{1/2}$　在半对数坐标纸上，以时间为横坐标，血浆药物浓度对数值为纵坐标，将 2 次测算的 X_1 和 X_2 作点连线，即为药物时量曲线，在此线上找出血浆药物浓度下降一半所对应的时间，即为该药的半衰期。

【注意事项】

（1）本实验系定量比较，故每次抽取血液或试液的容量必须准确。

（2）顺利地采集足够量的血液是保证实验成功的关键。

（3）如家兔耳缘静脉取血，可使用二甲苯涂搽皮肤，充分扩张血管。

【思考题】

测定药物血浆半衰期的临床意义。

实验四　传出神经系统药物对血压的影响

【实验目的】

观察传出神经系统药物对动物血压的影响。

【实验对象】

家兔。

【实验用品】

1. 药品 3%戊巴比妥钠，0.5%肝素生理盐水，0.1%盐酸肾上腺素，0.2%重酒石酸去甲肾上腺素，0.05%盐酸异丙肾上腺素，1.0%盐酸酚妥拉明，0.1%盐酸普萘洛尔，0.05%肝素生理盐水。实验用药液配制及剂量计算参考表见表2-7-3。

2. 器材 电脑（BL-420生物信号处理系统），兔手术台，压力换能器1个，塑料三通2个，万能支架1台，螺旋夹1个，手术剪刀1把，手术刀1把，弯头止血钳2把，直尖止血钳4把，眼科小剪刀1把，眼科小镊子1把，动脉套管1个，小动脉夹2个，气管插管1个。20 ml注射器1个，10 ml注射器1个，1 ml注射器4个，5 ml注射器2个，磅秤。

【实验步骤】

（1）取兔一只，称重，以1 ml/kg的剂量静脉注射3%戊巴比妥钠麻醉兔，并将兔仰缚于兔手术台上。

（2）将压力换能器上连接的三通管用0.05%肝素溶液充满，并排除里面的空气，关闭三通管与压力换能器的联通。

（3）分离一侧颈总动脉，在动脉下穿两根线，远心端结扎，近心端用动脉夹夹住，用眼科剪在动脉上剪一"V"形口，将连有压力换能器的动脉套管插入"V"形口中，用线结扎。检查后，打开三通管与压力换能器的联通，以备描记血压。

（4）建立兔耳缘静脉通道，以备给药。每次给药后用生理盐水0.5 ml将药液冲入静脉内。描记一段正常血压后，开始给药。

（5）给药并观察血压变化

1）观察拟肾上腺素药物对血压的影响：①0.001%盐酸肾上腺素0.05 ml/100 g。②0.001%去甲肾上腺素0.05 ml/100 g。③0.25%盐酸异丙肾上腺素0.05 ml/100 g。

2）观察应用α受体阻断剂（酚妥拉明）后拟肾上腺素药物对血压的影响：0.5%酚妥拉明0.1 ml/100 g缓慢推入，用药2~5分钟后再重复给第一组3种拟肾上腺素药。

3）观察应用β受体阻断剂（普萘洛尔）后拟肾上腺素药对家兔血压的影响：0.1%盐酸普萘洛尔0.15 ml/100 g缓慢推入，用药5分钟后再重复给第一组3种拟肾上腺素药。

表2-7-3 实验用药液配制及剂量计算参考表

药 物	原药浓度	实验用药配制	实验用药浓度	实验动物用药剂量
盐酸肾上腺素	0.1%	0.2 ml + H_2O 至10 ml	0.002%	0.15 ml/kg
重酒石酸去甲肾上腺素	0.2%	0.15 ml + H_2O 至10 ml	0.003%	0.2 ml/kg
盐酸异丙肾上腺素	0.05%	0.4 ml + H_2O 至10 ml	0.002%	0.15 ml/kg
盐酸酚妥拉明	1.0%		1%	0.1 ml/kg
盐酸普萘洛尔	0.1%		0.1%	0.5 ml/kg

【注意事项】

（1）分离血管及神经时动作应轻柔。

（2）应等待前一次药物引起的血压变化基本恢复后给药。

（3）实验结束后，动物可采用夹住气管窒息、静推空气栓塞等方法处死。及时将实验器械及套管冲洗干净以防堵塞。

【思考题】

（1）你能以受体学说理论分析实验结果吗？

（2）肾上腺素、去甲肾上腺素、异丙肾上腺素在作用及应用上的异同点是什么？

实验五　传出神经系统药物对兔眼瞳孔的影响

【实验目的】

观察传出神经系统药物对兔眼瞳孔的影响，并分析后两类药物散瞳作用的机制。

【实验对象】

家兔。

【实验用品】

1. 药品　1%硫酸阿托品溶液，1%硝酸毛果芸香碱溶液，0.5%水杨酸毒扁豆碱溶液，1%盐酸苯肾上腺素溶液。

2. 器材　兔固定箱1个，手电筒1个，测瞳尺1把。

【实验步骤】

取家兔2只，于适当光照下，用测瞳尺测量两眼瞳孔的大小（mm），并用手电筒光检测对光反射。然后按表2-7-4向家兔的结膜囊内各滴药2滴，滴药后10分钟，在同样的光照下，再测两兔左、右眼的瞳孔大小和对光反射。

2-7-4　家兔滴眼药物

兔号	左眼	右眼
甲	1%硫酸阿托品	1%硝酸毛果芸香碱
乙	1%盐酸苯肾上腺素	0.5%水杨酸毒扁豆碱

如滴硝酸毛果芸香碱及水杨酸毒扁豆碱的眼瞳孔已经缩小，在这两眼的结膜囊内再滴入1%硫酸阿托品溶液2滴，10分钟后检查瞳孔大小和对光反射又有何变化。

【实验结果】

将观察结果填入表2-7-5。

表 2 - 7 - 5　传出神经系统药物对兔眼瞳孔的影响

兔号	眼睛	药物	瞳孔大小（mm）		对光反射	
			给药前	给药后	给药前	给药后
甲	左 右	阿托品 毛果芸香碱 再滴阿托品				
乙	左 右	苯肾上腺素 毒扁豆碱 再滴阿托品				

【注意事项】

（1）测量瞳孔时不能刺激角膜，光照强度及角度需前后一致，否则将影响实验结果。

（2）观察对光反射时只能用闪射灯光。

【思考题】

拟胆碱药、抗胆碱药及拟肾上腺素药对兔瞳孔有什么影响？

实验六　药物对小鼠小肠运动的影响

【实验目的】

（1）熟悉小肠推进运动实验方法——碳末灌胃法。

（2）观察阿托品、新斯的明对小鼠小肠蠕动的影响。

【实验对象】

小鼠，体重 18 ~ 22 g，雌雄不限。

【实验用品】

1. 药品　0.25% 硫酸阿托品，0.002% 甲基硫酸新斯的明溶液，10% 碳末，生理盐水。

2. 器材　手术剪 1 把，直尺，灌胃针头，1 ml 注射器 3 个，肾形盘 1 个，磅秤。

【实验步骤】

（1）取禁食 12 小时小鼠 9 只，称重，随机分为甲、乙、丙三组，每组 3 只，编号做标记，并做好记录。

（2）甲组鼠腹腔注射生理盐水 0.1 ml/10 g，5 分钟后乙组鼠腹腔注射阿托品 0.1 ml/10 g，再过 5 分钟后丙组鼠腹腔注射新斯的明 0.1 ml/10 g，分别计时。

（3）腹腔注射给药 10 分钟后，三组小鼠分别灌胃 10% 碳末 0.2 ml/10 g。

（4）灌胃 30 分钟后将小鼠脱颈椎处死，打开腹腔，剪取上端至幽门，下端至回盲部的肠管，置于托盘上。轻轻将小肠拉直，测量肠管长度作为"小肠总长度"，从幽门至碳末前沿的距离为"碳末推进距离"。用公式计算碳末推进率，观察三组的区别。

$$碳末推进率（\%）= \frac{碳末推进距离}{小肠总长度} \times 100\%$$

【实验结果】

将观察结果填入表 2 - 7 - 6 中。

表 2 - 7 - 6　药物对小鼠小肠蠕动的影响

组别	小肠总长度（cm）	碳末推进距离（cm）	碳末推进率（%）
生理盐水			
阿托品			
新斯的明			

【注意事项】

（1）取小肠时动作要轻，以免扯断小肠。

（2）开始给药及处死动物的时间必须准确，以免时间不同造成误差。

（3）碳末灌胃前应摇匀。

【思考题】

比较三组碳末推进率并讨论新斯的明、阿托品对肠蠕动的作用有何不同，为什么？

实验七　药物对离体肠的作用

【实验目的】

（1）学习离体肠肌的实验装置和方法。

（2）观察拟胆碱药和抗胆碱药、拟肾上腺素药和抗肾上腺素药对离体肠肌的作用。

【实验原理】

动物的离体肠肌在适宜的营养液环境中，仍具有兴奋和收缩等特性。由于肠肌上分布有 M 受体、α 受体和 β 受体等，当向营养液中加入 ACh（M、N 受体激动药）、阿托品（M 受体阻断药）、毛果芸香碱（M 受体激动药）、肾上腺素（α、β 受体激动药）及新斯的明（抗胆碱酯酶药）等药物时，可与相应的受体结合，激动或阻断相应的受体，引起肠肌收缩或松弛。氯化钡是一种非受体作用的有毒化合物，对肠肌有直接的兴奋收缩作用，常用于药理实验中。

【实验对象】

家兔。

【实验用品】

1. 药品　台氏液、0.001% 氯化乙酰胆碱溶液、0.1% 硫酸阿托品溶液、0.1% 硝酸毛

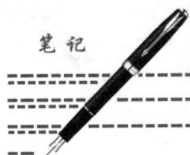

果芸香碱溶液、0.01% 盐酸肾上腺素溶液、0.3% 盐酸普萘洛尔溶液、0.05% 溴化新斯的明溶液、0.1% 氯化钡溶液。

2. 器材　BL-420 生物信号处理系统、恒温水浴灌流泵、张力换能器、铁支架、离体器官灌流浴槽、L 形通气管、气泵、小烧杯、大烧杯、注射器（1 ml、5 ml）、培养皿、手术线、持针器、手术针、镊子、记号笔。

【实验步骤】

（1）家兔 1 只，击头致死，立即剖腹，轻轻剪下空肠和回肠上半段，入冷台氏液中，将肠系膜沿肠壁分离掉，用台氏液把肠内容物冲洗干净，将肠剪成 2~2.5 cm 长的肠段备用，如不立即使用，可将肠段放入台氏液，置于冰箱中保存，一般可保持活力在 12 小时左右。

（2）实验前，先调好恒温装置，温度保持在 37~38 ℃，在浴槽中装入台氏液，并标记好液面高度。经气泵注入空气（每秒 1~2 个气泡）。

（3）启动 BL-420 生物信号处理系统，连接张力换能器于相应通道，将张力换能器固定于铁支架上。

（4）取肠管一段，两端穿线，一端固定于通气管的小钩上，放入浴槽中，另一端连接在张力换能器上。待离体肠段稳定 5~10 分钟后，调试 BL-420 生物信号处理系统：设置增移、速度、打印通道、屏幕及曲线色彩等。

（5）进入记录状态：描记一段正常收缩曲线，继而依次向浴槽中加药物进行实验。注意：每加入一次药液，至作用明显后，用台氏液连续冲洗 3 次，等到曲线恢复到用药前的水平，随之描记一段基线，再加入下一个药液。如果肠管反应已失灵，可更换一段肠管。

①0.001% ACh 溶液 0.2 ml，当肠肌活动曲线降至基线时，连续冲洗 3 次。

②重复（1），作用达最高点时再加 0.1% 阿托品 0.2 ml，记录曲线变化后连续冲洗 3 次。

③加 1% 氯化钡 1.0 ml，作用达高峰时立即加入 0.1% 阿托品 1.0 ml，记录曲线变化。

④待肠肌活动稳定后加入 0.1% 毛果芸香碱 0.5 ml，观察描记肠肌活动曲线后连续冲洗 3 次。

⑤加 0.1% 阿托品 0.5 ml，作用明显时再加 0.1% 毛果芸香碱 0.5 ml，观察描记肠肌活动曲线后连续冲洗 3 次。

⑥加 0.01% 肾上腺素 0.5 ml，观察描记肠肌活动曲线后连续冲洗 3 次。

⑦加 0.3% 普萘洛尔 0.5 ml，接触 2~3 分钟后，再加 0.01% 肾上腺素 0.5 ml，观察描记肠肌活动曲线后连续冲洗 3 次。

⑧加 0.05% 新斯的明 0.5 ml，观察描记肠肌活动曲线

【实验结果】

打印出实验曲线，并对曲线进行讨论。

【注意事项】

（1）实验用动物在实验 24 小时禁食，但不禁水，以保持肠腔无粪便。

（2）培养皿中的台氏液温度保持 37~38 ℃，否则将影响肠肌活动。

（3）每给1次药物后，均要用台氏液冲洗3次，每次进液保留时间≥1分钟。

【思考题】

哪些传出神经药物对肠肌活动有明显影响？叙述其作用机制及临床意义。

实验八　氯丙嗪对体温调节的影响

【实验目的】

观察抗精神失常药氯丙嗪对体温调节的影响。

【实验对象】

小鼠，体重18~22g，雌雄不限。

【实验用品】

1. 药品　生理盐水，0.03%氯丙嗪溶液。
2. 器材　半导体温度计，1 ml注射器2支，钟罩，普通冰箱。

【实验步骤】

（1）取小鼠4只，分别称重，标记。

（2）分别测量每只小鼠的正常肛温。

（3）给药：甲鼠腹腔注射氯丙嗪0.1 ml/10 g，乙鼠腹腔注射生理盐水0.1 ml/10 g，放置室温环境；丙鼠腹腔注射氯丙嗪0.1 ml/10 g，丁鼠腹腔注射生理盐水0.1 ml/10 g，放置10℃冰箱内。

（4）30分钟后，分别再测各鼠的肛温，比较各鼠之间的差异。

【实验结果】

将观察结果填入表2-7-7中。

表2-7-7　氯丙嗪对小鼠体温的影响

编号	体重（g）	注射药物	注射前温度	30分钟后温度	温差	环境

【注意事项】

每次测肛温的时候，要尽量准确。

【思考题】

结合实验讨论氯丙嗪对体温调节的影响。

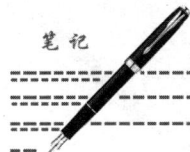

实验九　镇痛药物实验

【实验目的】

（1）观察哌替啶、罗通定及赖氨匹林（阿司匹林和赖氨酸的复盐）的镇痛效应。
（2）熟悉扭体法镇痛实验方法。

【实验原理】

腹膜有广泛的感觉神经分布，应用一些化学刺激物注入小鼠腹腔内，引起腹腔深部大面积而持久的疼痛刺激，致使小鼠产生"扭体"反应（腹部内凹、后腿伸展、臀部高起）。镇痛药对此有抑制作用，可明显减少发生"扭体"反应的小鼠数。

【实验对象】

小鼠，体重 18~22 g，雌雄不限。

【实验用品】

1. 药品　0.2% 盐酸哌替啶溶液，0.2% 硫酸罗通定溶液，0.2% 赖氨匹林溶液，0.05% 酒石酸锑钾溶液或 0.6% 醋酸溶液，生理盐水。
2. 器材　1 ml 注射器 2 支。

【实验步骤】

（1）将符合体重的健康小鼠 12 只，随机分为甲、乙、丙、丁四组，每组 3 只。甲组每鼠腹腔注射 0.2% 盐酸哌替啶溶液 0.1 ml/10 g 体重，乙组每鼠腹腔注射 0.2% 硫酸罗通定溶液 0.1 ml/10 g 体重，丙组每鼠腹腔注射 0.2% 赖氨匹林溶液 0.1 ml/10 g 体重，丁组每鼠腹腔注射生理盐水 0.1 ml/10 g 体重。

（2）30 分钟后，各鼠均腹腔注射 0.05% 酒石酸锑钾溶液 0.2 ml，观察 10 分钟内各组出现扭体反应的小鼠数。

（3）实验完毕后，综合全实验室结果，计算各药的镇痛百分率。

$$药物镇痛百分率（\%）=\frac{实验组无扭体反应数-对照组无扭体反应数}{对照组扭体反应数}\times100\%$$

【实验结果】

将观察结果填入表 2-7-8 中。

表 2-7-8　药物镇痛作用比较

组别	鼠数（只）	扭体反应鼠数（只）	无扭体反应鼠数（只）	镇痛百分率（%）
甲				
乙				
丙				
丁				

【注意事项】

（1）酒石酸锑钾溶液宜用时新配，久置会使作用减弱。

（2）给药组比对照组的扭体反应发生率减少50%以上的，才能认为有镇痛效力。

【思考题】

从实验结果比较各种镇痛药物的镇痛作用与应用。

实验十　药物的致惊厥与抗惊厥作用

一、苯巴比妥钠抗惊厥作用

【实验目的】

观察尼可刹米的致惊厥作用与苯巴比妥纳的抗惊厥作用并分析其临床意义。

【实验对象】

小鼠，体重 18～22 g，雌雄不限。

【实验用品】

1. 药品　2.5%尼可刹米溶液，0.5%苯巴比妥钠溶液，生理盐水。

2. 器材　电子天平，1 ml 注射器，针头，小鼠铁丝笼，大烧杯，镊子等。

【实验步骤】

取小鼠 2 只，称重、编号。甲鼠腹腔注射生理盐水每 10 g 体重 0.1 ml，乙鼠腹腔注射 0.5%苯巴比妥钠溶液 10 g 体重 0.1 ml 作为对照。15 分钟后两鼠分别腹腔注射 2.5% 尼可刹米溶液每 10 g 体重 0.2～0.3 ml，即将小鼠置入大烧杯内，观察两鼠有无惊厥发生（以后肢强直、竖尾作为惊厥指标），观察甲、乙两鼠惊厥出现的速度及程度有无不同。

【实验结果】

将实验结果填入表 2－7－9 中

表 2－7－9　苯巴比妥钠的抗惊厥作用结果

鼠号	体重（g）	药物及剂量（ml）	有无惊厥	惊厥		
				发生时间（分钟）	持续时间（分钟）	程度
甲		先注射生理盐水 后注射尼可刹米				
乙		先注射苯巴比妥钠 后注射尼可刹米				

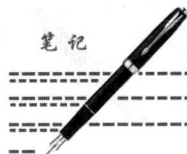

【注意事项】

（1）尼可刹米宜实验前 1 小时内现配。

（2）本实验也可用 2% 安钠咖溶液每 10 g 体重 0.2 ml 腹腔注射或 1% 戊四氮溶液每 10 g 体重 0.1 ml 皮下注射致惊厥。

（3）注射方法要规范，否则会影响实验结果。

二、地西泮抗惊厥作用

（一）方法一

【实验目的】

观察中枢兴奋药致惊厥作用与地西泮抗惊厥作用，并分析其临床意义。

【实验对象】

小鼠。

【实验用品】

1. 药品　0.08% 二甲弗林溶液，0.1% 地西泮溶液，生理盐水。
2. 器材　电子天平，1 ml 注射器，小鼠观察笼，大烧杯，镊子等。

【实验步骤】

取小鼠 2 只、称重、编号，观察正常活动。两鼠均皮下注射 0.08% 二甲弗林（回苏灵）溶液每 10 g 体重 0.1 ml 致惊厥。一旦出现惊厥，立即给甲鼠腹腔注射 0.1% 地西泮溶液每 10 g 体重 0.2 ml。乙鼠腹腔注射生理盐水每 10 g 体重 0.2 ml 作为对照，比较两鼠惊厥的发生、停止和死亡情况。

【实验结果】

将实验结果填入表 2 – 7 – 10 中

表 2 – 7 – 10　地西泮对二甲弗林所致惊厥的抗惊厥作用

鼠号	体重（kg）	致惊厥药物（ml）	开始惊厥时间（分钟）	致惊厥药物（ml）	惊厥停止或死亡时间（分钟）
甲					
乙					

（二）方法二

【实验对象】

家兔。

【实验用品】

1. 药品　8% 尼可刹米注射液，0.5% 地西泮注射液，生理盐水，75% 乙醇。

2. 器材　磅秤，兔固定箱，乙醇棉签，烧杯（40 ml），广口瓶（60 ml），注射器，镊子等。

【实验步骤】

取健康家兔 2 只，编号，称重。两兔均由耳缘静脉注射 8% 尼可刹米溶液 0.5 ml/kg，待家兔出现惊厥后（躁动、角弓反张等），甲兔立即由耳缘静脉注射生理盐水 1 ml/kg，乙兔耳缘静脉注射 0.5% 地西泮溶液 1 ml/kg，观察两兔惊厥程度有何不同。

【实验结果】

将实验结果填入表 2 - 7 - 11 中

表 2 - 7 - 11　地西泮对尼可刹米所致惊厥的抗惊厥作用

鼠号	体重	药物	结果
甲		尼可刹米 + 生理盐水	
乙		尼可刹米 + 地西泮	

【注意事项】

（1）给药后应立即计时，计时要准确。

（2）小鼠惊厥前兆为竖尾、洗脸等反应，要注意观察。

（3）从给药开始到出现惊厥时间，为开始惊厥时间。从出现惊厥开始，到惊厥停止或死亡时间，为惊厥停止或死亡时间。

【思考题】

具有抗惊厥作用的药物有哪些？其作用机制有何不同？

实验十一　吗啡对呼吸的抑制与解救

【实验目的】

观察吗啡对呼吸的抑制作用及尼可刹米对吗啡抑制呼吸的解救作用。

【实验对象】

家兔（每只 1.5 ~ 2.0 kg，健康）。

【实验用品】

1. 药品　1% 盐酸吗啡溶液，8% 尼可刹米注射液，75% 乙醇。

2. 器材　生物医学信号采集处理系统，呼吸换能器，双凹夹，铁支架，兔固定箱，兔玻璃口鼻罩，硅胶管，磅秤，注射器（2 ml、5 ml），镊子，乙醇棉签，烧杯（40 ml），广口瓶（60 ml），镊子等。

【实验步骤】

（1）取家兔1只，称重，置于兔固定箱内，将兔用玻璃口鼻罩罩住，口鼻罩一端通过呼吸换能器与生物医学信号采集处理系统相连。

（2）描记正常呼吸曲线并测振幅大小，连测3次，求得平均值为正常呼吸深度。记录15秒内呼吸的次数，连测3次，求得平均值即为正常呼吸频率。

（3）给药：由耳缘静脉注入1%盐酸吗啡溶液1 ml/kg（速度宜快），3～5分钟后，重复上述记录3次，注意呼吸频率和深度有何变化。待呼吸抑制明显时，再由耳缘静脉注入8%尼可刹米溶液1ml/kg（速度宜慢），重复上述记录3次，测量呼吸频率和深度有何变化。

【实验结果】

将实验结果填入表2－7－12中。

表2－7－12　吗啡与尼可刹米对呼吸作用的结果比较

组别	呼吸频率（次/min）				呼吸深度（mm）			
	1	2	3	平均	1	2	3	平均
正常								
吗啡								
尼可刹米								

【注意事项】

（1）注射吗啡速度宜快，呼吸抑制效果好。

（2）呼吸明显抑制时，解救要及时，以免引起动物死亡。

（3）注射尼可刹米速度要缓慢，否则易引起惊厥。

【思考题】

（1）吗啡为什么可以抑制呼吸？有何临床意义？

（2）尼可刹米可解救哪些呼吸抑制？使用时应注意什么？

实验十二　利尿药对家兔尿量的影响

【实验目的】

观察速尿和高渗葡萄糖溶液的利尿和排氯离子作用。

【实验原理】

氯离子测定原理：

在酸性环境中，硝酸银容易解离，解离的银离子与尿中的氯离子结合，生成氯化银而沉淀，略过量的硝酸银的银离子可与铬酸钾作用生成桔红色的铬酸银，以消耗的硝酸银的多少折算尿中氯离子量，化学反应如下：

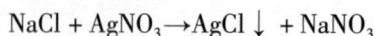

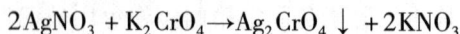

$$NaCl + AgNO_3 \rightarrow AgCl \downarrow + NaNO_3$$

$$2AgNO_3 + K_2CrO_4 \rightarrow Ag_2CrO_4 \downarrow + 2KNO_3$$

【实验对象】

雄性家兔。

【实验用品】

1. 药品　生理盐水、0.1%速尿溶液、50%葡萄糖溶液、1%盐酸丁卡因溶液、20%铬酸钾、2.906%硝酸银溶液、液状石蜡。

2. 器材　试管、刻度吸管、量筒、8~10号导尿管、三角烧瓶、滴定管等。

【实验步骤】

（1）取禁食不禁水24小时的健康雄性家兔一只，称重。于实验前1小时用生理盐水（30 ml/kg体重）灌胃，以增加水负荷。

（2）把兔仰缚于兔板上，于尿道口内滴入2滴1%盐酸丁卡因溶液。导尿管头端涂上少许液状石蜡，然后导尿。见尿流出后，导尿管再推进2 cm。插入的导尿管总长度为10~12 cm。

（3）待尿流速度稳定后，自耳缘静脉依次注入下列药物：

①生理盐水2 ml/kg体重。

②50%葡萄糖溶液2 ml/kg体重。

③0.1%速尿溶液2 ml/kg体重。

记录各药作用10分钟所排出的尿量和作用持续时间。取各药作用的中段尿进行氯离子测定。

（4）尿中氯离子测定　取各药作用的中段尿1.0 ml，分别置于三角烧瓶中，加蒸馏水10 ml和20%铬酸钾2滴，再慢慢以硝酸银滴定，随滴随摇直至呈现桔红色为止，记录所用硝酸银毫升数。

按下式计算尿中氯离子的浓度：

$$氯离子浓度（mg/ml）= 所用硝酸银溶液量（ml）\times 0.006$$

【实验结果】

将实验结果填入表2-7-13中。

表2-7-13　利尿药对兔尿量和尿中氯离子浓度的影响

组别	10分钟尿量（ml）	硝酸银用量（ml）	尿中氯离子浓度（mg/ml）
生理盐水			
50%葡萄糖溶液			
0.1%速尿溶液			

【注意事项】

（1）每次给药后须用手轻压兔腹，以排尽膀胱中的尿液。

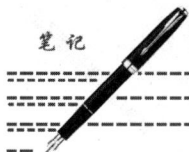

（2）记录各药作用10分钟尿量时，应用上述方法把10分钟末存留于膀胱内的尿液导入收集管中。

（3）50%葡萄糖溶液和0.1%速尿溶液在静脉注射后，一般在1～2分钟和5分钟内发挥作用。如届时无尿滴出，可轻轻转动导尿管，即可见尿液滴出。

（4）实验宜用雄兔。

【思考题】

葡萄糖和速尿作用原理及临床应用有何不同？

实验十三　抗心律失常药物的作用

【实验目的】

了解氯化钡引起心律失常的方法，观察利多卡因、苯妥英钠及普萘洛尔的抗心律失常作用。

【实验对象】

大鼠，体重200～300 g，雌雄不限。

【实验用品】

1. 药品　10%水合氯醛，0.2%氯化钡，0.25%利多卡因，1%苯妥英钠，0.1%普萘洛尔。

2. 器材　生物医学信号采集处理系统等。

【实验步骤】

（1）取大鼠称重，用10%水合氯醛300 mg/kg（0.3 ml/100 g）腹腔注射麻醉。背位固定于鼠板上，在一侧后腿腹面，剪开皮肤，暴露股静脉，向心方向插入输液针头（内充生理盐水），用胶布固定，以备给药。

（2）接心电图Ⅱ导联电极：右上肢红，左下肢黄，右下肢黑（地线）。打开电脑，调至心电记录状态下，记录Ⅱ导联正常心电图。

（3）静脉注射0.2%氯化钡4.0～5.3 mg/kg（0.2～0.27 ml/100 g），观察心电图变化情况，可出现各种心律失常（如室性早搏，室性心动过速，室性双向心动过速），并持续2～3分钟。

（4）待明显出现心律失常后静脉注射0.25%利多卡因5.0mg/kg（0.2mg/100g），观察心律失常有无消失，药效持续时间。

（5）待再出现心律失常时静脉注射1%苯妥英钠20 mg/kg（0.2 ml/100 g），观察2～3分钟有何变化。

（6）如果心律失常不再出现，可再静脉注射以上氯化钡的半量2.0 mg/kg（0.1 ml/100 g），若重现心律失常再静脉注射0.1%普萘洛尔3 mg/kg（0.3 ml/100 g），观察疗效和维持时间。

【实验结果】

电脑剪辑实验结果并打印。

【注意事项】

（1）注意团队的合作。
（2）股静脉穿刺针头要固定好。
（3）导联电极一定要刺入皮下。
（4）注意观察心电图的变化。
（5）学习图形的剪辑方法。

【思考题】

利多卡因，苯妥英钠及普萘洛尔在抗心律失常中的应用及注意事项。

实验十四　醋酸泼尼松龙对化学刺激性结膜炎的防治作用

【实验目的】

学习有害刺激致眼结膜炎模型的制作方法，进一步理解醋酸泼尼松龙的抗炎作用。

【实验原理】

桉叶油对黏膜有较强的刺激作用，可直接引起急性炎症，以此作为动物致炎模型。醋酸泼尼松龙等糖皮质激素主要通过抑制炎症介质的释放，改善或避免了炎症引起的红、肿、热、痛症状而产生抗炎作用。

【实验对象】

无白色眼疾家兔。

【实验用品】

1. 药品　25%桉叶油溶液（桉叶油∶植物油＝1∶3），0.12%醋酸泼尼松龙滴眼剂，生理盐水。
2. 器材　家兔固定器，滴管。

【实验步骤】

（1）每组取家兔1只，将其中一只眼的下眼睑拉成囊状并压迫好鼻泪管，往囊内滴入0.12%醋酸泼尼松龙3滴，另一只眼以同样的方法，往囊内滴入生理盐水3滴。10分钟后重复滴一次，向兔两眼各滴入25%桉叶油溶液1滴。

（2）每隔10分钟检查两眼结膜的病理改变，比较其结膜充血水肿出现的快慢和严重程度。

眼结膜炎症反应程度的判断分析：

0 级：结膜血管正常，无水肿。

1 级：结膜血管充血，呈红色且伴轻微水肿。

2 级：结膜血管难分辨，呈深红色，明显水肿。

3 级：结膜弥漫性充血，呈深红色；严重水肿致眼睑呈半闭状态。

【实验结果】

滴入桉叶油溶液后两眼炎症按级比较，将结果填入表 2 - 7 - 14 内。

表 2 - 7 - 14 醋酸泼尼松龙对眼结膜炎的影响

眼别	左眼	右眼
炎症出现时间（分钟）		
炎症程度 1 级		
2 级		
3 级		

【注意事项】

（1）滴眼时，必须使眼结膜浸在下眼睑囊的药液中，确保药物作用。

（2）做完实验后，应向生理盐水对照侧眼内滴入醋酸泼尼松龙，减轻炎症对兔眼结膜的损伤。

【思考题】

醋酸泼尼松龙对化学刺激性结膜炎防治的作用机制。

实验十五 胰岛素低血糖反应及解救

【实验目的】

（1）观察胰岛素过量用药引起的低血糖反应。

（2）学习低血糖反应的救治方法。

【实验原理】

脑组织贮存有极少量的糖原，必须不断从血中摄取葡萄糖，如供给不足可导致脑功能失常，严重时出现惊厥与昏迷。胰岛素能够促进全身组织对葡萄糖的摄取和利用，同时减少血糖的来源，降低血糖，过量则导致低血糖反应。

【实验对象】

小鼠，体重 18 ~ 22 g。

【实验用品】

1. 药品 20 U/ml 胰岛素溶液，0.9% 氯化钠注射液和 25% 葡萄糖溶液。

2. 器材　注射器（1 ml），烧杯（800 ml），恒温水浴箱等。

【实验步骤】

将恒温水浴箱调节于 37~38 ℃。每组取预先禁食不禁水 12 小时的小鼠 2 只，称重。一只小鼠腹腔注射 1 U/g 胰岛素溶液，另一只小鼠腹腔注射等容量 0.9% 氯化钠注射液做对照。然后将两只小鼠装入烧杯内并放置于 38℃ 左右的恒温水浴箱内，观察小鼠有何反应。当小鼠发生惊厥时（注射胰岛素的小鼠为 20~30 分钟），迅速将小鼠取出，把预先准备好的 25% 葡萄糖溶液 0.5~1.0 ml 立即腹腔注射，另一只小鼠不做处理作为对照。比较两组小鼠的最后结果。

【实验结果】

记录出现反应的时间及表现，分析腹腔注射葡萄糖对胰岛素作用的影响。

【注意事项】

（1）禁食条件一致。
（2）禁食后小鼠体重应在 20 g 以上。
（3）应选择安静和光线柔和、均匀的场所实验，因为声、光等外来刺激能增加小鼠对胰岛素的敏感度。

【思考题】

注射胰岛素的小鼠为何产生惊厥，对临床有何意义？

实验十六　有机磷农药中毒与解救

【实验目的】

（1）掌握有机磷农药 1605 中毒时的症状及其产生的机制。
（2）掌握阿托品、氯解磷定、解磷注射液在抢救有机磷农药中毒时的机制。

【实验对象】

家兔。

【实验用品】

1. 药品　5%1605 溶液，0.05% 硫酸阿托品，2.5% 氯解磷定，解磷注射液。
2. 器材　兔固定盒，5ml 注射器 1 支，输液管 1 套，小动脉夹 1 个，注射针头 3 个，酒精棉球，干棉球少许，开口器 1 个，胃管 1 根。

【实验步骤】

（1）取家兔 1 只，称其体重，观察下列指标：活动情况，瞳孔大小，呼吸情况，唾液分泌情况，肌张力及有无震颤，大小便等，分别记录之。

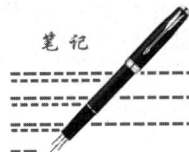

（2）将家兔置入兔固定盒，建立耳缘静脉通道。用开口器固定兔嘴，插入胃管，5% 1605 按 2 ml/kg 的剂量灌胃。

（3）灌胃后观察约 20 分钟，记录中毒症状出现时间。

（4）当家兔出现中毒症状（瞳孔缩小，站立不稳，呼吸急促，肌肉震颤）立即给予解救。给阿托品 1 ml，观察症状有何变化，再给 2.5% 氯解磷定 50～100 mg/kg（2～4 ml/kg），继续观察家兔症状变化情况。

【实验结果】

将结果填入表 2 - 7 - 15 中。

表 2 - 7 - 15　有机磷农药中毒与解救

体重	观察阶段	活动情况	呼吸情况	瞳孔大小	大小便情况	肌张力震颤
	给农药前					
	给农药后					
	给阿托品后					
	给氯解磷定后					

【注意事项】

（1）灌胃过程中保护好耳缘静脉通道。

（2）插胃管缓慢进入，插入长度约为胃管的 2/3，注意不要插入气管（留在口外的胃管置入盛水的盘子，如有气泡，则说明插入气管），注意不要盘在口腔内。灌胃后管内残药用少量生理盐水冲入胃内。

（3）灯光不要对着兔瞳孔。

（4）插胃管时注意固定开口器，保护胃管，防止兔咬烂。

（5）掌握解救时机。

（6）家兔实验前禁食，但要给水。

【思考题】

比较阿托品和氯解磷定以及解磷注射液解救有机磷中毒的效果，并联系实验结果分析其作用机制。

附：有机磷农药的中毒及解救录像

【实验目的】

（1）掌握有机磷农药中毒时的症状及其产生的机制。

（2）掌握阿托品、氯解磷定在抢救有机磷农药中毒时的机制。

【实验对象】

家兔。

【实验用品】

有机磷农药的中毒及解救光盘；电视；DVD。

【实验步骤】

学生在实验室观看录像。

【注意事项】

观看要点：有机磷农药中毒时的症状；阿托品给药的速度，缓解的症状；氯解磷定的给药速度，缓解的症状；医护人员团结协作的工作态度。

【思考题】

比较阿托品和氯解磷定解救有机磷农药中毒的效果，并联系录像分析其作用机制。

实验十七　硫酸镁急性中毒与解救

【实验目的】

观察硫酸镁急性中毒时的表现及钙剂的解救作用，并分析作用机制及临床意义。

【实验对象】

家兔。

【实验用品】

1. 药品　10%硫酸镁溶液，5%氯化钙溶液。
2. 器材　兔固定盒，婴儿秤一台，乙醇棉球，干棉球，5 ml 注射器 1 支，10 ml 注射器 1 支。

【实验步骤】

（1）取家兔 1 只，称重，并记录，观察正常活动及呼吸情况。

（2）由耳缘静脉注射 10% 硫酸镁溶液 2 ml/kg，观察反应并做记录。

（3）当出现中毒症状时（行动困难、低头、卧倒），立即由耳缘静脉缓慢注射 5% 氯化钙注射液 4～8 ml，直至四肢站立为止。抢救后如再次出现麻痹，应再次给钙剂。

【实验结果】

将观察结果填入表 2 – 7 – 16 中。

表 2 – 7 – 16　硫酸镁急性中毒与解救

观察指标	给药前情况	给硫酸镁后	给氯化钙后
呼吸			
肌张力			

【注意事项】

（1）注射硫酸镁时速度要稍快。

（2）注射氧化钙时速度宜慢。

【思考题】

（1）硫酸镁过量为什么会中毒？钙剂为什么能解除其毒性？

（2）结合实验说明药物拮抗作用的临床意义。

实验十八　药物配伍禁忌

【实验目的】

（1）通过不同药物配伍，联系临床实际，掌握配伍禁忌的临床意义。

（2）学习配伍变化检索表的查询方法。

【实验用品】

1. 药品　乳糖酸红霉素粉针 3 瓶（每瓶 0.3 g），250 ml 5% 葡萄糖注射液 1 瓶，500 ml 0.9% 氯化钠注射液 1 瓶，头孢曲松 1 瓶，注射用水 5 ml 2 支，葡萄糖酸钙注射液 1 支，硫酸庆大霉素注射液 1 支，双黄连注射液 1 支，碳酸氢钠 1 支，盐酸西咪替丁注射液 1 支。

2. 器材　10 ml 注射器 3 支，2.5 ml 注射器 2 支，5 ml 注射器 3 支，试管架 1 个，试管 4 支。

【实验步骤】

（1）将乳糖酸红霉素粉针编为甲、乙、丙号，然后甲瓶加入 0.9% 氯化钠注射液，乙瓶加入 5% 葡萄糖注射液，丙瓶加入注射用水，均为 6 ml，振摇 3 ~ 5 分钟后，观察是否溶解。

（2）

①用标记笔将试管标记为 1、2、3、4 试管。

②头孢曲松 1 瓶，加入灭菌注射用水 5 ml 溶解，抽出 2 ml 放入试管 1，再在试管 1 内加入葡萄糖酸钙 2 ml，振摇摇匀 3 ~ 5 分钟，观察现象。

③将硫酸庆大霉素注射液 2 ml 和双黄连注射液 2 ml 分别加到试管 2 内，振摇摇匀 3 ~ 5 分钟，观察现象。

④葡萄糖酸钙注射液 2 ml 和碳酸氢钠注射液 2 ml 分别加到试管 3 内，振摇摇匀 3 ~ 5 分钟，观察现象。

⑤盐酸西咪替丁注射液 2 ml 和碳酸氢钠注射液 2 ml 分别加到试管 4 内，振摇摇匀 3 ~ 5 分钟，观察现象。

（3）查阅注射用药物配伍禁忌表，比较操作配伍的结果与配伍禁忌表内容。

【实验结果】

将观察结果填入表 2 - 7 - 17，表 2 - 7 - 18 中。

表 2-7-17 乳糖酸红霉素在不同溶剂中的溶解结果

瓶号	溶剂	结果
甲	0.9%氯化钠注射液	
乙	5%葡萄糖注射液	
丙	注射用水	

表 2-7-18 不同药物配伍结果

药品	配伍药品	结果
头孢曲松	葡萄糖酸钙注射液	
硫酸庆大霉素	双黄连注射液	
葡萄糖酸钙	碳酸氢钠	
盐酸西咪替丁	碳酸氢钠	

【注意事项】

所有注射器和试管洗刷干净，避免交叉污染。

【思考题】

什么是配伍禁忌，哪些工作会出现配伍禁忌？

实验十九　处方知识和处方分析

【实验目的】

掌握处方的意义、分类、结构与书写要求以及处方的审核分析方法。

【实验用品】

教学用处方。

【实验步骤】

（1）教师介绍处方基础知识。
（2）结合具体处方，学生分组进行处方分析并派代表进行总结发言。
（3）就具体处方进行医（药）患角色扮演，模拟用药咨询服务。
（4）教师对每组表演进行点评总结。

【实验结果】

把不合理处方和修订后的正确处方对比并解释。

【注意事项】

提前把处方发给学生，学生积极准备。

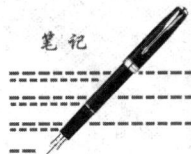

【思考题】

不合理处方包含哪些？何为处方调配过程中的"四查十对"？

附：处方学

一、处方的意义

处方是指由注册的执业医师和执业助理医师（以下简称医师）在诊疗活动中为患者开具的、由取得药学专业技术职务任职资格的药学专业技术人员（以下简称药师）审核、调配、核对，并作为患者用药凭证的医疗文书。处方包括医疗机构病区用药医嘱单。处方是医生对病人用药的书面文件，是药剂人员调配药品的依据，具有法律、技术、经济责任。

处方是医师和药师共同对患者负责的一项重要的书面文件。凡是由于开写处方或配制、发药的差错而造成的医疗事故，处方便是重要的证据之一，借以确定医师或药师应负的法律责任。为了正确书写处方，医师不仅应具有丰富的临床医学知识，而且应通晓药物的药理作用、毒性、计量、用法、配伍禁忌以及药剂学的知识。

二、处方的结构与书写要求

一般医疗单位都有印好的统一处方笺，便于应用和保存，写处方时只需把应写的项目填写好即可。

处方由三部分组成。

1. 处方前记　包括医院名称，就诊科室、患者的姓名，年龄，性别，住院号或门诊号，处方日期等。

2. 处方正文　凡写处方都以 R 或 Rp 起头，R 为拉丁文 Recipe 的缩写，是"请取"的意思。

处方正文包含药物的名称、剂型、规格、数量、用法和用量。用法是告诉患者用药的方法，通常以 Sig 或 S 标志（拉丁文 Signa 或 Signeture 的缩写）。内容包括：每次剂量，每日次数，给药途径，给药时间。口服，可省去给药途径。饭后服用，可省去给药时间。具体使用既可中文书写，也可用外文缩写表示。一般药物以开 3 天量为宜，最多不超过 7 天量（慢性病或特殊情况可适当增加）。剧药总量一般不超过 2 日剂量。麻醉性成瘾药品应以专用处方笺书写。如果病情需要超过限用量或极量时，医师在剂量或总剂量旁边加示惊叹号，如 3.0！并在此总剂量处盖章或签名。

如果一张处方开写两种或两种以上的药物，则每种药物均应另起一行书写。药品数量一律用阿拉伯数字表示。药量应写在各药的后面，纵横对齐。处方中的药量单位一律按药典规定的公制开写。固体或半固体药物以 g 为单位。液体药物以 ml 为单位。以 g 或 ml 为单位时可省略不写，但其他单位不得省略，如 mg 或国际单位 IU 等。药量的小数点必须准确，如为整数，则数值后必须加小数点和零，如 5.0；小数点前如无整数，必须加零，如 0.5，以免出错。

3. 处方后记　包含医生、药师的签名、发药日期等。

书写处方时，字迹要工整，清楚。不得用铅笔书写。急诊处方必须立即取药者一般用急诊处方笺书写，或在处方左上角加'急！'字。需做过敏试验的药物应注明"皮试！"，写完处方应仔细核对保证无误，并向患者做适当说明后交给患者到药房取药。药师有责任检查处方，如发现错误，有权退还医师改正。确认无误后，才能进行配制和发药，并在处方笺上签名。

三、处方类型及中英文处方写例

处方类型主要有完整处方和简化处方两大类。考虑到当前国内实际情况，这里只介绍简化处方。处方所列的药物名称以中文或英文书写。简化处方是开写已经制成各种剂型的药物。在处方正文中，药物的名称，剂型，规格，取量一行即可完成（表2-7-19）。

简化处方目前又可分为单量处方和总量处方两类。

1. 单量处方　有些药物剂型每次用量独立可分。如片剂，每片剂量是一定的。注射剂、胶囊剂亦然。此类处方的通式是：

Rp　剂型及药名　单量×总个数（片、支等）

用法：每次用量　给药途径　给药时间　每日次数

举例：

（1）Rp　四环素片0.25 g×16

　　　Sig　0.5　每6小时一次

　　　Rp　Tertracycline Tab. 0.25×16

　　　Sig　0.5　q.6.h

（2）Rp　青霉素G注射剂40万单位×6

　　　Sig　皮试阴性后，一次肌内注射40万单位，每日二次

　　　Rp　Inj Penicilline G 400, 000 U×6 Amp

　　　Sig　A.S.T400, 000 U　im　b.i.d

（3）Rp 盐酸肾上腺素注射剂1 mg/ml×1

　　　Sig　立即皮下注射1 mg

　　　Rp　Inj Adrenaline Hyarochloride 1 mg/ml×1

　　　Sig　1 mg　S.C. st

2. 总量处方　有些药物剂型，每次用量需从总量中取出，处方时制剂后应写总量。如溶液剂，糖浆剂，酊剂，软膏剂等。此类处方的通式如下：

Rp　剂型及药名　浓度　总需量

用法：每次剂量　给药途径　给药时间　每日次数

举例：

Rp　胃蛋白酶合剂　100.00 毫升

　　　Sig　每次10.0ml　每日三次

Rp　Pepsin Mixt. 100.0

　　　Sig　10.0t.i.d

表2-7-19　处方常用外文缩写

外文缩写	中文意义	外文缩写	中文意义
aa	各	q.d	每日1次
A.C	饭前	b.i.d	每日2次

（续表）

外文缩写	中文意义	外文缩写	中文意义
P. C	饭后	t. i. d	每日 3 次
H. S	睡前	q. i. d	每日 4 次
PO	口服	q. o. d	隔日 1 次
i. h 或 H	皮下注射	q. h	每小时
i. m	肌内注射	Rp 或 R	请取
i. v	静脉注射	Sig 或 S	标明用法
ivgtt	静脉点滴	Tab	片剂
S. O. S	必要时（限用一次）	Caps	胶囊剂
P. r. n	必要时	Inj.	注射剂
St	立即	SOL.	溶液剂
A. S. T	皮试后	ung	软膏剂

实验二十　模拟临床用药护理训练

【实验目的】

掌握临床用药护理过程，学会用药护理宣教，能够初步独立处理用药过程中发生的不良反应。

【实验用品】

（1）上次实训课发给护生的处方。

（2）药品：硝苯地平缓释片、银杏叶片、阿司匹林肠溶片、注射用阿奇霉素、维生素 B_6 注射液、注射用头孢呋辛、痰热清注射液、肾上腺素注射液、氢溴酸山莨菪碱注射液、注射用泮托拉唑钠、酒石酸美托洛尔片、注射用青霉素钠、25% 葡萄糖注射液、去乙酰毛花苷注射液、盐酸多巴胺注射液、盐酸肾上腺素注射液、注射用左氧氟沙星、呋塞米注射液、甘露醇注射液、多索茶碱注射液、地塞米松注射液、注射用克林霉素磷酸酯、胰岛素、0.9% 氯化钠注射液、5% 葡萄糖注射液。

【实验步骤】

（1）每组护生派代表手拿托盘，到模拟药房领取药品并识别药品。

（2）教师讲解药品的标识、说明书内容。

（3）模拟给患者用药——注意药物配制、用药前宣教、用药注意事项及用药后不良反应的观察等（注意角色模拟：护士、患者或患者家属），其他护生补充模拟护士可能出现的错误及遗漏部分。

（4）教师总结。

【注意事项】

护生在准备模拟临床护理用药训练时，要根据教师提供的要点准备，重点是药物配制、用药前宣教、用药注意事项及用药后不良反应的观察。

【思考题】

书写各组处方的临床用药护理过程及要点，写出自己对护理药理学实验实训的体会、意见和建议。

实验二十一　临床病例用药讨论

【实验目的】

培养医学生的临床思维能力，缩短药理学课堂教学与临床实践之间的差距。

【实验用品】

临床病例（附后）

【实验步骤】

（1）提前一周把病例发给学生，根据讨论要点准备，查阅资料，列出讨论提纲。
（2）分组讨论，学生围绕各自列出的提纲自由讨论。
（3）每小组派代表发言。
（4）教师总结。

【注意事项】

（1）学生要根据教师提供的讨论要点准备资料。
（2）讨论时要求每一位学生都积极发言，不要怕出错。

【思考题】

书写各病例的讨论题，结合本次实训分析如何才能做到临床合理用药。

附：病例

【病例1】

患者女性，46 岁。3 个月前开始感到左眼疼痛，视物模糊，视灯周围有红晕，偶伴轻度同侧头痛，但症状轻微，常自行缓解。3 天前突然感觉左侧剧烈头痛、眼球胀痛，视力极度下降。在地方医院诊断为左眼急性闭角型青光眼。随嘱用 2% 毛果芸香碱频点左眼，2 小时后自觉头痛、眼胀减轻，视力有所恢复。但 4 小时后患者出现全身不适、流泪、流涎、上腹不适而急诊求治。体查：左眼视力为 0.6，右眼 1.4。左眼睫状充血（＋＋）、瞳孔约 2 mm 大小，对光反射较弱。眼压：左眼 26 mmHg，右眼 16 mmHg。前房角镜检左窄Ⅲ，右眼基本正常。

讨论：
（1）该患者使用毛果芸香碱滴眼后症状为何能够缓解？
（2）4 小时后患者出现全身不适、出汗、流泪、流涎、心慌、上腹不适原因是什么？

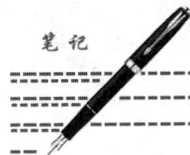

（3）使用毛果芸香碱滴眼时应注意哪些问题？

（4）试书写该患者的用药处方。

【病例2】

患者男性，38岁。上腹绞痛，间歇发作多年。入院前患者绞痛发作后有持续性钝痛，疼痛剧烈时放射到右肩部，并有恶心、呕吐和腹泻等症状，经某医院诊断为胆石症、慢性胆囊炎。患者入院前注射吗啡，但用药后疼痛不止，呕吐更加剧烈，而腹泻得到控制。患者入院后用抗生素控制病情，同时肌内注射哌替啶50 mg、654-2 10 mg，每3小时一次，并行手术治疗。术后患者伤口疼痛，继续肌内注射哌替啶、654-2，用法同上。10天后痊愈出院。出院后仍诉伤口疼痛要求继续注射哌替啶。如果一天不给注射，就出现心悸、四肢冰冷、情绪不安、手脚发麻、气急、说话含糊、甚至乱发脾气，给药后症状缓解。现每天要注射哌替啶4次，总量达300 mg，晚上还需加服巴比妥类方能入睡。

讨论：

（1）为什么用吗啡后疼痛不止，呕吐更加剧烈而腹泻得到控制？

（2）病人入院前用吗啡，入院后用哌替啶，为什么？

（3）为什么用哌替啶还要加用654-2？

（4）患者出院以后为什么一直要用哌替啶？

（5）书写该患者入院后使用哌替啶和654-2的处方。

【病例3】

患者女性，44岁。13年前因心悸、气促、水肿被确诊为风湿性心脏病，二尖瓣狭窄。此后多次复发，均用药物控制，曾多次使用过青霉素，均未出现过敏现象。入院后做青霉素皮试（-），随后注射青霉素120万单位。注射后病人立即出现头晕，面色苍白，呼吸急促，随即昏倒，脉搏消失，心跳停止。诊断：青霉素过敏性休克。

讨论：

（1）目前该病人该如何处理？

（2）皮试（-）后，为何出现青霉素过敏性休克？与医生用药有关系吗？

（3）怎样预防青霉素过敏性休克的发生？

（4）书写该患者使用青霉素的处方。

【病例4】

患者男性，36岁。3天前畏寒、头痛，全身不适并出现咳嗽、咳痰，右侧胸痛。就诊当天咳嗽、胸痛加剧，咳铁锈样痰。过去无咯血及慢性咳嗽史。体检：体温39 ℃，心率180次/分。右胸上部叩诊浊音，语颤增强，可闻及管状呼吸音和少量湿啰音。化验：白细胞15.6×10^9/L，中性88%。胸透：右上肺有片状致密阴影。诊断：右上肺炎。治疗：注射用头孢呋辛钠0.75 g，静脉滴注，每日2次；泼尼松5 mg，可待因15 mg，每日3次口服。6天后，患者自觉体温下降，不适感减轻，稍咳，痰液极少。继续用头孢呋辛钠和泼尼松，剂量用法同前。半月后复诊，体温38.8 ℃，咳嗽加重，咳出腥臭脓痰，量中等，全身无力，胃纳差。加用青霉素V钾片口服，每日3次；泼尼松5 mg，每日3次，5天后复诊，体温39 ℃，胸痛、咳嗽均加重，胸透：右肺脓肿。

讨论：

（1）患者就医一周后自觉病情明显好转的原因。

（2）事实上本患者病情一直在加重，你认为是什么原因？

（3）现在患者的用药需要调整吗？如果需要该如何调整？

（4）请书写调整后的用药处方。

【病例5】

患者男性，71岁。冠心病史数年。开始在医生指导下使用药物控制，心绞痛发作频率明显降低，病情相对比较稳定。近期，患者心绞痛频发，服用硝酸甘油效果不如以前。患者为想达到以前的治疗效果，遂于前段时间开始每日3次舌下含服硝酸甘油片，有时还一次含服2片。用药不久，心绞痛的发生却比以前更加频繁。

讨论：

（1）患者为什么开始用药治疗心绞痛发作频率明显降低？

（2）近期含服硝酸甘油为什么心绞痛发生更频繁？

（3）硝酸甘油在临床应用的注意事项是什么？

【病例6】

患者女性，30岁。12年前全身关节游走性疼痛。3年前，出现活动后心慌闷气，半月前下肢水肿，休息后缓解。1天前，心慌闷气加重，不能平卧伴发热，关节肿大，就诊。体查：体温38.5 ℃，呼吸40次/分，脉搏135次/分，血压120/70 mmHg。意识清醒，重病容，口唇发绀，端坐呼吸，颈静脉怒张，双肺底湿性啰音，心界扩大，心律不规则，心率135次/分，心尖部舒张期隆隆样杂音，肝肋下3 cm，脾未触及，双下肢指陷性水肿。检查：血沉80 mm/h，血红蛋白12.5 g，红细胞 $3.5 \times 10^{6}/mm^{3}$，白细胞 $12000/mm^{3}$，心电图显示：房颤、心率135次/分。临床诊断为：风湿性心脏病、二尖瓣狭窄、充血性心力衰竭，风湿热急性发作，心房纤颤。

讨论：

（1）该患者临床用药的治疗原则是什么？

（2）该患者应选择哪些药物，为什么？试开写处方。

（3）强心苷中毒的防治措施有哪些？

【病例7】

王大爷是一名多年的高血压患者，一直口服普萘洛尔治疗。一日发现蛀牙，口腔科胡医生建议拔掉，王大爷欣然接受。但就在王大爷打了麻醉药（盐酸利多卡因肾上腺素注射液）5分钟后，王大爷头痛得厉害，还没等口腔科胡医生开始拔牙，王大爷就人事不省。急忙将其送入神经科，急诊CT发现，王大爷已经出现脑出血。

讨论：

（1）王大爷为什么会出现脑出血？

（2）请为王大爷选择正确的麻醉药。

（3）书写你所选择的麻醉药的处方。

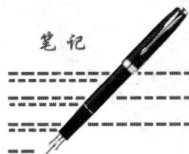

第八章　病理生理学

实验一　急性水肿

一、家兔实验法

【实验目的】

（1）复制家兔实验性肺水肿的动物模型。

（2）观察家兔肺水肿的表现，并探讨其发病机制。

【实验原理】

肺水肿是指过多液体积聚在肺间质和（或）肺泡腔的病理过程。通常水肿液先在间隙集聚，形成肺间质水肿，当水肿液进一步溢入肺泡腔，就称为肺泡水肿。肺水肿的发病原因较多，常见的如左心衰竭、二尖瓣狭窄引起肺毛细血管流体静压增高，或某些理化或生物性损伤肺血管内皮或上皮，增加其通透性而发生肺水肿。

本实验通过静脉注射中毒剂量的肾上腺素来引发急性肺水肿。肾上腺素由肾上腺髓质产生，能作用于 α 受体和 β 受体。一方面，大剂量的肾上腺素可引起 α 受体分布丰富的皮肤、黏膜、内脏等组织器官的血管收缩，血液重新分布，血液由体循环大量转入肺循环使肺血容量急剧增多，从而增加肺部的毛细血管流体静压，促使血管内的水分外移，同时由于肺微血管内皮受牵拉，细胞连接部位开裂，微血管壁通透性明显增加，最终均导致急性肺水肿的发生；另一方面，大剂量的肾上腺素通过加快心搏，缩短舒张期，增加左心室舒张末期压力，从而引起左心房压力增大，肺静脉淤血，肺毛细血管流体静压升高，促使组织液生成多于回流即形成肺水肿。

【实验材料】

1. 器材　BL–420F/S 生物机能实验系统，气管插管及呼吸传感器，静脉输液装置，静脉导管，气管插管，手术器械（1 套），婴儿秤，兔手术台，电子秤，注射器（2 ml、10 ml），丝线，纱布，敷料碗，烧杯，滤纸，听诊器（学生自带）。

2. 药品　肾上腺素（1∶10000）溶液，生理盐水，1% 普鲁卡因溶液。

3. 动物　家兔（1.5~2.5 kg）。

【观察指标】

呼吸频率和幅度，口唇颜色，肺部湿性啰音，气管流出物，肺系数，肺大体改变。

【实验分组】

实验 I 组：生理盐水组。

实验 II 组：生理盐水 + 肾上腺素组。

【实验方法】

1. 称重、固定、备皮、麻醉　准确称重后，将兔仰卧位固定在兔手术台上，剪去兔颈前部手术野被毛，用1% 普鲁卡因局部皮下浸润性麻醉。

2. 颈部手术与气管插管　按常规操作，在颈前部正中处做 4 ~ 5 cm 的纵切口，用止血钳分离皮下组织及肌肉，再分离气管和一侧颈外静脉 2 cm，并穿双线备用，在甲状软骨下方 2 ~ 3 cm 处做一倒 "T" 字形气管切口（在气管软骨环的下缘剪开，以减少出血。如出血较多，可用注射器抽出血液，防止血液凝固堵塞气管）。将 "Y" 形插管插入气管，用丝线结扎固定后，与呼吸换能器及 BL – 420F/S 生物机能实验系统连接，记录呼吸频率和幅度。

3. 颈外静脉插管　提起颈外静脉近心端，见颈外静脉充盈后，结扎其远心端，在近心端靠近结扎处剪一小口，用眼科镊挑起小口，沿近心端方向插入静脉导管（已充满生理盐水并排尽管内气泡），将近心端丝线结扎并固定，打开输液装置缓慢滴注生理盐水，每分钟 5 ~ 6 滴，以保持输液管通畅。

4. 大量快速输液　先描记一段正常呼吸波，并用听诊器听肺的正常呼吸音，然后大量快速输入 37 ℃ 生理盐水，输液量按 160 ml/kg 计算，输液速度为每分钟 150 ~ 180 滴；生理盐水 + 肾上腺素组家兔，在输入生理盐水总量的 2/3 时，在输液管中加入肾上腺素（0.5 mg/kg），继续滴入，在肾上腺素输完后可滴加少量生理盐水，以每分钟 10 ~ 15 滴速度维持输液通畅（对照组不用肾上腺素）。

5. 在输液过程中应密切观察以下情况　①有无呼吸急促、呼吸困难、发绀。②肺部是否出现湿性啰音。③气管插管处有无白色或粉红色泡沫样液体溢出。如上述情况变化不明显，可间隔 10 ~ 15 分钟重复使用肾上腺素，用法剂量同上，直至出现明显肺水肿表现。

6. 待出现以上情况时停止输液结扎气管，在结扎处上方剪断气管，然后剪开胸前壁，结扎肺及心脏周围的血管，先将肺与心脏一起分离出来，再结扎肺血管，分离肺脏，将肺取出来，用滤纸吸干表面水分。

7. 观察肺大体观　准确称出肺重量，计算肺系数（公式如下）。

$$肺系数 = 肺重量（g）/体重（kg）$$

肺系数的正常值为 4 ~ 5，此后观察肺大体观改变，切开肺叶，注意切面的变化，有无液体溢出，并注意其颜色、性质和量的改变。

【实验结果】

将实验结果填入表 2 – 8 – 1 中。

表 2 - 8 - 1　家兔实验性水肿结果记录表

组别		呼吸频率、幅度	发绀	啰音	泡沫痰	肺大体改变	肺系数	体重
Ⅰ组	输药前							
	输药后							
Ⅱ组	输药前							
	输药后							

【注意事项】

（1）忌用实验前已有明显肺部异常征象（如：啰音、喘息、气促）的动物，否则影响实验结果。

（2）家兔固定要牢固，以防止实验过程中动物挣扎引起插管脱落，致使实验失败。

（3）实验兔与对照兔的输液速度应基本一致，输液速度不要太快，以控制在每分钟 150～180 滴为宜。

（4）剖取肺脏时，要小心操作，防止肺表面损伤，造成水肿液外溢从而影响肺系数计算的准确性。

【思考题】

（1）大量快速输液引起肺水肿的发生机制。

（2）在快速输液后加注肾上腺素对肺水肿的形成有什么影响？

二、蟾蜍实验法

【实验目的】

（1）制备蟾蜍整体灌注标本。

（2）复制急性水肿动物模型，观察不同因素导致的水肿并分析其机制。

【实验原理】

过多体液在组织间隙或体腔中积聚形成水肿，其发生机制主要分为两个方面。①血管内外液体交换失衡——组织液生成大于回流。②体内外液体交换失衡——钠水潴留。

本次实验主要探究血管内外液体交换失衡引发水肿的机制。导致血管内外液体交换失衡的因素主要有：①毛细血管血压增高。②血浆胶体渗透压下降。③微血管壁通透性增加。④淋巴回流受阻。本实验通过结扎躯干，阻断浅表淋巴结和静脉回流；通过静脉滴注中分子右旋糖酐，改变血浆胶体渗透压；通过静脉灌注组胺，增加毛细血管通透性。

【实验材料】

1. 器材　蛙类手术器械一套、灌流装置一套、动静脉插管、蛙心夹、蛙板、蛙钉、丝线、10 ml 量筒、50 ml 烧杯、1 ml 和 5 ml 注射器。

2. 药品　1% 肝素、中分子右旋糖酐液、任氏液、0.1% 组胺液。

3. 动物　蟾蜍。

【实验分组】。

实验Ⅰ组：任氏液。

实验Ⅱ组：结扎躯干组 + 任氏液。

实验Ⅲ组：中分子右旋糖酐液。

实验Ⅳ组：组胺 + 任氏液。

【实验方法】

实验装置如图 2 – 8 – 1 所示。

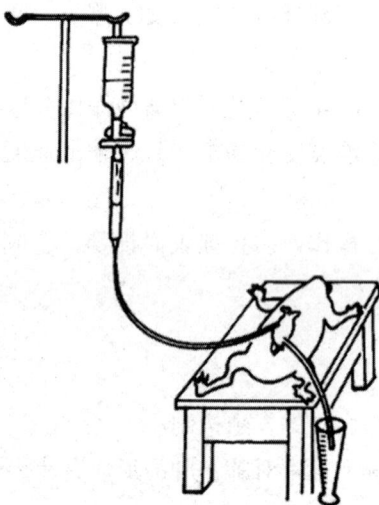

图 2 – 8 – 1　蟾蜍灌流系统

1. 蟾蜍血管灌流装置的准备　将输液器挂在输液架上，输液瓶距蟾蜍约 25 cm，向输液器中分别加入 0.1% 组胺液、中分子右旋糖酐液、任氏液，依次打开调节器排尽莫非管以下部分气泡，最后以任氏液充满输液管道和动脉插管，旋紧调节器备用。

2. 蟾蜍动静脉灌流系统的制备

（1）用金属探针捣毁蟾蜍的脑、脊髓，将其仰卧位固定在蛙板上。

（2）沿蟾蜍正中线打开胸腔，充分暴露心脏。

（3）用眼科剪剖开心包膜，分离左主动脉，穿两根手术线，结扎主动脉近心端，随后用眼科剪在靠近主动脉近心端结扎处斜剪一小口，将充满任氏液的细塑料动静脉插管向动脉远心端（蟾蜍头端方向）插入并结扎固定。

（4）心脏放线备用，将心脏上翻，用眼科剪在心房壁静脉窦上剪一小口，插排液管，结扎固定。

（5）调整任氏液灌流速度为 25 ~ 30 滴/分，使其与排液速度一致，开始记录。

3. 灌流

（1）加 8 ml 任氏液于输液瓶中，当瓶内液面降至刻度线，记录量杯收集的液体量。

（2）在蟾蜍背部穿过 1 根丝线，结扎躯干，并迅速在输液瓶中加入 8 ml 任氏液，待液面降至刻度线，记录流出量。

（3）加 8 ml 中分子右旋糖酐于输液瓶，同法记录流出量。

（4）向输液瓶中加入 2 ml 0.1% 组胺液，待其流至刻度线，再加入已备好的 8 ml 任氏液，同法记录流出量。

【实验结果】

将实验结果填入表 2 - 8 - 2 中。

表 2 - 8 - 2　蟾蜍实验性水肿结果记录表

组别	灌入量（ml）	流出量（ml）	差值（ml）
I 组			
II 组			
III 组			
IV 组			

【注意事项】

（1）插管前排尽莫非管以下部分的气泡。

（2）手术切口不宜过大，以免过多液体经断端流失。

（3）保持灌入及流出的通畅，注意调整插管位置，待出入量基本接近，输液瓶中液面降至刻度线处，开始灌流实验。

（4）所用试剂事先准备好，注意避免液体流过刻度线。

【思考题】

（1）单纯输入任氏液，流出量有何变化？为什么？

（2）结扎躯干后再输入任氏液，流出量有何变化？为什么？

（3）实验中中分子右旋糖酐的作用是什么？输入中分子右旋糖酐，流出量有何变化？为什么？

（4）实验中组胺的作用是什么？组胺灌流后再输入任氏液，流出量有何变化？为什么？

实验二　急性高钾血症

【实验目的】

（1）观察高钾血症时家兔心电变化的特征。

（2）掌握高钾血症对心肌细胞的毒性作用。

（3）学习高钾血症的基本治疗方法和抢救措施。

【实验原理】

钾离子是人体内最重要的无机阳离子之一，是维持细胞内外神经肌肉电生理特性（如膜静息电位）、酸碱平衡和渗透压平衡的重要离子。机体对钾平衡的调节主要依靠肾和钾的跨细胞转移调节，其中 98% 的钾离子存在于细胞内液中，2% 存在于细胞外液中。

正常血清钾离子浓度保持在 3.5~5.5 mol/L 的范围内，当细胞外液血清钾离子浓度大于 5.5 mol/L 时称为高钾血症。

高钾血症的主要临床表现为细胞外液钾离子对心肌、骨骼肌毒性作用所引起的症状。急性重度高钾血症对心肌的毒性作用极强，可发生致命性心室纤颤和心搏骤停。严重高钾血症影响心脏的基本病理生理机制是降低心肌的兴奋性、传导性、自律性和收缩性。通过测定血清钾离子浓度和 ECG 检查有助于高钾血症的诊断。

【实验材料】

1. 器材　BL – 420F/S 生物机能实验系统，AVL 电解质分析仪，打印机及打印纸，静脉输液装置，手术器械，注射器，头皮针，取血器，静脉导管，丝线，纱布，敷料碗，动脉夹，棉签，烧杯。

2. 药品　25% 乌拉坦溶液，2% 氯化钾溶液，10% 氯化钾溶液，10% 氯化钙溶液，4% 碳酸氢钠溶液，葡萄糖 – 胰岛素溶液（50% 葡萄糖 4 ml 加 1U 胰岛素），肝素生理盐水溶液（125 U/ml）。

3. 动物　家兔（1.5~2.5 kg）。

【观察指标】

血钾的浓度，心电图变化，呼吸频率、幅度和节律。

【实验方法】

1. 称重、麻醉、固定、备皮　家兔称重后，用 25% 乌拉坦溶液（4 ml/kg）从耳缘静脉缓慢注入，观察动物角膜反射迟钝，牵拉后肢无抵抗及肌肉松弛，表示麻醉药物的注入量已足。将动物仰卧位固定在实验台上，颈前部备皮。

2. 分离颈总动脉　按家兔血管常规分离手术方法分离一侧颈总动脉穿双线，结扎动脉远心端，用动脉夹夹闭颈总动脉近心端，在近远心端结扎处用眼科剪呈 45°角剪一小口，插入导管并用线结扎固定（导管先肝素化），取血 0.5~1 ml 测定实验前的血钾浓度。

3. 心电描记　将针型电极分别插入家兔四肢皮下。导联线按左前肢（黄），右前肢（红），左后肢（蓝），右后肢（黑）的顺序连接，依 BL – 420F/S 生物机能实验系统使用方法描记试验前的心电图波形存盘，待实验结束后打印分析。用头胸导联可描记出比普通导联更为高大清晰的心电图波形。方法是将右前肢电极插在下颌部皮下，左前肢的电极插在胸壁上（相当于心尖部位的皮下）。这样可较早发现高血钾兔的心电图异常波形。

4. 氯化钾溶液注入方法　从耳缘静脉滴注 2% 氯化钾溶液（每分钟 15~20 滴）。

5. 观察记录　在滴注氯化钾的过程中，用显示器观察心电图波形的变化规律。出现 P 波低平增宽、QRS 波群低压变宽和高尖 T 波时，描记存盘，同时取血 0.5~1 ml 测定血钾浓度。

6. 实施抢救方案　当出现心室扑动或颤动波形后，立即停止静脉滴注氯化钾，并迅速准确地由另外一侧耳缘静脉注入已准备好的抢救药物（10% 氯化钙溶液 2 ml/kg、4% 碳酸氢钠溶液 5 ml/kg 或葡萄糖 – 胰岛素溶液 7 ml/kg）。如果短时间内无法快速输入抢救的药物，则救治效果不佳。待心室扑动或颤动波消失，心电图基本恢复正常时，再由颈总动脉采血测定救治后的血钾浓度。

7. 注入致死剂量的 10% 氯化钾溶液（8 ml/kg），开胸观察心肌纤颤及心脏停搏时的状态。

【实验结果】

将实验结果填入表 2 – 8 – 3 中。

表 2 – 8 – 3　实验性高钾血症结果记录表

	呼吸幅度、频率	血钾浓度	心电图
注药前			
注入 2% KCl 后			
抢救后			
注入致死量 10% KCl 后			

【注意事项】

（1）麻醉药物注射速度严格控制在 0.5 ml/min，达到麻醉效果（四肢松弛）时，停止给药，余下的麻醉药物视动物反应情况随时追加。

（2）保持动、静脉导管通畅。每次由颈总动脉取血后，均用肝素生理盐水溶液 2 ml 冲洗管道内的余血，防止导管内血液凝固。

（3）正确记录心电图波形。有时家兔 T 波高于正常值 0.5 mV 或融合在 S – T 段中而不呈现出正向波，这与动物个体差异有关，此时要变换导联。若在胸导联、肢体标 II 导联及 aVF 导联上描记出正向 T 波就可进行实验，否则需更换动物。

【思考题】

（1）给家兔输入氯化钾溶液，其心电图变化的病理生理原理。
（2）氯化钙、碳酸氢钠和葡萄糖 – 胰岛素溶液救治高钾血症的原理。
（3）高钾血症对心脏的影响。

实验三　单纯性酸碱平衡紊乱

【实验目的】

（1）复制单纯性酸碱平衡紊乱的动物模型。
（2）根据血气分析中酸碱度及电解质含量的变化，分析酸碱平衡紊乱的类型。

【实验原理】

体内酸碱超负荷或严重不足可导致体液内环境酸碱度稳定性破坏，随即机体动员代偿调节机制，血气、酸碱指标会随之发生改变。代谢性酸中毒是由于体内酸性物质含量过多，血浆 HCO_3^- 浓度原发性减少引起的病理过程；代谢性碱中毒是由于体内碱性物质含量增多，血浆 HCO_3^- 浓度原发性升高引起的病理过程，因此给动物注入过量酸或碱可造成代谢性酸中毒或碱中毒。

【实验材料】

1. 器材 血气分析仪，BL-420F/S 生物机能实验系统，离心机，血气分析仪，水浴箱，打印机及打印纸，静脉输液装置，静脉导管，兔台，手术器械，注射器（1 ml、5 ml），试管，软木塞，试管架，颈动脉插管，丝线，纱布，敷料碗，棉签，烧杯，试剂瓶。

2. 药品 25% 乌拉坦溶液，生理盐水，蒸馏水，A 试剂：4% 乳酸溶液；B 试剂：2% $NaHCO_3$ 溶液。

3. 动物 家兔（1.5~2.5 kg）。

【观察指标】

（1）动脉血 pH，动脉二氧化碳分压（$PaCO_2$），动脉氧分压（PaO_2），标准碳酸氢盐（SB）。

（2）呼吸频率、幅度。

【实验方法】

（1）称重、麻醉和固定 家兔称重，耳缘静脉注入 25% 乌拉坦溶液（4 ml/kg），仰卧固定于兔台，颈部备皮。

（2）颈部手术 用止血钳分离皮下组织及肌肉，分离气管、一侧颈总动脉和另一侧颈外静脉，穿双线备用。

（3）颈部插管 气管插管，用以监测呼吸；颈总动脉插管，以备动脉取血（动脉导管肝素化）；颈外静脉插管，连接输液管（输液管先排空气）。

（4）测血气指标 动脉抽血 1 ml，测各血气指标，同时注意观察动物的呼吸频率与幅度。

（5）A 组 静脉滴入 A 试剂（10 ml/kg），每分钟 20~30 滴，滴完后，取动脉血，测血气各指标及生物化学指标。同时注意观察动物的呼吸频率与幅度。

6. B 组 静脉滴入 B 试剂（10 ml/kg），每分钟 20~30 滴，滴完后，取动脉血，测血气各指标及生物化学指标。同时注意观察动物的呼吸频率与幅度。

【实验结果】

将实验结果填入表 2-8-4 中。

表 2-8-4 酸碱平衡紊乱实验结果记录表

组别		呼吸幅度、频率	pH	$PaCO_2$	PaO_2	SB
A 组	注药前					
	注药后					
B 组	注药前					
	注药后					

【注意事项】

（1）动物的营养状况要好，长期半饥饿状态引起的酮体增多可使血液 pH 下降。

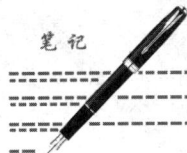

（2）注意控制麻醉深度，麻醉过深 pH 偏高；麻醉过浅则 pH 偏低。

（3）取血时注意血液与空气应隔绝，否则 pH 偏高。

【思考题】

（1）分析各组属哪种酸碱平衡紊乱及其判断依据是什么？

（2）注射 A 试剂和 B 试剂后会对动物的呼吸功能产生什么样的影响？为什么？

（3）设计急性代谢性碱中毒的治疗方案。

实验四　发　热

【实验目的】

观察家兔体温变化，掌握其发生机制。

【实验原理】

发热是人类和恒温动物由于致热原的作用使体温调节中枢调定点上移引起的以体温升高为主要表现的全身性病理过程。一般体温上升超过正常值 0.5 ℃时，称为发热。通常将引起人或动物发热的物质称为发热激活物，包括微生物及其产物、抗原抗体复合物、非传染性致炎刺激物、致热性类固醇等。本实验所用的内毒素和干酵母属于发热激活物。发热激活物激活机体的产致热原细胞，产生内生致热原，随后内生致热原通过不同途径作用于体温调节中枢引起发热。目前，被公认的内生致热原物质有肿瘤坏死因子（TNF）、白细胞介素 - 1（IL - 1）、白细胞介素 - 6（IL - 6）和干扰素（IFN）等。

【实验材料】

1. 器材　肛门体温计，10 ml 注射器。
2. 药品　内毒素溶液，干酵母，TNF。
3. 动物　家兔（1.5 ~ 2.5 kg）。

【实验方法】

（1）用肛门体温计测正常家兔直肠体温。从肛门插入直肠 1 cm 左右，测量时间 5 分钟，肛门体温计需涂凡士林。

（2）经家兔耳缘静脉注入大肠埃希菌内毒素（100 ~ 200 ng/kg），10 分钟后测家兔直肠体温。

（3）配制 12% 干酵母溶液，然后注入家兔背部皮下（2.4 g/kg），2 小时后测量家兔直肠体温。

（4）经家兔耳缘静脉内注入 TNF（10 μg/kg），10 分钟后测家兔直肠体温。

【注意事项】

（1）捉拿家兔时，小心被咬伤，如被咬伤应及时用碘酒消毒伤处。

（2）每次测量肛温时，肛门体温计均需涂凡士林，并且每次插入肛门的深度应相同，以保证准确性。

【临床意义】

发热是一个重要的疾病信号，典型的热型常具有重要的诊断价值，且适度发热有利于增强机体的免疫功能，因此某些原因不明的发热不必急于退热，以免延误诊断或抑制机体免疫功能。但发热时耗氧量明显增加，器官的负荷加重，高热还可造成组织器官的损伤，或引起幼儿高热惊厥，因此持续高热应及时解热。

【思考题】

患者女性，5 岁。因高热、右下腹部疼痛半天入院。患儿半日前开始脐周围疼痛，现转移至右下腹疼痛，临床以"急性阑尾炎"入院。体格检查：体温 39.5 ℃，脉搏 102 次/分，呼吸 28 次/分，麦氏点压痛、反跳痛。实验室检查：白细胞 14×10^9/L，中性粒细胞 0.82，淋巴细胞 0.16。入院进行手术治疗，1 周后痊愈出院。

讨论：

（1）患者入院时为什么表现发热？

（2）发热时为什么心率、呼吸会加快？

实验五　缺　氧

【实验目的】

（1）观察机体在不同功能状态下对缺氧的耐受性。

（2）复制血液性、组织性缺氧的动物模型并进行及时抢救。

【实验原理】

（1）影响机体缺氧耐受性的因素主要是两大方面：机体代谢耗氧率和机体代偿能力。当代谢水平高，耗氧量大时，机体对缺氧的耐受性较低；当代谢水平低，耗氧量小时，机体对缺氧的耐受性较高。当机体的代偿适应能力强时，机体对缺氧的耐受性较高。

（2）血液性缺氧为血红蛋白性质或数量改变，导致血氧含量降低、血液携氧能力降低或血红蛋白结合的氧不易释出所引起的缺氧。碳氧血红蛋白血症由一氧化碳中毒引起，血红蛋白与一氧化碳结合形成碳氧血红蛋白，从而失去携氧功能。高铁血红蛋白血症是由于血红蛋白中的二价铁，在氧化剂亚硝酸钠的作用下，可氧化成三价铁，形成高铁血红蛋白，高铁血红蛋白中的三价铁与羟基牢固结合而导致血红蛋白失去携氧能力。

【实验材料】

1. 器材　肾形盘，酒精灯，火柴，白瓷盘，滴管，注射器（2 ml），缺氧发生装置 1 套，一氧化碳发生装置 1 套，简单解剖器械 1 套。

2. 药品　10% 乌拉坦，1.5% 可拉明，5% 亚硝酸钠，1% 美兰，0.1% 氰化钾，10% 硫代硫酸钠，甲酸，浓硫酸。

3. 动物　小鼠。

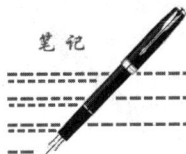

【实验分组】

实验 I 组：新生小鼠。

实验 II 组：成年小鼠。

实验 III 组：成年小鼠 + 乌拉坦。

实验 IV 组：成年小鼠 + 可拉明。

【实验方法】

（一）年龄、中枢神经系统不同机能状态对机体缺氧耐受性的影响

（1）给两只成年小鼠分别腹腔注射 10% 乌拉坦 0.2 ml 和 1.5% 可拉明 0.5 ml。

（2）将此两只小鼠及正常小鼠、新生小鼠分别放入 4 只广口瓶内，观察各小鼠在缺氧前的活动情况、口唇、尾部颜色及呼吸频率，然后同时塞紧瓶塞，并以乳胶管与"T"型管使四瓶相连通，造成同一缺氧状态，记录开始时间。

（3）每 5 分钟观察记录各小鼠活动情况、口唇、尾部颜色及呼吸频率，直至动物死亡，并记录各小鼠死亡时间。

（4）自瓶中取出一个小鼠打开胸腔，剪开心脏，用滴管取血数滴，放入白瓷盘内，观察血液颜色，并与正常小鼠的血液颜色进行对照。

（二）血液性缺氧的动物模型复制及抢救

1. 一氧化碳中毒性缺氧

（1）将甲酸 10 ~ 15 ml 放入三角瓶内，将浓硫酸放入气体发生器的分液漏斗中。

（2）将一只成年小鼠装入 500 ml 广口瓶内，盖好有孔橡胶皮塞，并将广口瓶与一氧化碳发生器相连，观察小鼠一般情况、口唇及尾部颜色。

（3）开启分液漏斗开关，徐徐滴入浓硫酸，然后点燃酒精灯，加热甲酸。

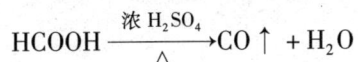

$$HCOOH \xrightarrow[\triangle]{\text{浓 } H_2SO_4} CO\uparrow + H_2O$$

观察小鼠在一氧化碳中毒过程中，一般情况，呼吸频率，口唇、尾部颜色，记录之。

（4）当动物出现呼吸不规则、剧烈跳动、烦躁不安时，立即打开广口瓶塞，取出小鼠，放于通风处，并观察上述表现的改变，待动物完全恢复后，再按上述步骤重做一次，直至死亡，观察动物表现。

（5）打开此鼠心脏，取血数滴放入白瓷盘内，观察血液颜色，并与正常比较。

2. 亚硝酸钠中毒性缺氧

（1）取成年小鼠一只，观察一般状态，腹腔注射 5% 亚硝酸钠 0.3 ml，观察动物呼吸、口唇黏膜及尾部颜色的变化，然后立即腹腔注射 1% 美兰 0.3 ml，待动物恢复后，再注射等量亚硝酸钠，直至动物死亡。

（2）动物死亡后，打开小鼠心脏，自心脏取血数滴，置于磁盘内，观察血液颜色，并与正常比较。

（三）组织性缺氧的动物模型复制及抢救（氰化物中毒性缺氧）

（1）取成年小鼠一只，观察一般状态后，腹腔注射 0.1% 氰化钾 0.2 ml，立即观察动物。

（2）待小鼠刚出现异常活动，立即从腹腔注射 10% 硫代硫酸钠溶液 0.2 ml，继续观察，若动物恢复正常，重新腹腔注射 0.1% 氰化钾 0.2 ml，直至动物死亡。

（3）动物死亡后，打开小鼠心脏，自心脏取血数滴，置于磁盘内，观察血液颜色，并与正常比较。

【实验结果】

将实验结果填入表 2 - 8 - 5 中。

表 2 - 8 - 5　不同功能状态下机体缺氧耐受性的比较

组别	呼吸状态	活动状态	皮肤黏膜颜色	死亡时间
Ⅰ组				
Ⅱ组				
Ⅲ组				
Ⅳ组				

【注意事项】

（1）开始加热甲酸前，先将硫酸滴入烧瓶内，以免甲酸挥发，造成动物窒息死亡。

（2）控制一氧化碳产生量，避免动物死亡过快，影响观察和抢救。

（3）抢救时应将酒精灯熄灭，并将连通的乳胶管用螺旋夹夹紧，以免一氧化碳外溢。

（4）氰化物有剧毒，勿沾染皮肤，实验后将物品马上冲洗干净。

（5）硫代硫酸钠应事先抽装在注射器内，以免抢救不及时。

【临床意义】

通过观察血液性缺氧的发生过程，在临床实际工作中能够准确诊断并做好预防应对措施。

【思考题】

（1）实验中，小鼠为什么会出现呼吸改变？

（2）实验中，血液性缺氧时血氧指标变化有什么特点？应用什么方法能缓解缺氧？

（3）对缺氧的基本治疗原则是什么？效果如何？

实验六　急性失血性休克

一、家兔实验法

【实验目的】

（1）复制失血性休克动物模型，观察休克过程中机体主要生理指标及肠系膜微循环的变化。

（2）了解失血性休克的抢救原则与方法。

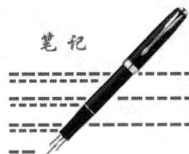

【实验原理】

动脉放血使循环血量减少，当少量失血时，有效循环血量减少可通过机体的一系列代偿措施（包括微循环的灌流量明显减少），使血压不出现明显的降低。但当快速失血量超过 30％或大量失血时，有效循环血量急剧减少，超出机体的代偿能力，引起心输出量减少，血压降低和微循环严重和长时间缺血与缺氧，导致失血性休克。

失血性休克是临床上常见的一种危重急症。本实验采用颈总动脉放血的方法，造成机体有效循环血量减少，复制失血性休克动物模型并进行休克过程中微循环血流状态的观察。由于微循环障碍是失血性休克的基础，因此可采用回输血液及输入生理盐水等方法来改善微循环灌流状态，对失血性休克进行及时抢救。

【实验材料】

1. 器材　曲臂显微镜，微循环恒温灌流盒，BL－420F/S 生物机能实验系统，压力传感器，呼吸传感器，家兔手术台，常规手术器械一套，动脉插管，静脉插管，输血输液装置，检压计，测中心静脉压装置，"Y"形气管插管，输尿管插管，储血瓶，注射器（1 ml、20 ml、50 ml），三通管，丝线，纱布，绳（5 根），敷料碗，烧杯。

2. 药品　1.5％戊巴比妥钠溶液或 20％乌拉坦溶液，0.5％普鲁卡因溶液，生理盐水，125 U/ml 肝素溶液。

3. 动物　家兔（1.5～2.5 kg）。

【观察指标】

观察记录家兔失血前、失血后及抢救后肠系膜微循环灌流状态的变化及血压、呼吸、心率、中心静脉压等各项生理指标的改变。

【实验方法】

1. 称重与全麻　取成年家兔一只，称重后，自家兔耳缘静脉由远端向近耳根部缓慢注射 1.5％戊巴比妥钠溶液（2 ml/kg）或 20％乌拉坦溶液（5 ml/kg），进行全身麻醉。注射速度不要过快，一般不大于 2 ml/min，同时密切观察家兔的肌张力和反射等的变化，估计合适的麻醉剂用量和麻醉效果。一般说，当出现耳朵下垂，角膜反射、疼痛反射等明显迟钝或消失，四肢肌肉松弛时，即可停用麻醉剂。

2. 固定与备皮　将动物仰卧固定于家兔手术台上，颈前部和腹部等手术部位剪毛备皮。

3. 局部浸润麻醉　用 0.5％普鲁卡因溶液于手术部位进行局部浸润麻醉。

4. 颈部手术

（1）颈正中切口：沿家兔下颌至胸骨上缘 1 cm 处做颈部正中切口，切口长 4～5 cm，逐层分离或钝性分离组织，暴露出气管并在其下穿一根手术线备用，随后分别分离左侧颈总动脉和右侧颈外静脉，其下各穿两根手术线备用。

（2）气管插管：在气管上剪一"⊥"形切口，插入气管插管并结扎固定，气管插管连接呼吸传感器，描记呼吸曲线。

（3）动脉插管：动脉插管及传感器肝素化，左颈总动脉远心端结扎，近心端动脉夹夹闭，在动脉前壁剪一倒"V"切口插入动脉插管，结扎固定，描记血压曲线。

（4）静脉插管：排掉输液管中的空气，预先充入肝素生理盐水。右颈外静脉近心端动脉夹夹闭，远心端结扎，在静脉前壁剪一倒"V"切口，输液管插入，结扎固定，缓慢输液，保持通畅，描记中心静脉压曲线。

5. 腹部手术　沿家兔右侧中腹部剖开 6 ~ 8 cm 的纵切口，逐层分离，打开腹腔，暴露肠管备用。

6. 观察正常微循环

（1）将曲臂显微镜移至腹部切口最近处，固定曲臂，并在微循环灌流盒内注入预热的生理盐水。

（2）选取一段游离度较大的小肠祥（常在左上腹部易于寻找），轻轻将其拉出，置于微循环灌流盒内的平台。

（3）打开光源调节钮，调整光亮度，在低倍物镜下，选择微循环血管丰富、血流情况良好并能观察清晰的视野后，用盖板固定肠系膜。

7. 放血　通过左侧颈总动脉放血，观察失血性休克过程中肠系膜微循环灌流状态的变化及血压、呼吸、心率、中心静脉压等各项生理指标的变化。

8. 抢救治疗　回输原血、输入生理盐水进行抢救，抢救过程中注意观察微循环灌流状态的变化及血压、呼吸、心率、中心静脉压等各项生理指标是否逐渐恢复正常。

【实验结果】

将实验结果填入表 2 - 8 - 6 中。

表 2 - 8 - 6　家兔微循环灌流状态及各项生理指标的变化

观察指标	呼吸（次/分）	平均动脉血压（mmHg）	中心静脉压（mmHg）	心率（次/分）	微循环灌流
放血前					
放血后					
抢救后					

【注意事项】

（1）本实验手术多，创伤大，应尽量减少出血，动作要轻、快。

（2）全麻过程要注意应在 10 分钟左右结束，不能太快，边注射边观察；麻醉深浅要适度，麻醉过浅，动物疼痛，导致神经源性休克；麻醉过深则易导致呼吸抑制。

（3）动静脉插管要事先用生理盐水充盈，排除空气，导管插入后注意及时进行肝素化处理以免血液凝固；同时注意三通管的正确使用。

（4）颈总动脉位于气管食管沟内，结扎时应避开伴行的迷走神经。

（5）注意肠系膜不可被过度牵拉或受压，牵拉肠祥动作要轻，以免引起肠系膜血管出血。

（6）及时补充、更换微循环恒温灌流盒中的生理盐水，注意水温。

【临床意义】

观察实验动物失血性休克的病理生理学变化，掌握其抢救措施及原则，使学生对失血性休克患者如何采取及时有效的抢救措施有深刻的认识。

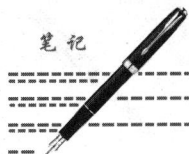

【思考题】

(1) 家兔全身麻醉时要注意哪些事项？

(2) 术中行气管插管、动脉插管及静脉插管的作用分别是什么？

(3) 一般当血压降低至 45 mmHg 以后，停止放血，可观察到血压有所回升，为什么？

(4) 失血性休克时微循环的改变及其机制是什么？

(5) 失血性休克时各项生理指标的变化与休克时机体功能代谢改变的关系。

(6) 失血性休克的抢救原则及措施是什么？

二、狗实验法

【实验目的】

(1) 复制狗失血性休克的动物模型，并观察其表现。

(2) 观察失血性休克时血流动力学和肠系膜微循环变化。

(3) 观察采用不同措施对狗失血性休克的治疗效果，并探讨其发生机制。

【实验原理】

休克是多种原因引起的急性微循环障碍，使全身组织血液灌流量严重不足，导致细胞损伤，各重要生命器官发生严重障碍的全身病理过程。

休克的病因有多种，本实验采用股动脉放血的方法，直接减少有效循环血量，复制低血容量性休克模型。由于放血一定程度后可使循环血量不足，静脉回心血量减少，血压下降，通过压力感受器反射，引起交感神经兴奋，外周血管收缩，组织灌流量急剧减少，导致失血性休克。通过输液，补充血容量，同时使用不同血管活性药物，抢救休克。

【实验材料】

1. 器材　连续变倍体视显微镜，微循环恒温灌流盒，BL－420F/S 生物机能实验系统，压力传感器，呼吸传感器，手术器械（1 套），动脉导管，静脉导管，输血输液装置，测中心静脉压装置，气管插管，输尿管导管，储血瓶，温度计，注射器（1 ml、20 ml、50 ml），三通管，丝线，纱布，绳（5 根），敷料碗，烧杯。

2. 药品　生理盐水，低分子右旋糖酐混合液，0.3%肝素钠生理盐水溶液，微循环灌流液，25%乌拉坦溶液。

3. 动物　狗。

【观察指标】

1. 血流动力学指标　体动脉压平均值（MAP）、脉压（Ps－d）、心率（HR）、中心静脉压（CVP）。

2. 微循环指标　微血管内血流速度、微血管口径、毛细血管开放数目/视野、白细胞附壁及嵌塞现象。

3. 呼吸频率及幅度。

4. 皮肤及口腔黏膜颜色。

5. 体温（测直肠温度）、尿量（滴/分钟）。

【实验分组】

实验Ⅰ组：失血性休克及回输原血组。
实验Ⅱ组：失血性休克及输注等量生理盐水治疗组。
实验Ⅲ组：失血性休克及输注等量低分子右旋糖酐混合液（HSD）治疗组。

【实验方法】

实验装置如图2-8-2所示。

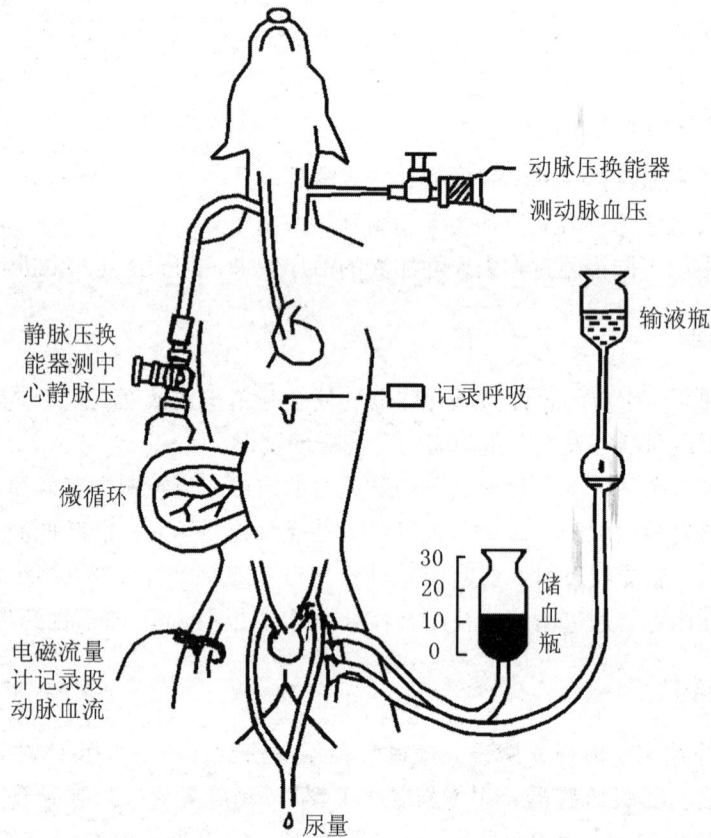

图2-8-2 狗失血性休克实验

1. 称重、麻醉、固定、备皮　取狗1只，称重，用25%乌拉坦溶液行全麻，将狗仰卧位固定于实验台上，舌拉出，两前肢背位交叉固定，两后肢拉直固定。手术视野备皮（包括颈前部，左、右腹股沟部，耻骨联合上缘，右腹直肌旁正中）。

2. 颈前部正中切口（约6 cm）　自甲状软骨下缘起做颈部正中切口，下达胸骨上切迹，剪开皮肤及筋膜。分离气管，做倒"T"字形切口，将"Y"形插管插入气管并固定，连接呼吸传感器。分离左侧颈总动脉3～4 cm，穿双线备用。插入动脉导管（插管前在动脉导管和压力传感器导管部分充盈肝素溶液，以防止凝血后堵塞血流通路），动脉血管远心端结扎，近心端用动脉夹夹住，动脉血管剪一呈45°切口，向心脏方向插管并固定，经压力传感器（注意三通管的使用）与BL-420F/S生物机能实验系统相连，记录MAP、Ps-d、HR。

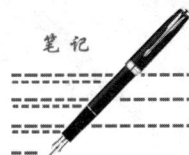

3. 左、右股三角区切口（约3 cm）　在左、右股三角区触及股动脉搏动后，沿动脉走行方向做3 cm长切口。游离左股动脉，穿双线备用。游离右股静脉，穿双线，插入静脉导管，静脉插管时，先用导管比划一下长度（剑突上1.2 cm到插管处），用橡皮圈标记，插入时遇阻力不要强行通过，稍后退再插。导管外端接三通管，一侧同输液装置连接，缓慢输入生理盐水（每分钟5~10滴），以保持静脉通畅（防止凝血）；另一侧与水检压计相连，确定零点后（以平狗腋前线为零点，大致与心脏在同一水平），测定狗的CVP。

4. 耻骨联合上做下腹部正中切口（约5 cm）　在狗下腹正中剪开皮下组织及筋膜，剪刀上挑进腹腔，找到膀胱后，将其从腹腔拉出，沿背面膀胱三角区找到双侧输尿管入口，分离双侧输尿管并插入输尿管导管，测定尿量。

5. 右腹部旁正中切口　在狗右侧肋缘下腋中线腹直肌旁做长约6 cm切口，钝性分离肌层，打开腹腔后，用手推开大网膜，找出一段游离度较大的小肠肠袢，轻轻拉出。置于微循环灌流盒内，用变倍移动式显微镜观察肠系膜微循环（毛细血管数、口径、流速）情况。

6. 将温度计插入直肠，测体温变化。

7. 记录指标　放血前记录各项指标以作对照。

8. 左股动脉插管及放血　（动脉导管肝素化）左股动脉血管远端结扎，近端用动脉夹夹住，在靠近远端结扎处剪一切口，并插管固定。降低储血瓶、松开动脉夹，放血10分钟使MAP降至40 mmHg维持20分钟（调节储血瓶高度，维持休克血压），观察记录指标。

9. 停止放血、进行救治　第一组：将原血从右股静脉导管缓慢回输，20~30分钟输注完毕。第二组：输注等量生理盐水。第三组：输注等量低分子右旋糖酐。记录治疗后5分钟，15分钟，30分钟，60分钟各项指标。

【实验结果】

将实验结果填入表2-8-7中。

表2-8-7　狗失血性休克实验结果

观察指标 组别	时间	MAP (mmHg)	Ps-d (mmHg)	HR (次/分)	R (次/分)	CVP (cmH$_2$O)	尿量 (滴/分)	肛温 (℃)	口唇	MC 微循环 Cap 数	管径	流速
回输原血组	放血前											
	放血后20分钟											
	治疗后 5分钟											
	治疗后 15分钟											
	治疗后 30分钟											
	治疗后 60分钟											
N·S 治疗组	放血前											
	放血后20分钟											
	治疗后 5分钟											
	治疗后 15分钟											
	治疗后 30分钟											
	治疗后 60分钟											

（续表）

组别	观察指标 时间	MAP (mmHg)	Ps-d (mmHg)	HR (次/分)	R (次/分)	CVP (cmH₂O)	尿量 (滴/分)	肛温 (℃)	口唇	MC 微循环		
										Cap 数	管径	流速
HSD 治疗组	放血前											
	放血后20分钟											
	治疗后 5分钟											
	15分钟											
	30分钟											
	60分钟											

【注意事项】

（1）尽量减少手术出血和创伤。

（2）牵拉肠祥动作要轻，以免引起血压降低。

（3）动脉导管及压力传感器内均应充盈肝素，防止血管内插管凝血。

（4）水检压计高度零点应达心房水平。

（5）观察微循环时分清动、静脉和毛细血管，要固定视野。

（6）低分子右旋糖酐混合溶液应缓慢输入。

（7）本次实验手术操作较多，实验人员必须合理分工，各尽其责，相互配合。

【思考题】

（1）动物失血进入休克期，肠系膜微循环和各项生理指标发生哪些变化，为什么？

（2）休克发生后，心、脑、肾和肺等脏器发生哪些变化？

（3）对于失血性休克如何抢救？

实验七　弥散性血管内凝血（DIC）

【实验目的】

（1）通过 DIC 动物模型的复制，掌握 DIC 的病因及发病机制。

（2）学习 DIC 的诊断标准，掌握常用的实验室检查指标及其意义。

【实验原理】

由于兔脑粉浸液中含有大量组织凝血活酶和微小颗粒，当从静脉注入家兔体内后，组织凝血活酶迅速激活外源性凝血系统；颗粒成分则可通过激活凝血XII因子，启动内源性凝血系统；内源性凝血系统中被激活的因子XI和外源性凝血系统中被激活的因子VII可以相互激活，使内、外凝血系统相互沟通、相互促进，使凝血酶大量生成，在凝血酶作用下大量纤维蛋白原被分解成纤维蛋白，促使血液凝固；在凝血系统被激活之后，纤溶系统也随之被激活，所产生的纤溶酶又可促使纤维蛋白原或纤维蛋白分解为纤维蛋白降解产物，导致 DIC 的发生。本实验将在动物身上获得的资料和结果与人类疾病表现进行比较和分析，从而阐明 DIC 的发生机制，揭示疾病发生发展的规律，为临床相关疾病的诊断与治疗提供理论依据。

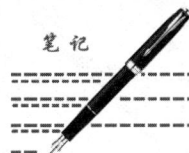

【实验材料】

1. 器材　连续变倍体视显微镜，微循环恒温灌流盒，BL－420F/S生物机能实验系统，全自动血液凝集分析仪，手术器械（1套），兔手术台，电子秤，离心机，分光光度计，恒温水浴箱，微量加样器，动脉插管，血小板计数板，注射器，肝素抗凝管(3支)，枸橼酸钠抗凝管（3支），丝线，纱布，绳（5根），敷料碗，烧杯。

2. 药品　25%乌拉坦溶液，3.8%枸橼酸钠溶液，血小板稀释液，4%兔脑粉生理盐水溶液，0.7%肝素溶液。

3. 动物　家兔（1.5~2.0 kg）。

【观察指标】

（1）肠系膜微循环凝血时间测定（计时从注射针剂开始到血流停止）、凝血酶原时间（PT）、凝血酶时间（TT）、纤维蛋白原（FIB）、血浆鱼精蛋白副凝试验（3P试验）、血小板计数（BPC）。

（2）呼吸，一般情况（口唇、黏膜发绀情况）。

【实验分组】

实验 I 组：兔脑粉生理盐水溶液组。
实验 II 组：生理盐水组。
实验 III 组：肝素溶液抗凝组。

【实验步骤】

1. 称重、麻醉、固定、备皮　实验兔1只，用25%乌拉坦溶液行全身麻醉，按4 ml/kg由耳缘静脉缓慢注入。观察麻醉效果，动物角膜反射迟钝或消失，四肢肌肉松弛。麻醉后将动物仰卧位固定于兔台上。颈部手术野备皮。

2. 颈总动脉插管　常规分离暴露一侧颈总动脉，用线结扎颈总动脉的远心端，用动脉夹夹闭颈总动脉近心端，在近远心端结扎处用眼科剪呈45°角剪一小口，插入动脉插管并用线固定（动脉导管应肝素化）。

3. 家兔肠系膜微循环暴露手术　在兔右侧腹部（近兔手术台处）做一平行于兔身体纵轴长约2 cm的切口。打开腹腔，轻轻拿出一小段小肠，找出肠系膜的透明部分，将其置于低倍显微镜下，找到微循环血液流速很快的部分，并在高倍镜下进一步找到含有数根仅有单个细胞通过的毛细血管的肠系膜，固定该视野，以便观察其变化（用湿润的生理盐水纱布盖在肠系膜上）。

4. 取血准备　取预先准备的肝素抗凝管和枸橼酸钠抗凝管（含枸橼酸钠0.3 ml）各3个，实验者应分别做好取血次序的标记。

5. 制备用作正常对照的各项指标的血标本　取测定血小板和其他出、凝血指标用的血标本时，放松动脉夹，最先流出的数滴血应弃去。

（1）先用一小块玻璃纸，接取兔血一大滴，并立即取其中10 μl血液放入2.0 ml血小板稀释液内充分混匀，做血小板计数（方法见本章附录）。

（2）分别在肝素抗凝管内放入兔血1.5 ml，在枸橼酸钠抗凝管放入兔血3.5 ml，取血完毕，用生理盐水冲洗动脉插管以防管内血液凝固。

取血后应迅速用小片玻璃纸封闭试管口，上、下颠倒试管使血液与抗凝剂混匀（注意勿振荡），平衡后离心 10 分钟（3000 r/min），小心取出上层血浆，另置干净小试管，并加上标记。肝素抗凝所制备的血浆用以测定纤维蛋白原，枸橼酸钠抗凝所制备的血浆用以测定 PT、TT 和 3P 试验（方法见本章附录）。

6. 复制 DIC　实验Ⅰ组取 37 ℃水浴预热和保温中的 4% 兔脑粉生理盐水溶液，按 2.0 ml/kg 计算总量，用生理盐水稀释至 30 ml，由耳缘静脉注射，在 15 分钟内注射完毕。其注入速度为：第 1 个 5 分钟为 1.0 ml/min；第 2 个 5 分钟为 2.0 ml/min；最后 5 分钟为 3.0 ml/min。另外两组药物注入途径、总量和速率及取血样时间等均同该组。

7. 分别在全量兔脑粉浸液注射完毕后的即刻、注射后 30 分钟时各采血样 1 次，方法同"实验步骤 4"。

8. 实验生化检测　按照本章附录的方法，进行血小板计数，TT、PT 测定，3P 试验，纤维蛋白原含量和凝血因子浓度的测定。

9. 实验完毕后，将动物处死。

附录：实验相关数据

1. 血小板计数（BPC）　用微量加样器吸取 10 μl 兔全血，擦净吸头外的血液，迅速加入到预先准备的 2 ml 血小板稀释液中，充分混匀后，用滴管将试管内已稀释血液滴到计数板上静置 10 分钟，等血小板完全下沉后，用高倍镜计数。

注意：①要准确数出计数板中央一大方格内（即 25 个中格 = 400 小格）的血小板数，乘以 2000 就是每立方毫米的血小板数，或者在中央一大方格内，准确计数 4 个角上的中格和中央的 1 个中格，一共 5 个中格的血小板数，乘以 1 万就是每立方毫米的血小板数。②在高倍镜下，血小板体积甚小，在大量红细胞中间是个小圆点，调整显微镜的微调时，可以见到小圆点（血小板）应有较强的折光性。

正常值：兔 $3 \times 10^5 \sim 6 \times 10^5 / mm^3$

2. 凝血酶原时间（PT）　（正常参考值人 12 ± 1 秒，兔 6~8 秒，狗 7.3~10 秒）、凝血酶时间（TT）、纤维蛋白原定量及凝血因子浓度的测定均可用全自动血液凝集分析仪测定。

3. 血浆鱼精蛋白副凝试验（3P 试验）

（1）取被检血浆 0.5 ml，置于小试管内，放入 37 ℃水浴 3 分钟。

（2）在上述试管内加入硫酸鱼精蛋白液 50 μl，混匀，在 37 ℃水浴中放置 15 分钟。在观察结果时，将试管轻轻地摇动，有白色纤维或凝块为阳性；完全浑浊无白色纤维为阴性。

【实验结果】

将实验结果填入表 2 - 8 - 8，表 2 - 8 - 9 中。

表 2 - 8 - 8　动物呼吸与状态、微循环凝血时间观察

	腹式呼吸			一般状态			微循环凝血时间		
	Ⅰ组	Ⅱ组	Ⅲ组	Ⅰ组	Ⅱ组	Ⅲ组	Ⅰ组	Ⅱ组	Ⅲ组
注射前									
注射后（立即）									
注射后（30 分钟）									

表 2-8-9　DIC 实验指标的测定记录

		注射前	注射后（立即）	注射后（30 min）
BPC	Ⅰ组			
	Ⅱ组			
	Ⅲ组			
TT（秒）	Ⅰ组			
	Ⅱ组			
	Ⅲ组			
PT（秒）	Ⅰ组			
	Ⅱ组			
	Ⅲ组			
3P 试验	Ⅰ组			
	Ⅱ组			
	Ⅲ组			
FIB 定量	Ⅰ组			
	Ⅱ组			
	Ⅲ组			

【注意事项】

（1）手术中注意及时止血。

（2）注射兔脑匀浆前，要做好第 2 次采血的一切准备工作，准备好抗凝管、玻片、秒表。这是因为注射兔脑匀浆过程中，动物极易猝死，如到临时再做准备，则往往因准备不及，动物已死亡，采不到血。

（3）静脉推注兔脑匀浆的速度快慢是实验成败的关键，故在控制好速度的前提下，应密切注意动物的反应。

（4）微循环观察部分不能移动，不能造成人为的损伤和出血。

（5）兔脑浸液的制备：称取兔脑粉［实验前检测其活力，以凝血酶原时间（PT）不超过 1 秒为宜］400 mg，加入生理盐水 10 ml，充分搅匀后放入 37 ℃恒温水浴箱内孵育 60 分钟，每隔 15 分钟搅拌一次，然后离心 5 分钟（1000 r/min），取上清液过滤后供静脉注射用。

（6）本次实验操作较多，实验人员必须合理分工，相互配合。

【思考题】

（1）静脉注入兔脑浸液后为何能复制出家兔 DIC 模型？试述其发生机制。

（2）根据实验中的血液学实验结果，讨论急性 DIC 产生的原因、机制及各项结果间的关系。

实验八　缺血－再灌注损伤

【实验目的】

（1）复制肠缺血－再灌注损伤的实验动物模型。

（2）观察肠缺血－再灌注损伤时小肠形态学变化。

（3）探讨肠缺血－再灌注损伤的发病机制。

【实验原理】

通过肠系膜上动脉结扎来阻断局部肠的血液供给，待一段时间后再恢复其血流灌注，以复制肠缺血－再灌注损伤的动物模型，旨在探讨肠缺血－再灌注损伤的发生机制。

【实验材料】

1. 器材　BL－420F/S 生物机能实验系统，压力传感器，手术器械 1 套，兔手术台，电子秤，动脉插管，注射器（5 ml、10 ml），医用缝合线，纱布，敷料碗，烧杯（100 ml），胃管（2 cm）。

2. 药品　0.3% 肝素溶液，25% 乌拉坦溶液，生理盐水。

3. 动物　家兔（1.5 ~ 2.5 kg）。

【观察指标】

动脉血压，腹腔渗出情况，小肠形态学变化（淤血、点状出血、水肿）。

【实验分组】

肠系膜上动脉如图 2 － 8 － 3 所示。

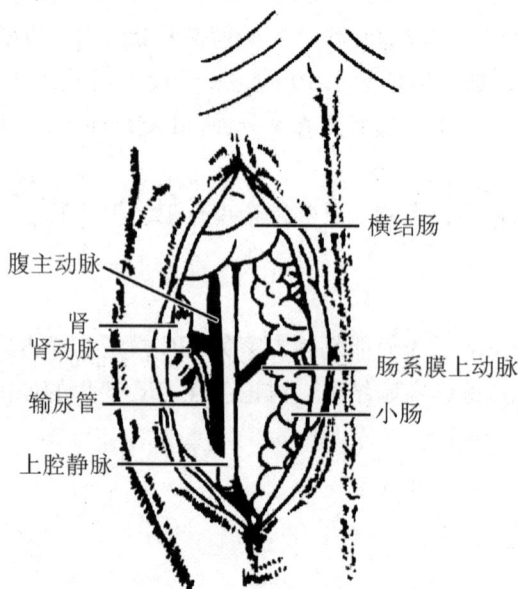

图 2 － 8 － 3　肠系膜上动脉

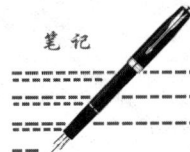

实验Ⅰ组：持续缺血组（持续结扎肠系膜上动脉 2 小时）。

实验Ⅱ组：缺血 – 再灌注组（结扎肠系膜上动脉 1 小时 + 松开 1 小时）。

【实验方法】

1. 称重、麻醉、固定　取家兔 1 只称重，25% 乌拉坦溶液（4 ml/kg），从耳缘静脉缓慢注射。观察麻醉效果，角膜反射迟钝，呼吸平稳，牵拉后肢肌张力松弛。麻醉后将兔仰卧位固定于兔手术台上，颈前部、上腹部手术野备皮。

2. 颈部正中切口　在颈前正中部位切开皮肤 6 cm，用止血钳钝性分离皮下组织和肌肉，分离一侧颈总动脉 3 ~ 4 cm，穿线备用。

3. 腹部正中切口　沿腹正中线自剑突下 1.5 cm 处向下做 6 ~ 8 cm 的腹正中切口，打开腹腔，用生理盐水纱布将腹腔内脏轻轻推向左前方，暴露出脊柱及腹膜后组织，将从腹主动脉平右肾门处发出的肠系膜上动脉分离出来，穿线备用。

4. 颈总动脉插管　行颈总动脉插管（动脉导管应肝素化），颈动脉血管远端结扎，近端用动脉夹夹闭，动脉剪一个呈 45° 的切口，插入动脉插管（向心方向）固定，与压力传感器相连（注意三通开管的使用方法），再连接生物医学信号采集处理系统，记录 MAP。

5. 结扎肠系膜上动脉　在记录各项指标正常值后（结扎肠系膜上动脉前、MAP 稳定在 60 mmHg）沿动脉行走方向在肠系膜上动脉上面放置一根长约 2 cm 的橡胶管，用棉线将其与肠系膜上动脉一同结扎，结扎要牢固，完全阻断肠系膜上动脉的血流。记录结扎后 0 分钟、5 分钟、15 分钟、30 分钟、60 分钟时各项指标。

6. 肠缺血 – 再灌注　家兔在缺血 60 分钟后，用剪刀剪断结扎橡胶管上的棉线，移开橡胶管，用手在肠系膜上动脉远端触摸，感觉有动脉搏动，说明小肠血流恢复，也可通过观察小肠颜色变化来判断小肠血流恢复情况。记录松开后 0 分钟、5 分钟、15 分钟、30 分钟、60 分钟时各项指标。持续缺血组则不松开结扎线，继续观察对肠系膜上动脉血流阻断的各项指标。

7. 观察肠黏膜损伤的形态学变化　2 小时后剪下肠段观察对比肠黏膜损伤情况。可见再灌注组肠黏膜广泛的上皮与绒毛分离，上皮坏死，固有层破损，出血及溃疡形成。

【实验结果】

将实验结果填入表 2 – 8 – 10 中。

表 2 – 8 – 10　肠缺血 – 再灌注损伤观察结果

时间 指标		结扎前	肠系膜上动脉夹闭					肠系膜上动脉松开(持续夹闭)				
			0分钟	5分钟	15分钟	30分钟	60分钟	0分钟	5分钟	15分钟	30分钟	60分钟
血压 (MAP)	Ⅰ组											
	Ⅱ组											
肠壁情况	颜色 Ⅰ组											
	颜色 Ⅱ组											
	水肿 Ⅰ组											
	水肿 Ⅱ组											
	出血点 Ⅰ组											
	出血点 Ⅱ组											

【注意事项】

（1）剪开腹膜时，动物有疼痛反应，可用少量1%普鲁卡因做腹膜局部浸润麻醉。

（2）移动内脏时，动作要轻柔，不要过度牵拉肠管，以免引起低血压而影响实验结果。脏器不要移出腹腔外，要用生理盐水纱布盖好。

（3）分离肠系膜上动脉需小心细致，肠系膜上动脉和静脉并行，分离动脉时不要损伤静脉，结扎时用稍粗的线，以免损伤血管造成大出血。

（4）动脉插管时导管应肝素化，并排尽气泡。

（5）肠系膜上动脉结扎要彻底（观察其颜色判断），恢复血流要完全。

（6）每次观察完肠壁颜色、水肿、出血点和肠腔渗出情况后，要用生理盐水湿润的纱布覆盖小肠，以防肠壁干燥而影响各项指标的观察。

【思考题】

（1）缺血－再灌注损伤中氧自由基生成增多的机制。

（2）临床上哪些情况下会发生肠缺血－再灌注损伤？有哪些防治措施？

实验九　急性右心衰竭

【实验目的】

（1）通过对实验的观察和分析，加深对心力衰竭发生机制及病理变化的理解。

（2）观察右心衰竭时血流动力学的主要变化。

【实验原理】

心力衰竭是机体在病因的作用下，由于心肌收缩和（或）舒张功能障碍，使心泵功能障碍，导致心输出量绝对或相对降低，以致不能满足机体组织代谢需要的一种病理过程或临床综合征，又称泵衰竭。本实验通过家兔耳缘静脉注射栓塞剂（液状石蜡）造成急性肺小血管栓塞，引起右心压力负荷过重；通过大量输液引起右心容量负荷增加。由于右心前、后负荷的过度增加，造成右心室收缩和舒张功能降低，从而导致急性右心衰竭。

【实验材料】

1. 器材　BL－420F/S生物机能实验系统，压力传感器，手术器械（1套），兔手术台，绳（5根），电子秤，输液及中心静脉压测量装置，连接三通开关活塞的静脉导管，动脉导管，气管插管，动脉夹，听诊器（学生自带），注射器（1 ml、5 ml、10 ml、50 ml），针头，敷料碗，棉签，烧杯。

2. 药品　1%肝素溶液，生理盐水，25%乌拉坦，液状石蜡。

3. 动物　家兔（1.5～2.5 kg）。

【观察指标】

中心静脉压、血压、心率、心音强度、呼吸频率和幅度、肝 – 中心静脉压反流征、胸腔积液、腹水、内脏情况。

【实验方法】

1. 称重、麻醉、固定、备皮 取健康家兔 1 只，称重，由耳缘静脉注射 25% 乌拉坦溶液（4 ml/kg）麻醉后，仰卧位固定于兔手术台上，颈部剪毛。

2. 分离右侧颈外静脉、左颈总动脉 做颈前部正中切口，将右侧切开之皮肤，用手指在皮肤外面向上顶起，即可见到颈外静脉（呈暗紫色的"Y"字形的粗大血管）。用止血钳在"Y"形分叉以下沿血管走行方向钝性分离，分离长度 3 ~ 4 cm，穿两根线备用。颈总动脉与颈部神经被束在颈动脉鞘内，细心分离左侧的颈动脉鞘膜，分离颈总动脉长3 ~ 4 cm，穿两根线备用。

3. 全身肝素化 从耳缘静脉注射 1% 肝素溶液（1 ml/kg）。

4. 颈部插管

（1）右侧颈外静脉插管：用于输液和中心静脉压测量。插管时先用动脉夹夹住静脉近心端，待静脉充盈后结扎远心端。用眼科剪在靠近远心端结扎处呈 45° 角剪一小口（约为管径的 1/3 或 1/2），插入连有三通活塞的静脉导管，插入导管长度 5 ~ 7 cm（此时导管口大约在上腔静脉近右心房入口处），结扎固定插管（注：最好能经颈外静脉插管到右心房，进而插入右心室，通过压力传感器，用生物信号采集处理系统记录右心室内压力及压力变化率，并据此压力的波形和数值及插管长度，判断导管所到达的部位）。

（2）左侧颈总动脉插管：用于描记动脉血压。结扎颈总动脉远心端，用动脉夹夹住近心端（使两端距离尽可能长）。然后用眼科剪在靠近远心端结扎处的动脉壁上剪一斜口（为管径的 1/3 ~ 1/2），插入预先充满肝素溶液的动脉导管，用已穿好的线结扎，并固定导管，以防滑脱。然后缓慢松开动脉夹。

5. 观察记录指标 动、静脉导管连接压力换能器，与 BL – 420F/S 生物机能实验系统相连，描记正常血压曲线，测量和记录中心静脉压、血压。同时检测心率、心音强度、呼吸频率和深度，听诊胸背部有无水泡音，做肝 – 中心静脉压反流试验，即用手轻推压右肋弓下 3 秒，观察中心静脉压上升情况（以"cmH$_2$O"表示）。

6. 静脉推注液状石蜡 用 1 ml 注射器抽取预先加温至 38 ℃ 的液状石蜡 1 ml，以0.2 ml/min 的速度匀速缓慢注入耳缘静脉，同时密切观察血压、中心静脉压（心房压、右心室压）呼吸等变化。如见动物呼吸明显加深加快，烦躁不安，和（或）有中心静脉压明显上升或血压明显下降时，即暂停注射（如此时已推注 0.8 ml 左右应停止推注）。待动物恢复平静或中心静脉压和血压又恢复到原对照水平时，再缓慢注入液状石蜡，直至中心静脉压有明显升高及血压有轻度下降（10 ~ 20 mmHg）为止（一般液状石蜡用量为 0.5 ~ 1.0 ml，不超过 0.5 ml/kg）。

7. 快速输液观察各项指标 待动物呼吸、血压稳定后 5 ~ 10 分钟，然后快速由静脉导管输入生理盐水，输液过程中密切观察各项指标的变化呼吸、血压、心率、心音强度、胸背部有无水泡音、中心静脉压以及肝 – 中心静脉压反流等（在有明显变化时记录一组指标），直至动物死亡。

8. 观察气管及内脏病变 动物死亡后，挤压胸壁，观察气管内有无分泌物溢出。剖

医学机能学实验教程

开胸、腹腔，观察有无胸腔积液和腹水，肝脏有无淤血肿大，肠系膜血管有无淤血，肠壁有无水肿淤血，心脏各腔室体积有何变化，肺脏有无水肿淤血。最后切开腔静脉，让血液流出，观察肝脏和心腔体积的变化。

【实验结果】

将实验结果填入表 2 - 8 - 11。

表 2 - 8 - 11　急性右心衰竭观察结果

指标＼时间	血压（MAP）	中心静脉压（CVP）	心率（HR）	心音强度	呼吸频率	呼吸幅度	肝 - 中心静脉压反流征	内脏变化
推注液状石蜡前								
推注液状石蜡后								
快速输液后								

【注意事项】

（1）麻醉时，应边缓慢静推，边观察麻醉效果，如已达到麻醉效果，推注量又已达总量的 2/3 以上应不再推注。

（2）颈外静脉壁薄，易损伤出血，分离时应仔细行钝性分离，忌用剪刀剪切。

（3）静脉导管的插入深度为 5~7cm，在插管过程中如遇阻力，可将导管稍微退出，调整方向后再插，切忌硬插，以免刺破血管。插好后可见中心静脉压随呼吸明显波动。

（4）注射液状石蜡时一定要缓慢，出现血压明显降低时应立即停止注射，否则容易导致动物死亡。

（5）尸检时注意不要损伤胸、腹腔血管，以免影响对胸腹水的观察。

（6）最好同步测定反映右心泵功能、心肌收缩及舒张性能的指标。如插右心室导管测量右心室压力和压力的变化率；用胸阻抗法测量心输出量。若能进行血气分析，可行股动脉取血进行监测，并分析其变化机制。

【思考题】

（1）本实验中引起右心衰竭的机制是什么？哪些指标变化是右心衰竭所致？

（2）本实验动物存在哪些类型的缺氧？其发生机制是什么？

（3）肝 - 中心静脉压反流实验说明什么问题？

实验十　急性气胸和胸腔积液

【实验目的】

（1）复制急性张力性气胸与胸腔积液的病理模型，观察其对外呼吸功能的影响。

（2）掌握对急性张力性气胸与胸腔积液引起的呼吸功能障碍的救治方法。

【实验原理】

当气体进入胸膜腔造成积气状态时形成气胸。依据气胸发生时胸膜腔与外界的关系

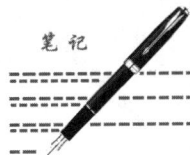

及胸腔内压力的不同可分为闭合性气胸、开放性气胸和张力性气胸。张力性气胸发生时由于胸膜腔内压不断升高，压迫患侧肺，使肺萎缩并出现纵隔向健侧移位，导致患者呼吸功能不全。当脏层胸膜和壁层胸膜间的潜在腔隙即胸膜腔内液体形成过快或吸收过缓造成过多液体集聚时形成胸腔积液。胸腔积液时由于胸廓顺应性下降，患侧膈肌受压，纵隔移位，肺容量下降刺激神经反射导致呼吸困难。本实验通过复制急性张力性气胸和胸腔积液的病理动物模型，观察相应指标的变化并分析导致外呼吸功能障碍的发生机制。

【实验材料】

1. 器材　BL-420F/S 生物医学信号采集处理系统，呼吸传感器，血气分析仪，水检压计，气管插管，手术器械（1 套），兔手术台，绳（5 根），电子秤，动脉插管，三通开关，气管插管，动脉夹，听诊器（学生自带）；注射器（50ml、20ml、5ml、1ml），针头（5 号、6 号、12 号），不锈钢敷料碗，棉签，烧杯。

2. 药品　25%乌拉坦溶液，生理盐水。

3. 动物　家兔。

【观察指标】

呼吸频率，幅度，胸内压，口唇颜色，血气指标（PaO_2、$PaCO_2$）。

【实验方法】

1. 称重、麻醉、固定、备皮　家兔称重后，按 4 ml/kg 量从耳缘静脉缓慢注射 25%乌拉坦溶液，全身麻醉后将家兔仰卧位固定在兔手术台上，剪去兔颈前部、右胸部（4~5 肋）手术野被毛。

2. 分离颈部气管、颈总动脉　按实验动物常规方法，在颈前部正中做自甲状软骨至胸骨上缘的纵切口，分离暴露气管，穿一线备用；按实验动物颈动脉常规分离方法，分离暴露颈总动脉，穿两根线备用。

3. 气管、颈总动脉插管　用剪刀在气管甲状软骨下 2~3 cm 处做倒"T"字形切口，将"Y"形插管插入气管，用丝线结扎固定。将气管插管与呼吸传感器相连，并连接到生物医学信号采集处理仪，记录呼吸频率和幅度。然后行动脉插管（插管前动脉导管应肝素化）。颈总动脉血管远心端结扎，近心端用动脉夹夹闭，在远心端结扎线的近心侧 0.3cm 处动脉剪一个呈 45°角的切口，插入动脉插管（向心脏方向）并固定，与压力传感器相连（注意三通开关的使用方法），取血做血气分析。

4. 复制气胸　将与水检压计相连的粗注射针头在家兔右胸第 4~5 肋间隙锁骨中线处，沿肋骨上缘垂直将粗注射针头插入胸膜腔，当看到水检压计内红色水柱上下波动时，说明针头已进入胸膜腔内，应停止进针。观察记录胸内压（此时水检压计的"0"刻度与家兔胸腔应处于同一水平）。然后用注射器抽取 40 ml 气体，通过三通开关注入胸膜腔内，使之形成气胸，记录呼吸波和胸内压，待兔唇发绀后取血，做血气分析。

5. 气胸的治疗　待兔出现呼吸急促、口唇发绀时，用注射器与三通开关连接，抽出胸腔内气体，使胸腔内压恢复正常。记录呼吸波和胸内压。

6. 复制胸腔积液　待兔子呼吸平稳，口唇发绀消退后，用注射器抽取 30~40 ml 生理盐水通过三通开关注入右侧胸腔，记录胸内压和呼吸波，待兔唇发绀后取血，做血气分析。

7. 胸腔积液的治疗　将胸膜腔内的生理盐水抽出，观察家兔呼吸情况，记录呼吸波和胸内压，做血气分析。

【实验结果】

将实验结果填入表 2 – 8 – 12 中。

表 2 – 8 – 12　气胸和胸腔积液实验结果记录表

	血气			呼吸运动		胸内压
	pH	PaCO$_2$	PaO$_2$	频率	幅度	
基础状态						
气胸						
抽气后						
胸腔积液						
抽液后						

【注意事项】

（1）家兔麻醉程度不宜过深，以免抑制呼吸中枢。

（2）胸膜腔穿刺不宜过猛过深，以免刺破肺组织、纵隔大血管、膈肌等，胸膜腔穿刺应尽量沿肋骨上缘进针，减少肋间血管损伤和出血，从而影响实验效果。

（3）水检压计的"0"刻度应与家兔胸腔在同一水平。

（4）治疗胸腔积液，将生理盐水抽出时可适当改变家兔体位或在第 7~8 肋间，利于液体抽出，提高治疗效果。

【思考题】

（1）胸腔积液和气胸对呼吸功能有哪些影响？

（2）胸腔积液和气胸还可以引起哪些病理过程？

实验十一　呼吸功能不全

【实验目的】

（1）复制两种不同类型的呼吸衰竭模型。

（2）观察不同类型呼吸衰竭时血气和呼吸的变化。

（3）观察缺氧和不同 CO_2 浓度对呼吸运动的影响。

（4）学习动脉取血和血气测定方法。

【实验原理】

呼吸衰竭是指静息状态、吸入气体条件下，由于外呼吸功能障碍，导致动脉血氧分压低于 7.98 kPa（60 mmHg），伴有或不伴有动脉血二氧化碳分压高于 6.65 kPa（50 mmHg）的病理过程。

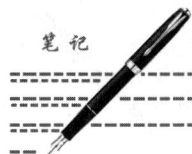

外呼吸包括肺通气和肺换气两个过程。肺通气是指肺与外界的气体交换过程，肺换气是指肺与血液之间进行的气体交换过程。各种原因导致两者中任何一者障碍均可引起呼吸衰竭。根据血气分析特点可将呼吸衰竭分为 I 型呼吸衰竭（低氧血症）和 II 型呼吸衰竭（低氧血症合并高碳酸血症）。

窒息时气道完全阻塞引起肺通气功能障碍，肺泡通气量减少，使肺泡内的氧分压降低和二氧化碳分压升高，必然导致缺氧和二氧化碳潴留，常引致 II 型呼吸衰竭。一侧气胸发生时可限制肺扩张，导致肺限制性通气不足，同时肺泡膜面积明显减少，导致气体弥散障碍。由于 CO_2 弥散能力比 O_2 大20倍，故一般仅有缺 O_2 而很少伴有 CO_2 潴留，常引致 I 型呼吸衰竭。急性肺水肿时可引起肺表面活性物质过度消耗、破坏，肺顺应性降低，导致限制性通气障碍；病变肺泡通气明显减少，而血流并未相应减少，通气血流比例显著降低，此时流经这部分肺泡的静脉血未经充分氧合便掺入动脉血内，这种情况称为功能性分流；同时肺水肿时因弥散距离增加导致弥散障碍，引起气体交换障碍，因此急性肺水肿时引致 I 型或 II 型呼吸衰竭。

【实验材料】

1. 器材　BF-420F/S 生物医学信号采集处理系统，血气分析仪，动物人工呼吸机，呼吸传感器，气管插管，动脉插管，手术器械（1 套），注射器（1 ml、2 ml、5 ml 各 2 支），听诊器等。

2. 药品　25% 乌拉坦溶液，1% 肝素生理盐水，油酸溶液，含 3% 和 6% O_2 气体，含 3% 和 6% CO_2 气体，生理盐水。

3. 动物　家兔（1.5~2.5kg）。

【观察指标】

呼吸频率和幅度，全血 pH、$PaCO_2$、PaO_2。

【实验方法】

1. 称重、麻醉、固定、备皮　家兔称重后，用 25% 乌拉坦溶液，按 4 ml/kg 量从耳缘静脉缓慢注入。全身麻醉后，将家兔仰卧位固定在兔台上，剪去颈前部被毛。

2. 颈部手术　作颈前部正中自甲状软骨至胸骨上缘切口，钝性分离颈部组织，将气管、右侧颈外静脉和左侧颈总动脉分离出。

3. 颈部气管插管　用剪刀在气管甲状软骨下 2~3 cm 处做倒"T"形切口，将"Y"形插管入气管，用丝线结扎固定。插管的一端通气口与呼吸传感器相连，并连接到 BF-420F/S 生物医学信号采集处理仪，记录呼吸频率和幅度。

4. 颈总动脉插管　颈总动脉血管远心端结扎，近心端用动脉夹夹闭，在动脉远心端结扎线的近心侧 0.3 cm 处剪一呈 45° 角的切口，插入已充满肝素溶液的动脉导管（向心脏方向）与血管固定，打开动脉夹，与压力传感器相连（注意三通管的使用方法），并连接到生物医学信号采集处理系统。待动物休息 15 分钟后取血做血气分析。

5. 血气分析　用注射器抽出动脉插管内的无效腔液，然后用经肝素化处理过的注射器取血，迅速套上带有软木塞的针头做血气分析。

6. 观察两种类型的呼吸衰竭及呼吸运动的调节

（1）A组：窒息引起的呼吸衰竭

193

①夹闭气管插管，使动物处于完全窒息25秒后，立即取动脉血0.5 ml做血气分析，并观察呼吸的变化，至30秒时松开夹闭的气管插管。

②待动物呼吸恢复正常后记录各指标，准备做C组实验。

（2）B组：油酸引起的呼吸衰竭

①颈外静脉缓慢注入油酸溶液（0.1 ml/kg），2分钟注射完，并于30分钟、60分钟时观察并记录各项指标。

②待动物出现明显呼吸变化后，迅速通过动物人工呼吸机给动物吸40%氧气，并进行呼气末正压通气，记录各项指标。

（3）C组：CO_2与O_2对呼吸的调节作用

①A组恢复后的动物，气管插管连接氧气袋，让动物吸入含6% O_2的气体2～5分钟，迅速记录各指标，然后恢复正常通气30分钟。

②动物吸入3% $O_2$2～5分钟，记录各指标后，恢复正常通气30分钟。

③动物吸入3% $CO_2$2～5分钟，迅速记录各指标。

④恢复正常通气30分钟后，动物再吸入6% $CO_2$2～5分钟，记录各指标。

7. 肺病变观察　处死家兔，开胸取出双肺。肉眼观察肺形态变化，称重，计算肺系数，并剪开肺组织，观察有无泡沫样液体流出。

$$肺系数 = 肺重（g）/体重（kg）$$

【实验结果】

将实验结果填入表2-8-13中。

表2-8-13　呼吸功能不全实验观察结果

分组	指标	血气			呼吸运动		肺大体观	肺系数
		pH	PaCO₂	PaO₂	频率	幅度		
A组	基础状态 窒息							
B组	基础状态 注油酸 30分钟 60分钟 治疗后							
C组	常氧 6% O₂ 3% O₂ 常氧 3% CO₂ 6% CO₂							

【注意事项】

取血时切忌与空气接触，如针管内有小气泡要及时排除。

【思考题】

（1）窒息和油酸所引起的呼吸衰竭有什么不同？为什么？

（2）吸入不同浓度CO_2与O_2对呼吸的影响有什么不同？为什么？

（3）Ⅰ型呼吸衰竭和Ⅱ型呼吸衰竭时氧疗有何不同？为什么？

实验十二　肝功能不全

【实验目的】

（1）复制急性肝功能不全、肝性脑病及氨中毒的动物模型。

（2）观察肝性脑病的表现，探讨血氨升高在肝性脑病发病机制中的作用。

【实验原理】

肝性脑病是由于急性或慢性肝功能严重障碍，使大量毒性代谢产物在体内聚集，经血液循环进入脑内，引起的中枢神经系统功能障碍，临床上出现以意识障碍为主的一系列神经精神症状，最终出现昏迷。这种继发于严重肝脏疾病的神经精神综合征被称为肝性脑病。

本实验采用家兔肝大部分结扎复制急性肝功能不全模型，在此基础上经十二指肠注入复方氯化铵溶液，导致肠道中氨生成增多并吸收入血，由于此时肝脏解毒能力急剧下降，引起家兔血氨迅速升高，进入脑内的氨增多，通过干扰脑内能量代谢，影响脑内神经递质，影响神经细胞膜电位等机制造成脑内抑制性神经递质增多、兴奋性神经递质减少，大脑对脑干网状结构易化区的抑制作用减弱，干扰边缘系统功能，使动物肌张力增高，从而出现痉挛、抽搐、角弓反张等肝性脑病症状。

【实验材料】

1. 器材　兔手术器械（1套），注射器（5 ml、10 ml），烧杯（100 ml、250 ml），导尿管，细线，粗棉线。

2. 药品　1%普鲁卡因溶液，10% $NH_4Cl \cdot Co$ 溶液［含氯化铵5g（5%），$NaHCO_3$1.5 g］临用时混合，先配氯化铵（10%）、$NaHCO_3$（3%），临用时各取50 ml为100 ml，每间实验室用量300 ml，3% $NaHCO_3$ 溶液。

3. 动物　家兔（1.5~2.5 kg）。

【观察指标】

肌张力、适应性反应、兴奋性反应、抽搐、角弓反张、死亡出现时间，注入溶液用量。

【实验分组】

Ⅰ组：肝大部分结扎 + $NaHCO_3$ 溶液［3 ml/（kg·5min）］。

Ⅱ组：肝大部分结扎 + $NH_4Cl \cdot Co$ 溶液［3 ml/（kg·5min）］。

Ⅲ组：假手术（不结扎肝）+ $NH_4Cl \cdot Co$ 溶液［3 ml/（kg·5min）］。

【实验方法】

1. 称重、固定、备皮、麻醉　家兔称重后，仰卧位固定于兔台上，上腹部备皮，用

医学机能学实验教程

1%普鲁卡因局部浸润麻醉（局部按摩让药物扩散）。

2. 上腹部正中切口　从胸骨剑突下1 cm处做上腹部正中切口（长约8 cm），用手术剪刀剪开皮肤及皮下组织，沿腹白线往上挑开切口，用两指伸进腹腔作隔垫作用，保护内脏，进入腹腔。

3. 游离肝叶　家兔肝脏背面观如图2-8-4所示。用左手按压肝膈面，剪断肝与横膈之间的镰状韧带，将肝叶向上翻起，剥离肝胃韧带，使肝叶游离。然后以右手示指、中指夹持粗棉线沿肝脏左外叶、左中叶、右中叶（胆囊）、尾状叶之根部围绕一圈，将粗棉线留置备用。

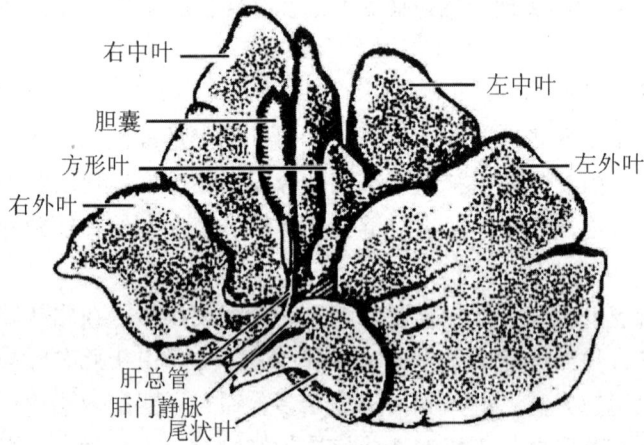

图2-8-4　家兔肝脏背面观

4. 十二指肠插管　沿胃幽门找出十二指肠，分离并穿双线，结扎十二指肠上端，在近结扎下方1 cm处肠壁，剪一小切口，将一导管插入十二指肠内，用线结扎并固定牢固，从导管注入$NaHCO_3$溶液，检查管道是否通畅。

5. 肝叶大部分结扎　第Ⅰ、Ⅱ组家兔，用备好的粗棉线将已选出的肝叶在肝叶根部结扎，以阻断血流，被结扎肝叶逐渐呈暗褐色；Ⅲ组则不进行肝叶结扎。

6. 关闭腹腔　术后用止血钳对合夹住腹壁切口，关闭腹腔，防止实验过程中腹内压增高，腹腔脏器外溢。

7. 十二指肠注药　每隔5分钟，第Ⅰ组向十二指肠注入$NaHCO_3$溶液（3 ml/kg），第Ⅱ、Ⅲ组向十二指肠注入10% $NH_4Cl \cdot Co$溶液（3 ml/kg），直至动物死亡，注意记录各项指标。

【实验结果】

将实验结果填入表2-8-14中。

表2-8-14　氨在肝性脑病发病机制中的实验结果

指标 \ 组别	第Ⅰ组（扎肝 + $NaHCO_3$）	第Ⅱ组（扎肝 + $NH_4Cl \cdot Co$）	第Ⅲ组（假手术 + $NH_4Cl \cdot Co$）
注药前　肌张力			
注药前　反应性			
兴奋反应出现时间			

（续表）

组　别 指　标	第Ⅰ组 （扎肝 + NaHCO₃）	第Ⅱ组 （扎肝 + NH₄Cl · Co）	第Ⅲ组 （假手术 + NH₄Cl · Co）
抽搐出现时间			
角弓反张出现时间			
存活时间（分钟）			
注药次数			
注药总量（ml/kg）			

【注意事项】

（1）游离肝脏，手术动作要轻柔，肝叶结扎应在肝脏根部，避免损伤脆弱的肝组织。

（2）剪肝镰状韧带时不要刺破膈肌（以防引起气胸，肺不张）。剥离肝胃韧带时，切勿损伤周围大血管。

（3）十二指肠插管时应远离胃的方向。插管动作应轻柔且固定牢固，插管后注射 NaHCO₃ 溶液，以检查管道是否通畅。

（4）术后须关闭腹腔，防止腹压上升，腹腔内脏外溢。

（5）正确区分适应性反应与兴奋性反应，区别动物挣扎与抽搐、痉挛。角弓反张：即去大脑僵直，是指去大脑动物在肌紧张活动方面出现亢进现象，表现为动物四肢伸直，头尾昂起，脊柱挺硬，去大脑僵直主要是伸肌（抗重力肌）紧张性亢进，四肢坚硬如柱。

【思考题】

（1）血氨增高与肝大部分切除术在实验性肝性脑病中的作用有何相互关系？他们分别起什么作用？

（2）肝大部分切除 + NH₄Cl · Co 溶液与假手术 + NH₄Cl · Co 溶液都出现了实验性肝性脑病的哪些表现，它们都是实验性肝性脑病的动物疾病模型吗？为什么？

实验十三　急性中毒性肾功能不全

【实验目的】

（1）复制急性中毒性肾功能不全的动物模型。

（2）观察急性肾功能不全时动物血气分析、血尿素氮、血清钾及尿的变化，并分析其发生机制。

【实验原理】

重金属汞中毒可引起急性肾小管上皮细胞变性、坏死，坏死脱落的上皮细胞在肾小管内形成各种管型，阻塞肾小管管腔，使原尿不易通过。同时，管腔内压升高导致肾小球有效滤过压降低，从而使肾小球滤过率降低，引起肾脏泌尿功能障碍，导致急性中毒性肾功能不全。

【实验材料】

1. 器材　血气分析仪，生化分析仪，离心机，分光光度计，水浴箱，兔手术器械（1套），注射器（1 ml、5 ml），试管，滴管，漏斗，吸管，试管夹，乙醇灯，试管架，动脉导管。

2. 药品　1% $HgCl_2$ 溶液，1% 戊巴比妥钠溶液，1% 普鲁卡因溶液，生理盐水，1% 肝素生理盐水溶液。

3. 动物　家兔（1.5~2.5 kg）。

【观察指标】

1. 全血　血气分析仪测定 pH、$PaCO_2$、HCO_3^-、K^+、Na^+ 和 Cl^-。

2. 血清　生化分析仪测定血清尿素氮。

3. 尿　尿量、尿蛋白定性和镜检。

4. 肾　大体、剖面观。

【实验方法】

1. 制备模型　实验前一天取家兔2只，1只为正常对照组，1只为中毒实验组。称重后，实验兔皮下或肌肉注射1% $HgCl_2$ 溶液（按1.5 ml/kg），造成急性中毒性肾功能不全，对照兔则在相同部位注射同量的生理盐水。将2只兔笼均置于大漏斗上，收集尿液，测量24小时尿量。

2. 麻醉、固定、备皮　将家兔称重，1% 戊巴比妥钠溶液3 ml/kg耳缘静脉注射麻醉后，仰卧位固定于兔台，下腹部备皮。

3. 下腹部手术　在耻骨联合上1.5 cm处做长约4 cm的正中切口，分离皮下组织，沿腹白线剪开腹膜，暴露膀胱，穿刺取出全部尿液，供尿蛋白定性和镜检。

4. 颈部手术、插管　颈部正中切口，分离一侧颈总动脉，颈动脉插管内注入肝素生理盐水溶液，进行颈动脉插管。

5. 取血分析　抽取0.5 ml动脉血做血气分析，取3 ml动脉血，滴入肝素数滴后，离心（1500 r/min，5~10分钟），取血清供尿素氮测定用。

6. 尿常规检查

（1）将尿液离心5~10分钟（1500 r/min）。

（2）显微镜检查：取尿沉渣，涂在玻片上，观察有无异常成分（细胞和管型）。

（3）尿蛋白定性检查：取大试管盛尿液，倾斜试管于乙醇灯上，将试管中的尿加热至沸腾，观察有无浑浊，加数滴醋酸，再加热至沸腾，浑浊不退为蛋白阳性，按其浑浊程度以 −、+、++、+++、++++表示之。

"−"表示尿液清晰，无浑浊。

"+"表示尿液出现轻度白色浑浊（含蛋白0.01~0.05 dl）。

"++"表示尿液稀薄乳样浑浊（含蛋白质0.06~0.20 dl）。

"+++"表示尿液乳浊或有少量絮片存在（含蛋白0.21~0.50 dl）。

"++++"表示尿液出现絮状浑浊（含蛋白质 >0.50 dl）。

如加醋酸后浑浊消失（因加醋酸可除去磷酸盐或碳酸盐所形成的白色浑浊）。

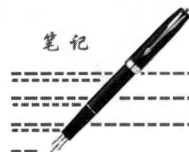

7. 血清尿素氮测定　取 3 只试管分别标号后按表 2 - 8 - 15 操作。

表 2 - 8 - 15　血清尿素氮测定操作步骤

试剂（ml）	1（空白管）	2（标准管）	3（样品管）
尿素氮试剂	5.0	5.0	5.0
二乙酰单肟试剂	0.5	0.5	0.5
蒸馏水	0.1		
尿素氮标准液		0.1	
1∶5 稀释的血清			0.1

将上述各管充分摇匀，置沸水浴中加热 15 分钟，用自来水冷却 3 分钟，在 540 nm 波长下比色，记录标准管的光密度读数（D 标）及样品管的光密度读数（D 样）。计算每 100 ml 血清中尿素氮的含量（mg）。

$$血清尿素氮（dl）= \frac{D 样}{D 标} \times 0.002 \times \frac{5 \times 100}{0.1} = \frac{D 样}{D 标} \times 10$$

原理：血清尿素氮在强酸条件下与二乙酰单肟和氨硫脲煮沸，生成红色复合物（嗪衍生物）。

8. 形态学观察

（1）将对照及中毒家兔一并处死，取出肾脏，称重，计算肾重与体重之比（肾体比）。

（2）观察并比较两只家兔肾脏的大体形态、颜色、光泽、条纹等。

（3）组织切片示教：在显微镜下观察皮质肾小管上皮有无明显的变化、坏死、脱落；管腔有无蛋白、红细胞、管型等。

【实验结果】

将实验结果填入表 2 - 8 - 16 中。

表 2 - 8 - 16　急性肾功能不全实验结果

组别	全血						血清	尿			肾	
	pH	PaCO₂	HCO₃⁻	K⁺	Na⁺	Cl⁻	尿素氮	尿量	蛋白	镜检	大体	剖面
1												
2												

【思考题】

（1）根据什么判断急性肾功能不全模型复制成功？

（2）各指标变化的机制是什么？

附：血清尿素氮测定试剂的配制

1. 2% 二乙酰单肟试剂　称取二乙酰单肟 2 g，蒸馏水溶解至 100 ml 置于棕色瓶保存。

2. 尿素氮试剂　取浓硫酸（H_2SO_4）44 ml，85% 磷酸（H_3PO_4）66 ml，溶于 100 ml 蒸馏水中，冷却至室温，依次加氨硫脲 50 mg，溶解后再加硫酸镉 1.62 g（3CdSO₄·

$8H_2O$）或 2.0 g（$3CdSO_4 \cdot 6H_2O$），溶解后加蒸馏水至 1 L，置于棕色瓶存冰箱，可保存 6 个月。

3. 尿素氮标准储备液（20 dl）　精确称取尿素 42.8 mg，溶于 50 ml 蒸馏水中加氯仿 6 滴，再用蒸馏水稀释至 100 ml，可在冰箱储存 6 个月。

4. 尿素氮标准液　0.02 mg/ml，取上述尿素氮标准储备液 100 ml，加蒸馏水至 1000 ml。

实验十四　病例分析

一、酸碱失衡

1. 解题思路

（1）pH：依 pH 变化判断是酸中毒还是碱中毒。

（2）依病史得出原发改变：根据病史判断是代谢性还是呼吸性酸碱失衡。

（3）计算代偿预测公式：实际值是否在代偿范围内，判断单纯型还是混合型酸碱失衡。

（4）计算 AG：判断代谢性酸中毒的类型及混合型酸碱失衡中是否存在 AG 增高型代谢性酸中毒。

（5）下结论。

2. 病例　根据表 2 - 8 - 17 的血气分析结果，判断疾病酸碱失衡类型。

表 2 - 8 - 17　疾病血气分析

序号	原发病	pH	HCO_3^- （mmol/L）	$PaCO_2$ （mmHg）	Na^+ （mmol/L）	Cl^- （mmol/L）
1	糖尿病	7.30	16	31	140	104
2	肺气肿	7.33	33	66		
3	心力衰竭伴水肿	7.50	42	55		
4	肝性脑病	7.48	15	22		
5	肺水肿	7.20	18	52		
6	流　脑	7.55	26	30		
7	肾衰竭并呕吐	7.42	26	42	140	94
8	肺心病	7.35	34	64	140	80
9	肺心病	7.60	28	30	140	92
10	肺心病	7.41	36	50	140	90

代偿预测公式：

（1）代谢性酸中毒：预测 $PaO_2 = 40 + 1.2 \triangle [HCO_3^-]$ ±2

（2）代谢性碱中毒：预测 $PaO_2 = 40 + 0.7 \triangle [HCO_3^-]$ ±5

（3）呼吸性酸中毒：（急）预测 $[HCO_3^-] = 24 + 0.1 \triangle PaO_2$ ±1.5

　　　　　　　　　（慢）预测 $[HCO_3^-] = 24 + 0.4 \triangle PaO_2$ ±3

（4）呼吸性碱中毒：（急）预测 $[HCO_3^-] = 24 + 0.2 \triangle PaO_2$ ±2.5

　　　　　　　　　（慢）预测 $[HCO_3^-] = 24 + 0.5 \triangle PaO_2$ ±2.5

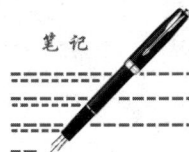

二、病例分析

根据以下思路进行分析：①看病人的主诉症状和现病史。②看体征和实验室检查结果。③看既往病史。④将症状、体征、病史与所学病理生理学知识结合起来分析。

【病例1】

患者男性，13个月。因呕吐、腹泻2天入院，每日呕吐3次，呕吐物为牛奶，进食甚少。每日腹泻10余次，为不消化蛋花样稀汤便，伴口渴、嗜睡、尿少。查体：体温38.5 ℃，脉搏160次/分，呼吸40次/分，体重10 kg。精神萎靡，神志清楚，皮肤干燥，弹性较差。心音弱，肺正常。肝肋下1 cm。实验室检查：pH 7.29，AB 9.5 mmol/L，SB 11.5 mmol/L，BE −13.5 mmol/L，PaO_2 24 mmHg，[Na^+] 131 mmol/L，[Cl^-] 95 mmol/L，[K^+] 2.26 mmol/L。大便常规阴性。血常规：RBC 6.5×10^{12}/L，Hb 180 g/L，WBC 12.0×10^9/L，PLT 200.0×10^9/L。

讨论：

（1）此病例出现哪些病理过程，各有何判断依据？

（2）简述其发病机制。

【病例2】

患者男性，40岁。呕吐、腹泻伴发热、口渴、尿少4天入院。体格检查：体温38.2 ℃，血压110/80 mmHg，汗少、皮肤黏膜干燥。实验室检查：血 Na^+ 155 mmol/L，血浆渗透压320 mmol/L，尿比重 >1.020，其余化验检查基本正常。立即给予静脉滴注5%葡萄糖溶液2500 ml/d和抗生素等。2天后除体温、尿量恢复正常和口不渴外，反而出现眼窝凹陷、皮肤弹性明显降低、头晕、厌食、肌肉软弱无力，肠鸣音减弱，腹壁反射消失。浅表静脉萎陷，脉搏110次/分，血压72/50 mmHg，血 Na^+ 120 mmol/L，血浆渗透压255 mmol/L，血 K^+ 3.0 mmol/L，尿比重（尿相对密度）<1.010，尿钠8 mmol/L。

讨论：该患者在治疗前和治疗后发生了何种水、电解质代谢紊乱？其判断依据是什么？简述患者临床表现的病理生理学基础。

【病例3】

患者女性，40岁。一个寒冬的清晨被其丈夫发现昏倒在火炉旁，急送入院。既往身体健康。体检：体温37.5 ℃，呼吸20次/分，脉搏105次/分，血压100/70 mmHg，神志不清，口唇呈樱桃红色。实验室检查：PaO_2 95 mmHg，血氧容量11 ml/dl，SaO_2 95%，HbCO 28%。入院后立即吸O_2，不久即醒。

讨论：

（1）该患者出现哪种病理过程，判断依据是什么？

（2）简述其发病机制。

【病例4】

患者女性，40岁。因烧伤急诊入院。入院时神志尚清，表情淡漠，呼吸困难，血压75/55 mmHg，有血红蛋白尿；烧伤面积达80%（三度占55%），并有呼吸道严重烧伤。实验室检查：pH 7.32，[HCO_3^-] 16 mmol/L，PaO_2 52 mmHg，[K^+] 4.5 mmol/L，[Na^+] 135 mmol/L，[Cl^-] 102 mmol/L。立即行气管切开术，给氧，静脉输液及其他急救处理。病人一般情况好转，血压90/70 mmHg，尿量1900 ml/24 h，pH 7.38，[HCO_3^-]

24 mmol/L，PaO_2 42 mmHg。2 天后患者出现柏油样便，伴腹胀。既往无胃肠道病史。血常规：RBC 2.7×10^{12}/L，Hb 71g/L，WBC 11.5×10^9/L，N0.90。粪便隐血试验阳性。电子内镜检查：胃底前后壁、十二指肠球部有多发性溃疡出血灶。呈点状，大小不等。给予止血治疗。3 天后病情好转。血常规：红细胞、血细胞比容、血红蛋白均正常。粪便隐血阴性。入院第 25 天发生创面感染，血压降至 70/50 mmHg，出现少尿甚至无尿，pH 7.1，[HCO_3^-] 9.8 mmol/L，$PaO_2$33 mmHg，[K^+] 5.8 mmol/L，[Na^+] 132 mmol/L，[Cl^-] 102 mmol/L，虽经积极救治，病情无好转，最后死亡。

讨论：

（1）该病人出现了哪些病理过程，各有何判断依据？

（2）简述其发病机制。

【病例 5】

患者男性，19 岁。外出务工，不慎从高处坠落，事发后由他人救起，体检：面色苍白，脉搏细弱，四肢冷，出汗，左耻骨联合及大腿根部大片瘀斑、血肿。血压 90/60 mmHg，呼吸 125 次/分，体温 36.8 ℃．伤后送医院，途中患者渐转入昏迷，皮肤瘀斑，最终死亡。

讨论：该患者发生了何种类型的休克？其判断依据是什么？送院前患者属于休克哪一阶段？此阶段微循环变化的特点是什么？从病理生理学角度提出抢救该患者的原则与措施。

【病例 6】

男，56 岁。因胸闷、大汗 1 小时急诊入院。患者于当日上午 8 时突感心慌，胸闷伴大汗，含服硝酸甘油不缓解，上午 9 时来诊。体检：血压 70/45 mmHg，意识淡漠，双肺无异常，呼吸 37 次/分，律齐。既往有原发性高血压病史 10 年，否认冠心病史。心电图示三度房室传导阻滞，给予阿托品、多巴胺、低分子右旋糖酐等治疗。上午 10 时用尿激酶静脉溶栓，10 时 30 分出现阵发性心室颤动，立即以 300 J 除颤成功，11 时反复发生室性心动过速、室颤，其中持续时间最长达 3 分钟，共除颤 7 次，同时给予利多卡因、小剂量异丙肾上腺素后心律转为窦性，血压平稳，意识清楚，11 时 30 分症状消失。冠状动脉造影显示：右冠状动脉上段 82% 狭窄，中段 70% 狭窄。远端血管心肌梗死溶栓试验（TIMI）2 ~ 3 级，左回旋支（LCX）及前降支（LAD）发育纤细，右冠状动脉优势型。病人住院治疗 20 天后康复出院。

讨论：

（1）此病例出现哪些病理过程，各有何判断依据？

（2）简述其发病机制。

【病例 7】

患者男性，40 岁。因弥散性腹膜炎急诊入院。入院后在腹膜外麻醉下做剖腹探查，术中发现阑尾脓肿破裂，切除阑尾，并做腹腔引流。术后病人应用胃肠减压，因有腹膜炎而胃肠功能恢复不佳，术后第五天仍用胃肠减压，病人感觉手麻，脸部肌肉发紧等症状，神志清楚，血压 90/60 mmHg，呼吸 120 次/分。实验室检查：pH 7.56，PaO_2 37.5 mmHg，BE +10.6 mmol/L，[K^+] 3.0 mmol/L，[Na^+] 140 mmol/L。EC 示：Ⅱ、V1 导联 ST 段降低，V2、V3 u 波增大。

讨论：

（1）此病例出现哪些病理过程，各有何判断依据？

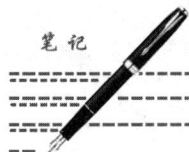

（3）简述其发病机制。

【病例8】

患者男性，24岁。车祸致右腿严重挤压伤5小时急诊入院。体检：血压70/45 mmHg，脉搏102次/分，呼吸24次/分。伤腿发冷、发绀，从腹股沟以下至远端肢体肿胀。血[K^+] 5.5 mmol/L，不能排尿，导出尿液300 ml。输液后，血压升至110/70 mmHg，但仍无尿；血[K^+] 8.6 mmol/L。行截肢术，右大腿中段截肢；同时静注胰岛素、葡萄糖和离子交换树脂灌肠后，血清K^+降低；静推葡萄糖酸钙后高钾血症所致心功能异常明显改善。

伤后72小时病人总排尿量为200 ml，呈酱油色。接下来的20天内，病人完全无尿，持续使用腹膜透析，病程中因透析而继发腹膜炎；右下肢残端坏死，伴大量胃肠道出血。伤后第23天，尿量为70 ml/24 h，尿中有蛋白和颗粒。PLT 56×10^9/L，血浆纤维蛋白原1.3g/L（正常2～4 g/L），凝血时间显著延长，"3P"试验阳性。BUN 17.8 mmol/L，血[K^+] 6.5 mmol/L，pH 7.18，$PaCO_2$ 30 mmHg。虽经多种治疗，但病人一直少尿或无尿，于入院第41天死亡。

讨论：此病例出现哪些病理过程？各有何判断依据？简述其发病机制。

【病例9】

患者女性，60岁。因腹痛、发热、黄疸四天，伴无尿、神志不清一天入院。患者于昨日下午出现上腹部持续性疼痛，阵发性加剧，向肩、背部放射，伴发热，体温最高达40 ℃，病后即在当地医院就诊，拟诊为"重症胆管炎"，经抗感染、激素、补液等治疗，无明显好转，血压70/50 mmHg，经静脉滴注多巴胺、阿拉明治疗，血压无明显变化，24小时尿量约80 ml，躯干、四肢皮下淤血，且神志不清。门诊以"重症胆管炎"收入院。既往行胆囊切除术。体检：体温37.2 ℃，呼吸25次/分，脉搏117次/分，血压70/50 mmHg，神志不清，皮肤、黏膜黄染，双侧瞳孔等大、颈软、气管居中。双肺（－），心界无扩大，心音低、律齐，右上腹有长约8 cm手术瘢痕，腹软、上腹压痛，腹水征（＋）、肝、脾肋下未及，躯干、皮下淤血，病理反射未引出。门诊B超：胆总管多发结石。实验室检查：BUN 7 mmol/L，血[K^+] 3.2 mmol/L，凝血时间显著延长，"3P"试验阳性。

讨论：

（1）该病人出现了哪些病理过程，有何判断依据？

（2）简述其发病机制。

【病例10】

患者男性，65岁。近3个月来全身乏力，恶心、呕吐，食欲不振，腹胀，常有鼻出血。近半月来腹胀加剧而入院。既往有"乙肝"。体查：体温36.4 ℃，脉搏105次/分，血压90/55 mmHg，呼吸32次/分。消瘦，面色黄，巩膜轻度黄染，面部及上胸部可见蜘蛛痣，腹部胀满，下肢轻度凹陷性水肿。实验室检查：RBC 3.2×10^{12}/L，Hb 102 g/L，PLT 70×10^9/L，胆红素51 μmol/L，血[K^+] 3.2 mmol/L，血浆白蛋白25 g/L，球蛋白40g/L。入院后给予腹腔放液及大量呋塞米等治疗，次日患者陷入昏迷状态，经应用谷氨酸钾治疗，神志一度清醒。后突然大量呕血，抢救无效死亡。

讨论：

（1）此病例出现哪些病理过程，各有何判断依据？

（2）简述其发病机制。

【病例11】

患者男性，65岁。因咳嗽、咳黄痰、喘憋、心悸、水肿加重伴发热5天入院。患者20年前即咳嗽、咳白色痰，5天前因"感冒"症状加重，发热、咳黄色脓性痰而入院。体格检查：体温38.5℃，脉搏102次/分，呼吸33次/分，血压90/60 mmHg。慢性病容，神志清楚，半坐卧位，呼吸困难，烦躁。唇发绀，咽部充血，颈静脉怒张。桶状胸，肋间隙增宽，两侧呼吸运动对称，未触及胸膜摩擦感，叩诊两肺反响增强，呈过清音，两肺呼吸音较弱，呼气音延长，肩胛下区可闻及细湿啰音。剑突下可见搏动，范围较弥散。心率102次/分，律齐，未闻及病理性杂音，P2 > A2。腹平软，肝肋下3 cm，剑突下5 cm，质中，肝颈静脉反流征阳性，脾未触及。脚踝部有凹陷性水肿。实验室检查：RBC 4.8×10^{12}/L，Hb 156 g/L，WBC 11×10^9/L，N 0.85，L 0.15。pH 7.30，PaO_2 54 mmHg，$PaCO_2$ 65 mmHg。胸部X线：两肺透亮度增加，纹理增多，肋间隙增宽，右肺下动脉干横径18 mm（正常值：<15 mm），心影大小正常。心电图：肺性P波，电轴右偏，右心室肥大。

讨论：该病人出现哪些病理过程？其判断依据是什么？简述其发病机制。

【病例12】

患者男性，48岁。因气促、神志模糊急诊入院。活动后呼吸困难已数年，夜间时感憋气，数次急诊为"支气管炎和肺气肿"，一天吸烟一包已20年，一向稍胖，近6个月长40磅。检查：肥胖、神志恍惚，反应迟钝，无发热，呼吸18次/分，脉搏110次/分，血压170/110 mmHg，睡时偶闻鼾声，肺散在哮鸣音、心音弱，颈静脉怒张，外周水肿。动脉血 PaO_2 50 mmHg，$PaCO_2$ 65 mmHg，pH 7.33，Hct 52%，WBC 计数分类正常，X线肺野清晰，心脏大，肌酐2.6 mg/dl（1~2），BUN 65 mg/dl（9~20）。超声心动图见右心肥大与扩大，室间隔运动减弱。肺动脉收缩压70 mmHg。经吸氧、平喘、气管插管后、行机械通气。前两天尿增多，BUN及肌酐下降。第三天清醒能正常回答问题。第4天拔去插管，用多导睡眠图测得睡数分钟出现阻塞性和中枢性呼吸暂停，约每小时30次，最长停38秒（15秒），SaO_2 常降至58%。持续正压通气可解除阻塞，神经症状改善，继续尿多、体重下降。三个月后超声心动图右心已缩小，室间隔运动正常，肺动脉压45/20 mmHg。

讨论：

（1）该病人出现哪些病理过程，其判断依据是什么？

（2）简述其发病机制。

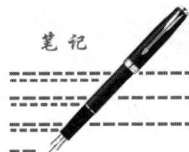

第九章　生物化学

实验一　蛋白质变性与沉淀

【实验目的】

（1）通过学习掌握各种因素使蛋白质沉淀的原理。

（2）熟悉各种因素使蛋白质沉淀的检测方法。

（3）了解蛋白质沉淀在临床的应用。

（4）培养独立思考，提出问题、分析问题和解决问题的能力。

一、盐析法沉淀蛋白质

【实验原理】

存在于溶液中的蛋白质大多能溶于水或稀盐溶液。蛋白质表面的水化膜和同种电荷是维持蛋白质亲水胶体稳定的两个因素。如蛋白质表面的水化膜被破坏，所带电荷被中和，胶体的稳定性就被破坏。

在蛋白质溶液中加入中性盐类［如（NH_4）$_2SO_4$、Na_2SO_4、$NaCl$、$MgSO_4$］时，中性盐在水溶液中解离成带正电和带负电的离子，可以中和蛋白质的表面电荷；中性盐和水的亲和力大，可以脱去蛋白质表面的水化膜，从而破坏蛋白质的胶体稳定性，使蛋白质从溶液中析出沉淀，称为盐析。

在同一浓度的盐溶液中，不同蛋白质的溶解度不同。因此，可以用不同浓度的盐溶液沉淀分离出不同种类蛋白质，这种方法叫"分段盐析法"。半饱和硫酸铵使球蛋白沉淀，饱和硫酸铵使球蛋白和白蛋白均沉淀（表 2 - 9 - 1）。

表 2 - 9 - 1　蛋白质的分段盐析

盐浓度	饱和（NH_4）$_2SO_4$	半饱和（NH_4）$_2SO_4$	饱和$MgSO_4$	饱和$NaCl$
球蛋白	+	+	+	+
白蛋白	+	-	-	-

由盐析而获得的蛋白质沉淀用水稀释以降低中性盐的浓度，蛋白质沉淀又能重新溶解，蛋白质分子基本上保持原来的天然状态，并未遭受变性。因此，盐析法沉淀蛋白质是可逆的，该方法得到的蛋白质不变性。

米伦试剂检查蛋白质的原理：米伦试剂为硝酸、亚硝酸、硝酸汞和亚硝酸汞的混合物，能与苯酚及某些二羟苯衍生物起颜色反应。米伦试剂与酚类共热可产生桔红色汞化合物。大多数蛋白质都含有羟苯衍生物酪氨酸，因此可以用米伦试剂检测蛋白质的存在。验证溶液中是否含有蛋白质的实验操作：取 1 ml 溶液，加米伦试剂 2 滴，此时出现白色沉淀；小心加热，蛋白质凝固且呈现淡红色，说明溶液中有蛋白质的存在。

【器材和试剂】

1. 器材　试管架、试管、试管夹、小漏斗、离心机、吸量管、滤纸等。
2. 试剂
（1）1% 蛋白液：用鸡蛋清调制成的蛋白液。
（2）饱和（NH$_4$）$_2$SO$_4$ 液：100 ml 热水中加入 50 g（NH$_4$）$_2$SO$_4$，冷却后过滤。
（3）固体结晶粉末（NH$_4$）$_2$SO$_4$。
（4）米伦试剂：汞 40 g，溶解于比重 1.42 的硝酸 57 ml 中，冷却后在水浴上溶解，然后用 2 倍体积水稀释。澄清后取出上清液。

【操作步骤】

按照图 2-9-1 进行实验操作：

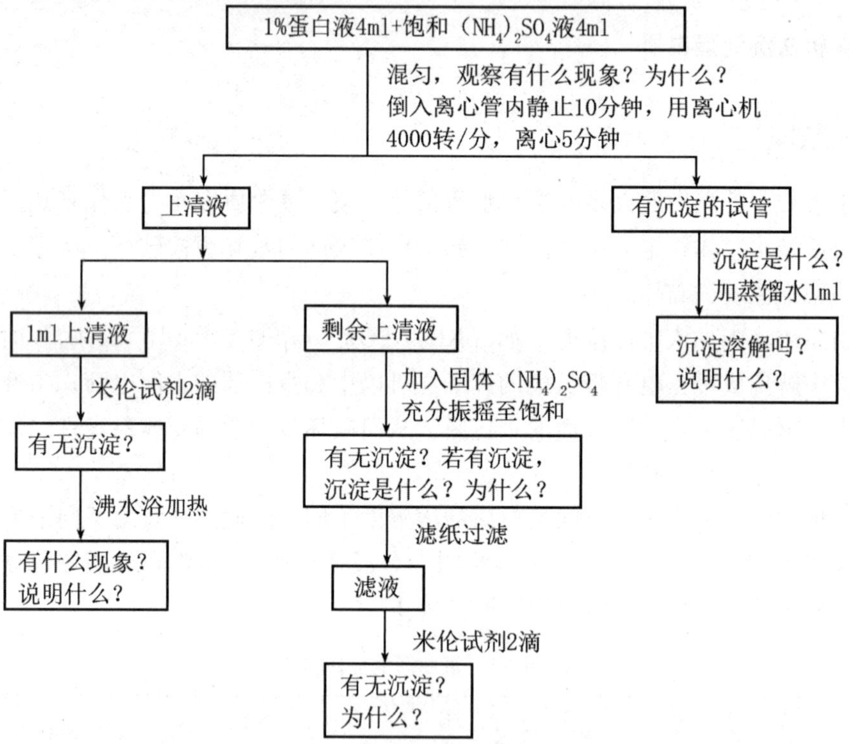

图 2-9-1　盐析法沉淀蛋白质操作流程

二、乙醇沉淀蛋白质

【实验原理】

蛋白质能溶于水中，但不溶于有机溶剂，与水互溶的有机溶剂（乙醇、甲醇、丙酮等）能沉淀蛋白质。这是由于有机溶剂使蛋白质脱去水化膜，以及降低介电常数，从而

206

降低蛋白质胶体粒子在溶液中的溶解度，使蛋白质颗粒容易聚集而沉淀。若在蛋白质溶液中加入少量中性盐类（如 NaCl），盐离子能中和蛋白质所带电荷，再加入有机溶剂，又脱去蛋白质的水化膜，此时蛋白质的两个稳定因素都被破坏，沉淀形成更迅速更完全。

用乙醇沉淀蛋白质时，若温度很低（4℃以下），时间很短（几分钟之内），并及时除去乙醇，所沉淀的蛋白质仍未改变其结构，所得沉淀是可逆的，仍保持原有天然构象。在蛋白质的等电点处用乙醇沉淀，得到的沉淀更多更快。若用乙醇沉淀时的温度较高（如室温），作用时间较长，则沉淀的蛋白质会变性。

【器材和试剂】

1. 器材　试管，试管架，吸量管，记号笔。
2. 试剂　20%蛋白液，95%乙醇，固体 NaCl（晶体），蒸馏水。

【操作步骤】

取小试管 3 支，按表 2 - 9 - 2 操作。

表 2 - 9 - 2　酒精沉淀蛋白质操作步骤

试剂＼试管号	1	2	3
20%蛋白液	1 ml	1 ml	1 ml
蒸馏水	2 ml	\	\
固体 NaCl	\	\	数粒（芝麻粒大小）
95%乙醇	\	2 ml	2 ml
	振荡混匀，放置数分钟，观察		
实验现象			
实验分析			
实验结论			

【临床意义】

酒精能使蛋白质变性，在临床上常用作消毒杀菌剂。

三、重金属盐及某些酸类沉淀蛋白质

【实验原理】

蛋白质是两性电解质，在不同的酸碱性溶液中所带电荷不一样。当溶液 pH > pI 时，蛋白质分子带负电荷，容易与重金属离子（如 Hg^+、Pb^{2+}、Cu^{2+}、Ag^+ 等）化合生成不溶性盐而沉淀。当溶液 pH < pI 时，蛋白质分子带正电荷，容易与某些酸根生成不溶性盐而沉淀。

【器材和试剂】

1. 器材　试管，试管架，滴管，吸量管，记号笔。
2. 试剂　20%蛋白液，0.5 mol/L NaOH，1/3 mol/L H_2SO_4，10% Na_2WO_4，10% $ZnSO_4$。

【操作步骤】

取小试管 4 支，按表 2 - 9 - 3 操作。

表 2 - 9 - 3　重金属盐及某些酸类沉淀蛋白质的操作步骤

试剂 \ 试管号	1	2	3	4
20% 蛋白液	2 滴	2 滴	2 滴	2 滴
1/3 mol/L H_2SO_4	20 滴	20 滴	\	\
0.5 mol/L NaOH	\	\	20 滴	20 滴
10% $ZnSO_4$	20 滴	\	20 滴	\
10% Na_2WO_4	\	20 滴	\	20 滴

混匀，静置 10 分钟，观察

实验现象

实验分析

实验结论

【临床意义】

重金属盐类可使蛋白质分子发生沉淀，此原理可应用于临床。在重金属未被吸收之前，牛奶或蛋清可作为重金属盐类中毒的解毒剂，再用催吐剂使沉淀吐出，或洗胃以去除之。某些酸（如钨酸、苦味酸、三氯醋酸等）可将血液或脑脊液中蛋白质除去，制备无蛋白血滤液，以便测定其成分而用于临床诊断。

四、加热法沉淀蛋白质

【实验原理】

经高温加热，蛋白质的疏水基团暴露，在水溶液中的溶解度下降形成沉淀。几乎一切蛋白质都能因加热而变性。但是蛋白质在强酸或强碱中加热，发生变性后，仍能溶解于强酸或强碱中；若将溶液的 pH 调至蛋白质的等电点，则变性的蛋白质立即结成絮状物，此絮状物仍能溶解于强酸或强碱中。如果将该絮状物加热，絮状物可结成凝块，此凝块不再溶解于强酸或强碱中。在强酸中有足够量的中性盐存在时，经加热后蛋白质亦可凝固。实际上，凝固是蛋白质变性后进一步发展的不可逆的结果。

【器材和试剂】

1. 器材　试管，试管架，水浴锅，吸量管，记号笔。

2. 试剂　20% 蛋白液，蒸馏水，0.1 mol/L HCL，0.1 mol/L NaOH，0.1% 甲基红指示剂（变色范围：pH 4.2 红 ~ 6.3 黄），饱和 NaCl 溶液。

【操作步骤】

取小试管 4 支，按表 2 - 9 - 4 操作。

表2-9-4　加热法沉淀蛋白质的操作步骤

试剂 \ 试管号	1	2	3	4
20%蛋白液	2.5 ml	0.5 ml	0.5 ml	0.5 ml
蒸馏水	\	2 ml	2 ml	2 ml
0.1 mol/LHCl	\	3 滴	\	3 滴
0.1 mol/LNaOH	\	\	2 滴	\
饱和 NaCl	\	\	\	0.5 ml
振荡混匀，沸水浴加热5分钟，取出冷却，观察				
实验现象				
实验分析				
0.1%甲基红	\	1 滴	1 滴	\
现象（颜色）	\			\
分别用0.1 mol/L NaOH液及0.1 mol/L HCl调节2号管及3号管pH至蛋白质的等电点，此时会出现白色絮状物，即蛋白质沉淀				
实验分析	\			\
把絮状物加热，则成不溶解的凝固物				
实验分析	\			\
实验结论				

【思考题】

（1）沉淀蛋白质的方法有哪些？

（2）为什么盐析法沉淀蛋白质一般条件下不变性？要想得到较纯的、保持原活性的蛋白质采取什么方法？

（3）临床上用生鸡蛋清或牛奶抢救重金属中毒，说明其原理。

（4）通过实验结果，比较说明正常蛋白质与蛋白质变性沉淀、蛋白质凝固之间的区别。

（5）变性的蛋白质一定会沉淀吗？请解释原因。

实验二　醋酸纤维素薄膜电泳分离血清蛋白

【实验目的】

（1）掌握醋酸纤维素薄膜电泳法的原理。

（2）熟悉醋酸纤维薄膜电泳的操作方法。

（3）了解正常及异常血清蛋白的特点及意义。

【实验原理】

蛋白质为两性电解质，在不同pH溶液中，其所带电荷情况不同。当溶液的pH等于蛋白质的等电点时，蛋白质不带电荷，在电场中不移动。当溶液 pH 小于蛋白质等电点时，蛋白质分子呈碱性解离，带正电荷向负极移动。当溶液 pH 大于蛋白质等电点时，蛋白质呈酸性解离，带负电荷向正极移动。电荷越多，分子量越小的球状蛋白质，在电场中移动速度就越快，反之则越慢。

本实验是以醋酸纤维素薄膜作为支持物，用于分离血清蛋白质。方法是将少量新鲜血清用点样器点在浸有缓冲液的醋酸纤维素薄膜上，薄膜两端经过滤纸桥与电泳槽中缓冲液相连，所用缓冲液 pH 8.6，血清蛋白质在此缓冲液中带有负电荷，在电场中向正极移动，血清中不同蛋白质由于所带电荷数量及分子量不同而泳动速度不同。带电荷多且分子量小者泳动速度快，带电荷少且分子量大者泳动速度慢。经过一定的时间后，将薄膜取出，立即将其浸入氨基黑 10B 染色液中，使蛋白质固定并染色。随后将薄膜移入浸洗液中，洗至背景无色为止，此时薄膜上显示出蓝色区带，每条带代表一种蛋白质，按泳动快慢顺序，各区带分别为清蛋白、α_1 - 球蛋白、α_2 - 球蛋白、β - 球蛋白和 γ - 球蛋白。若进行定量测定，可将各区带分别剪开，用 0.4 mol/L 氢氧化钠溶液将其所含颜色分别洗脱下来，并在比色计上进行比色，即可算出各种蛋白质的相对百分含量。

醋酸纤维素薄膜由于对样品没有吸附现象，电泳时具有各区带分界清楚，拖尾现象不明显，样品用量少，电泳时间短等优点，已被广泛应用。

【器材和试剂】

1. 器材　电泳仪，电泳槽，试管，试管架，5 ml 刻度吸管，醋酸纤维薄膜，滤纸，纱布，培养皿，剪刀，镊子，洗耳球，加样器或盖玻片，直尺，铅笔，玻璃板，记号笔。

2. 试剂

（1）新鲜血清（无溶血）。

（2）0.07 mol/L 巴比妥缓冲液（pH8.6，离子强度为 0.06）：称取巴比妥钠 12.76 g、巴比妥 1.66 g，加蒸馏水约 500 ml，加热溶解，冷却至室温后，加蒸馏水至 1000ml。

（3）氨基黑染液：称取氨基黑 10B 0.5 g，加入冰醋酸 10 ml、甲醇 50 ml 及蒸馏水 40 ml，混匀，在有塞试剂瓶内储存。

（4）漂洗液：取 95% 乙醇 45 ml、冰醋酸 5 ml 及蒸馏水 50 ml，混匀，放于试剂瓶内储存。

（5）0.4 mol/L 氢氧化钠溶液：取氢氧化钠 16g 溶于 1000ml 水中。

（6）透明液：取冰醋酸 20 ml 和无水乙醇 80 ml，混匀，装入试剂瓶中塞紧备用。

【操作步骤】

1. 电泳槽的准备　将巴比妥缓冲液加入电泳槽中，调节两侧槽内的缓冲液，使其在同一水平面上，否则会因虹吸影响电泳效果。用 4 层干净的纱布作桥，将其用巴比妥缓冲液润湿，铺垫在电泳槽支架上。

2. 薄膜的准备　将醋酸纤维薄膜切成 2 cm×8 cm 大小（根据需要决定薄膜大小），在无光泽面的一端约 1.5 cm 处用铅笔划一直线作为点样位置，将薄膜无光泽面向下，浸入巴比妥缓冲溶液中，待完全浸透（浸泡所需时间随薄膜质量而异，一般需浸泡 20 分钟或更长时间），即薄膜已无白斑后用镊子取出，夹在滤纸中间，轻轻吸去多余的缓冲液。

3. 点样　取少量血清置于培养皿上，用加样器取血清 2 ~ 3 μl 均匀地加于点样线上，待血清渗入膜内后，移开加样器。应使血清形成具有一定宽度、粗细均匀的直线。点液量不宜太多，也不宜太少，这步是电泳成败的关键。

4. 电泳　将薄膜点样的一端靠近阴极，无光泽面向下，平整地贴于电泳槽支架的滤纸桥上，使其平衡约 5 分钟。打开电源开关，调节电压为 100～160 V，电流为 0.4～0.6 mA/cm 膜宽（有数条膜，便求数条膜宽的总和），通电 40～50 分钟，使电泳区带展开约 3.5 cm 即可关闭电源。

5. 染色　用镊子小心取出薄膜，立即浸入染色液中染色 5 分钟，取出尽量沥尽染色液，然后浸入漂洗液中反复漂洗，直至薄膜背景颜色脱净为止。一般每隔 5 分钟左右换一次漂洗液，连续漂洗 3 次即可。此时从正极端起，依次为清蛋白、α1-球蛋白、α2-球蛋白、β-球蛋白和 γ-球蛋白 5 条蛋白色带。

6. 透明　漂洗干净的薄膜完全干燥后（可用电吹风吹干），将其浸入透明液中 20 分钟，取出，贴在玻璃板上（不要留有气泡），完全干燥后即成为透明的薄膜图谱，可作扫描或照相用。如将该玻璃板浸入水中，则透明的薄膜可脱下，吸干水分，可长期保存。

【注意事项】

（1）醋酸纤维素薄膜的质量对结果影响很大，最好选用同一批号、薄膜厚度均匀、质量良好的醋酸纤维素薄膜。

（2）血清或其他电泳样品应新鲜。

（3）醋酸纤维素薄膜一定要充分浸透后才能点样。点样后电泳槽一定要密闭。电流不宜过大，以防止薄膜干燥，电泳图谱出现条痕。

（4）电泳槽中缓冲液要保持清洁（数天过滤 1 次），两极溶液要交替使用，最好将连接正、负极的线路调换使用。

（5）缓冲溶液离子强度不应 <0.05 或 >0.07。因为过小可使区带拖尾，过大则使区带过于紧密。

（6）通电过程中，不准取出或放入薄膜。通电完毕后，应先断开电源后再取薄膜，以免触电。

【思考题】

（1）为什么可以用电泳分离蛋白质？
（2）电泳应注意哪几个关键步骤？
（3）醋酸纤维素薄膜电泳可以将血清蛋白依次分为哪几条区带？

实验三　酶特异性

【实验目的】

（1）掌握检测酶特异性的方法。
（2）熟悉检测唾液淀粉酶特异性的原理。

【实验原理】

酶是生物体内一类具有催化功能的生物大分子，即生物催化剂。传统上的酶指蛋白酶，它与一般催化剂的主要区别是具有高效性和高度特异性。所谓酶的特异性是指酶对所作用的底物有严格的选择性，即一种酶只能对一种或一类化合物起催化作用，进行一定的反应，生成一定的产物。

淀粉和蔗糖都是非还原性糖，分别为唾液淀粉酶和蔗糖酶的特异性底物。唾液淀粉酶可水解淀粉生成具有还原性的麦芽糖，但不能水解蔗糖；蔗糖酶可水解蔗糖生成具有还原性的葡萄糖和果糖，但不能水解淀粉。

班氏（Benedict）试剂是含硫酸铜和柠檬酸钠的碳酸钠溶液，可以将还原性糖氧化成相应的化合物，同时 Cu^{2+} 被还原成 Cu^+，即蓝色硫酸铜溶液被还原产生砖红色的氧化亚铜沉淀。因此，用班氏试剂可以鉴定糖类物质是否具有还原性。实验中，用班氏（Benedict）试剂检查两种酶解产物是否有还原性，说明酶催化作用的特异性。

$$Cu^{2+} \xrightarrow[\text{碱性}]{\text{还原糖}} Cu_2O$$

【器材和试剂】

1. 器材　恒温水浴锅，试管及试管架，漏斗，量筒，滴管，烧杯，刻度移液管，离心机，干酵母，脱脂棉少许。

2. 试剂

（1）班氏试剂：①将 17.3 g 结晶无水硫酸铜溶解于 100 ml 热水中，冷却后稀释至 150 ml。②将柠檬酸钠 173 g 及无水 Na_2CO_3 100 g 溶解于 600 ml 热水中，冷却后，稀释至 850 ml。将①倾入②中，不断搅拌并稀释至 1000 ml，即为班氏定试剂（本试剂可长期保存）。

（2）1%（m/V）淀粉液：准确称取 1 g 淀粉，溶解于少量的蒸馏水，将其倒入煮沸的蒸馏水中，边倒边搅拌，继续煮沸 2～3 分钟即可。前后用蒸馏水共计 100 ml。

（3）2%（m/V）蔗糖（不含还原糖）。

（4）唾液淀粉酶溶液：先用水漱口清除口腔中食物残渣，用洁净的 10 ml 量筒（或其他量程恰当的量器）收集唾液约 1 ml。收集唾液的方法：用舌尖顶着上牙龈轻轻地转动，片刻后，舌下腺体分泌出的唾液即含有唾液淀粉酶。再加蒸馏水 9 ml，混匀，即配成 1:9 稀释唾液。如果有食物残渣，用脱脂棉过滤，除去沫渣，备用。滤液中含有所需的唾液淀粉酶。

（5）蔗糖酶溶液：取活性干酵母 1 g，置于研钵中，加 1 ml 蒸馏水及与干酵母等体积的石英砂，充分研磨约 10 分钟，再加蒸馏水 20 ml，研磨均匀。将研磨液在 3,000 rpm 下离心 10 分钟，取上清液备用（上清液中含有蔗糖酶）。

（6）碘液：称取 KI 20 g 溶于 200 ml 蒸馏水中，再称取碘片 1.27 g 溶于其中，充分混匀。

【操作步骤】

1. 淀粉酶的特异性　取小试管 5 支并编号，按表 2－9－5 进行操作。

表2-9-5　淀粉酶的特异性操作步骤

试剂 \ 试管号	1	2	3	4	5
1%淀粉液/ml	1.0	\	\	1.0	\
2%蔗糖液/ml	\	1.0	\	\	1.0
蒸馏水/ml	1.0	1.0	1.0	\	\
1:9稀释唾液/ml	\	\	1.0	1.0	1.0
将以上5支试管混匀，然后置于37℃水浴中10分钟（进行催化反应）					
班氏试剂/mL	1.0	1.0	1.0	1.0	1.0
将以上各管置沸水浴中保温5分钟，取出					
实验现象					
实验分析					
实验结论					

2. 蔗糖酶的特异性　取小试管5支并编号，按表2-9-6进行操作。

表2-9-6　蔗糖酶的特异性操作步骤

试剂 \ 试管号	1	2	3	4	5
1%淀粉液/ml	1.0	\	\	1.0	\
2%蔗糖液/ml	\	1.0	\	\	1.0
蒸馏水/ml	1.0	1.0	1.0	\	\
蔗糖酶/ml	\	\	1.0	1.0	1.0
将以上5支试管混匀，然后置于37℃水浴中10分钟（进行催化反应）					
班氏试剂/mL	1.0	1.0	1.0	1.0	1.0
将以上各管置沸水浴中温浴5分钟，取出观察各管颜色变化					
实验现象					
实验分析					
实验结论					

【注意事项】

（1）蔗糖是典型的非还原糖，若商品中还原糖的含量超过一定标准，则呈现还原性，这种蔗糖不能使用。一般实验前要对所用的蔗糖进行检查，至少要用分析纯试剂。

（2）由于不同的人或同一个人不同时间采集的唾液内淀粉酶的活性并不相同，有时差别很大，所以唾液稀释倍数可根据各人的唾液淀粉酶的活性进行调整，一般为10～50倍。

（3）不纯净的淀粉及加入过程中淀粉的部分水解可出现轻度的阳性反应。因此，实验前要配置新鲜的淀粉溶液。

（4）试管编号，以免保温时拿乱、混淆。

（5）各试剂分设专用滴管，避免混用后严重影响实验结果。

实验四 温度、pH、激活剂和抑制剂对酶活性的影响

【实验目的】

（1）熟练测定温度、pH、激活剂和抑制剂对唾液淀粉酶的活性影响。

（2）学会设计实验，确定影响酶催化作用的适合条件。

一、温度对酶活性的影响

【实验原理】

与一般化学反应一样，酶的催化作用受温度的影响很大。一方面，提高温度可以增加底物的能量，提高反应的速度；另一方面，大多数酶的本质是蛋白质，温度过高可引起蛋白质变性，导致酶失活。因此，随着温度的升高，反应速度先增高，达到最大值后，又逐渐降低；当温度高到一定程度时，反应不能进行。反应速度达到最大值时的温度称为酶的最适温度。大多数动物酶的最适温度为 37 ~ 40 ℃，植物酶的最适温度是 50 ~ 60 ℃。

最适温度不是酶的特征性常数。低温能降低酶的活性，但不能使酶失活；当酶的温度升高时，其活性会逐渐恢复。

淀粉能被唾液淀粉酶逐步水解为大分子糊精、中分子糊精、小分子糊精，最后被水解为麦芽糖、葡萄糖。淀粉及水解后的各级糊精遇碘呈现不同颜色。糊精按其分子的大小，遇碘可呈蓝色、紫色、棕色、红色，最简单的糊精遇碘不显颜色，麦芽糖遇碘也不显颜色。在不同温度下，淀粉被唾液淀粉酶水解的程度可由水解混合物遇碘呈现的颜色来判断。

除温度外，酶促反应的其他条件保持不变时，酶促反应的速度只与温度有关。因此，利用呈色反应，可以测知酶在不同温度下水解淀粉的速度。

【器材和试剂】

1. 器材　小试管和试管架，37 ℃水浴锅，65 ℃水浴锅，冰水浴，塑料滴管若干，吸量管，白磁板。

2. 试剂

（1）1%（m/V）淀粉液：准确称取 1 g 淀粉，溶解于少量的蒸馏水，将其倒入煮沸的蒸馏水中，边倒边搅拌，继续煮沸 2 ~ 3 分钟即可。前后用蒸馏水共计 100 ml。本液应临用新制。

（2）碘液：称取 KI 20 g 溶于 200 ml 蒸馏水中，再称取碘片 1.27 g 溶于其中，充分混匀即可。

（3）1:4 稀释唾液（含有唾液淀粉酶）：收集唾液 1 ml，然后加蒸馏水 4 ml，混匀即得。收集唾液的方法同实验五。

【实验步骤与结果】

在白磁盘的每个小凹中各滴入1滴碘指示剂,用于检测反应液反应的程度。

取小试管3支,按表2-9-7进行操作。

表2-9-7 温度对酶活性的影响操作步骤

试剂 \ 试管号	1	2	3
1%淀粉液/ml	3	3	3
水浴温度/℃	冰水浴	37	65
水浴时间/min	5	5	5
同时加唾液淀粉酶			
1:4稀释唾液	5滴	5滴	5滴

将以上3支试管混匀,每支试管中分别放入一个干净的塑料滴管,在相应温度下水浴进行催化反应。每隔2分钟用滴管从各试管中取出反应液少许,与白瓷盘小凹中的碘液进行显色反应,并观察颜色的变化。当任意一支试管中的反应液遇碘液不变色,即仍呈碘液的黄色时,即为达到无色点。立即将三个试管都从水浴中取出,去除滴管。向三支试管各滴加2滴碘液终止反应,并观察试管内反应液的颜色,记录结果并解释原因,最后得出结论。

二、pH对酶活性的影响

【实验原理】

对环境酸碱度敏感是酶的特征之一。对每一种酶来说,只能在一定的pH范围内表现其活力,否则酶失活。另外,在这个有限的pH范围内,酶的活力也随环境pH的改变而有所不同。酶通常在某一pH时,才表现最大活力。酶表现最大活力的pH称为酶最适pH。一般酶的最适pH在4~8。

淀粉遇碘呈蓝色。淀粉水解成的糊精,按其分子大小,遇碘可呈蓝色、紫色、棕色、红色,最简单的糊精和麦芽糖遇碘不呈色。在不同的条件下,淀粉被唾液淀粉酶水解的程度可由水解混合物遇碘呈现的颜色来判断。

对淀粉水解最快时的pH是唾液淀粉酶的最适pH,约为6.8。

【器材和试剂】

1. 器材 小试管和试管架,37℃水浴锅,温度计,塑料滴管若干,吸量管,白磁板。

2. 试剂

(1) 1%(m/V)淀粉液。

(2) pH=5、7和9的三种缓冲液(缓冲液由不同比例的Na_2HPO_4溶液及柠檬酸溶液配制而成)。

(3) 碘液:称取KI 20g溶于200 ml蒸馏水中,再称取碘片1.27 g溶于其中,充分混匀。

（4）1:4 稀释唾液（含有唾液淀粉酶）：制备方法同一。

【操作步骤】

取小试管 3 支，按表 2 - 9 - 8 进行。

表 2 - 9 - 8   pH 对酶活性的影响操作步骤

试剂 \ 试管号	1	2	3
1% 淀粉液/ml	2	2	2
pH = 5 缓冲液/ml	1	\	\
pH = 7 缓冲液/ml	\	1	\
pH = 9 缓冲液/ml	\	\	1
混匀，同时加稀释的唾液			
1:4 稀释唾液/滴	5	5	5

将以上 3 支试管混匀，每支试管分别放入一个干净的塑料滴管，同时放入 37 ℃ 水浴锅中保温进行催化反应。加酶进行反应后，每隔 2 ~ 3 分钟，分别用滴管从 3 支试管中取出反应液少许，与白瓷盘凹中的碘液显色反应，并观察其颜色的变化。当任意一支试管中的反应液遇碘液不变色，即仍呈碘液的黄色时，即为达到无色点。立即将三个试管都从水浴中取出，去除滴管。向三支试管各滴加 2 滴碘液终止反应，并观察试管内反应液的颜色，记录结果并解释原因，最后得出结论。

三、激活剂和抑制剂对酶活性的影响

【实验原理】

有些物质增加酶的活力，称为酶的激活剂；有些物质则会降低酶的活力，称为酶的抑制剂。例如，氯离子为唾液淀粉酶的激活剂，而铜离子为唾液淀粉酶的抑制剂。

本实验以 NaCl 溶液、Na_2SO_4 溶液、$CuSO_4$ 溶液对唾液淀粉酶活力的影响，观察酶的激活作用和抑制作用，分辨是何种离子对唾液淀粉酶起激活作用、何种离子对唾液淀粉酶起抑制作用。

【器材和试剂】

1. 器材 小试管和试管架，37 ℃ 水浴锅，温度计，塑料滴管若干，吸量管，白磁板。

2. 试剂

（1）1%（m/V）淀粉液。

（2）1% NaCl 溶液；1% $CuSO_4$ 溶液；1% Na_2SO_4 溶液。

（3）碘液：称取 KI 20 g 溶于 200 ml 蒸馏水中，再称取碘片 1.27 g 溶于其中，充分混匀。

（4）1:4 稀释唾液（含有唾液淀粉酶）：制备方法同一。

【操作步骤】

在白磁盘的每个小凹中各滴入 1 滴碘指示剂，用于检测反应液反应的程度。

取小试管 4 支，按表 2 - 9 - 9 进行。

表 2 - 9 - 9　激活剂和抑制剂对酶活性的影响操作步骤

试 剂 ＼ 试 管 号	1	2	3	4
1% 淀粉液/ml	1.5	1.5	1.5	1.5
1% NaCl 溶液/ml	0.5	\	\	\
蒸馏水/ml	\	0.5	\	\
1% $CuSO_4$ 溶液/ml	\	\	0.5	\
1% Na_2SO_4 溶液/ml	\	\	\	0.5
各管混合均匀，依次加入酶液				
1:4 稀释唾液/滴	3	3	3	3

混匀，立即放入 37 ℃恒温水浴反应。接着，每隔 1 ~ 2 分钟用塑料滴管从各试管中取出反应溶液少许，滴 1 滴反应液到白磁板上的碘指示剂中，与碘液呈色，检验淀粉水解程度。当任意一支试管中的反应液遇碘液不变色，即仍呈碘液的黄色时，即为达到无色点。立即将三个试管都从水浴中取出，去除滴管。向三支试管各滴加 2 滴碘液终止反应，并观察试管内反应液的颜色，记录结果并解释原因，最后得出结论。

【注意事项】

（1）保温时间可根据各人唾液淀粉酶活力来调整。

（2）各试管、塑料滴管要求用蒸馏水洗净。

【思考题】

（1）唾液淀粉酶的最适温度是多少？低温对酶有何影响？

（2）酶催化反应时为什么会有最适温度和最适 pH？

（3）唾液淀粉酶的激活剂和抑制剂各是什么？实验中硫酸钠起什么作用？

实验五　琥珀酸脱氢酶与竞争性抑制作用

【实验目的】

（1）熟悉竞争性抑制实验的设计思路。

（2）熟练竞争性抑制实验的操作。

（3）明确丙二酸对琥珀酸脱氢酶抑制程度的取决因素。

【实验原理】

酶的竞争性抑制剂指化学结构上与底物相似，能与酶的活性中心结合的一类物质。竞争性抑制剂与酶活性中心的结合造成酶无法与底物进行结合，导致酶的活性受到抑制。竞争性抑制剂对酶的作用称作酶竞争性抑制作用。

同一反应体系中，抑制剂和底物已确定的情况下，抑制剂和底物与酶的相对亲和力大小不变。影响抑制作用强度的主要因素是抑制剂和底物浓度的相对比例。当抑制剂浓度不变时，酶活性随着底物浓度增加而恢复；当底物浓度不变时，酶活性被抑制的程度随着抑制剂浓度增加而增强。

琥珀酸脱氢酶在三羧酸循环中起重要作用，在肌肉及心肌中含量较高。它催化琥珀酸发生脱氢反应，生成延胡索酸，同时脱下的氢结合递氢体。丙二酸结构与琥珀酸近似，与琥珀酸一样，可以结合琥珀酸脱氢酶的活性中心。当某个琥珀酸脱氢酶分子的活性中心为丙二酸所占据，该分子不能催化丙二酸发生反应，更不能促进琥珀酸的脱氢作用。达到丙二酸抑制琥珀酸脱氢酶活性的作用。丙二酸与琥珀酸脱氢酶的结合反应是可逆反应。

借助甲烯蓝的还原产物甲烯白的生成量衡量琥珀酸脱氢酶受抑制的程度。琥珀酸脱氢酶催化反应，脱下琥珀酸上的2H。在缺氧的条件下，甲烯蓝作为受氢体，接受脱氢酶从底物上脱下的氢，被氢还原的甲烯蓝生成甲烯白，甲烯白是无色的。因此，缺氧条件下，甲烯蓝褪色的程度与琥珀酸脱氢酶受抑制的程度呈负相关。

【器材和试剂】

1. 器材　试管，试管架，吸量管，研钵，滴管。
2. 试剂　0.5%（w/v）琥珀酸溶液，0.5%（w/v）丙二酸溶液，0.01%（w/v）甲烯蓝溶液，0.1 mol/L磷酸缓冲液，液状石蜡，琥珀酸脱氢酶提取液。

【操作步骤】

1. 制备琥珀酸脱氢酶提取液　取新鲜组织，如猪心、鸽心、鸽胸肌、兔心、兔肌等，去除其上结缔组织及脂肪，剪成小块。取组织块置于研钵中，加入等体积的净细砂，增加摩擦力。研磨过程中，适时在匀浆中加入0.1 mol/L的磷酸缓冲液（pH 7.4），直至研磨为细浆。溶入的缓冲液终体积为10 ml。静置数分钟，取上清液即为琥珀酸脱氢酶提取液。

2. 依照表2-9-10进行实验。

表2-9-10　琥珀酸脱氢酶与竞争性抑制作用操作步骤

试管号 试剂	1	2	3	4
0.5%琥珀酸/ml	0.5	0.5	2.0	0.5
0.5%丙二酸/ml	0	2.0	0.5	0
蒸馏水/ml	2.0	0	0	2.0
0.01%甲烯蓝/ml	0.5	0.5	0.5	0.5
混匀				

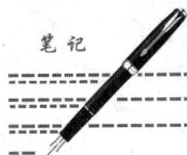

（续表）

试剂 \ 试管号	1	2	3	4
琥珀酸脱氢酶提取液	15 滴	15 滴	15 滴	\

再次混匀后，各管加盖石蜡层（层高 0.5～1 cm，5～7 滴石蜡），试管静置 5～10 分钟后观察。

实验现象

实验分析

实验结论

【注意事项】

（1）猪心组织研磨到位，确保细胞中膜结构的充分破裂，利于酶释放于反应体系中。

（2）液状石蜡的作用是封闭反应体系，确保环境为无氧。液状石蜡滴加时，避免反应体系中混入氧气。

（3）各试剂加入时，酶为末位加入试剂。

【思考题】

（1）竞争性抑制剂的作用原理是什么？

（2）反应条件为什么需要无氧？

（3）酶促反应开始后，如何避免反应体系中混入氧气？

【临床意义】

（1）α-葡糖苷酶抑制剂如阿卡波糖（acarbose）、伏格列波糖（voglibose）和米格列醇（Miglitol）。

（2）胰凝乳蛋白酶的抑制剂是苯甲酰丙氨醛。

实验六　肝糖原提取和鉴定

【实验目的】

（1）熟悉肝糖原的提取和鉴定的原理。

（2）熟练掌握肝糖原的提取和鉴定的实验操作技术。

【实验原理】

糖原的分离纯化和鉴定可利用其物理性质，糖原贮藏在细胞内，采用研磨、匀浆等方法可使细胞破碎，低浓度的三氯醋酸处理肝组织，肝组织内酶变性并被沉淀，糖原可溶并保留在溶液中。鉴于糖原不溶于乙醇，却能溶于热水的物理性质。溶液中的糖原可被 95% 乙醇沉淀，再用热水溶解被沉淀糖原，制成糖原溶液。糖原溶液有特殊光泽，为乳样。糖原溶液遇碘呈红棕色。

糖原分子量较高，相对分子量约为 400 万，本身无还原性。糖原在酸性溶液中加热，可水解为葡萄糖。葡萄糖有还原性，可将碱性硫酸铜溶液（班氏试剂）中 Cu^{2+} 还原为氧化亚铜沉淀，氧化亚铜沉淀为砖红色。上述性质，用于判定组织中是否存在糖原。

【实验对象】

糖原是糖在动物体内的储存形式，分为肝糖原和肌糖原，其中肝糖原的合成和分解，对血糖浓度的调节起着重要作用。肝脏糖原含量较高，适合为糖原提取和鉴定的原料。

【器材和试剂】

1. 器材　离心机，研钵和研杵，浴锅，点白瓷板，试管及试管架，量管，pH 试纸。

2. 试剂

（1）5% 三氯醋酸：称取 5g 三氯醋酸，用蒸馏水溶解并定容到 100 ml。

（2）95% 乙醇，0.9% NaCl，浓 HCl（比重 1.19）。

（3）50% NaOH：称取 50g NaOH，用 50 ml 蒸馏水溶解。

（4）碘试剂：100 mg 碘和 200 mg KI 溶解于 50 ml 蒸馏水中。

（5）班氏试剂：①将 17.3 g 结晶无水硫酸铜溶解于 100 ml 热水中，冷却后稀释至 150 ml。②将柠檬酸钠 173 g 及无水 Na_2CO_3 100g 溶解于 600 ml 热水中，冷却后，稀释至 850 ml。将①倾入②中，不断搅拌并稀释至 1000 ml，即为班氏定性试剂（本试剂可长期保存）。

（6）新鲜肝组织。

【操作步骤】

1. 肝糖原的提取

（1）家兔处死后立即取出其肝脏，去除结缔组织，再用 0.9% NaCl 洗去附着的血液，用滤纸吸干并称重。

（2）肝匀浆制备：称取肝组织 1～2g，剪碎后放入研钵中，再加入 5% 三氯醋酸溶液 2 ml，将肝组织研磨至糜状，匀浆尽可能细腻。再加 5% 三氯醋酸 5 ml，继续研匀，用滤纸过滤。

（3）提取糖原：取滤液 3 ml，加入 95% 乙醇 3 ml，混匀，静置 10 分钟，3500 r/min，离心 15 分钟，除去上清液，取得离心管底部的白色沉淀－糖原。

（4）在沉淀所在管中加入蒸馏水 3 ml，并加热。沉淀溶解，即制成糖原溶液。

2. 肝糖原的鉴定

（1）肝糖原的鉴定方法一：取制备的糖原溶液 2 滴于白瓷板凹点中，加入碘试剂一滴，观察其颜色有何变化？确定是否为糖原溶液。

（2）制备糖原水解液：取糖原溶液 2 ml，加入浓盐酸 10 滴，置沸水中水解 20 分钟。取出冷却，用 50% NaOH 中和（约 11 滴）（用 pH 试纸试验）。

（3）肝糖原的鉴定方法二：取洁净试管一只，加入 2 ml 班氏试剂，再加入（2）中的糖原水解液 1 ml，轻摇混匀。然后在沸水浴中煮沸 5 分钟。观察并分析实验现象。

【注意事项】

（1）确认实验家兔在实验前处于饱食状态，因为饱食状态下，动物肝脏的肝糖原含量较高。

（2）肝脏离体后，在肝细胞内的肝糖原被酶迅速水解，造成实验材料的损失。因此，建议动物死亡后，迅速用三氯醋酸处理所得肝脏组织，防止肝糖原水解的发生。

【思考题】

（1）提取肝糖原时，为什么实验动物必须在实验前饱食？

（2）在杀死实验动物后，离体肝脏为什么要迅速用三氯醋酸处理？

（3）提取肝糖原的第一步是将新鲜肝组织与三氯醋酸溶液置研钵中共同研磨，此时三氯醋酸的主要作用是什么？

（4）在提取肝糖原实验中，使糖原从溶液中沉淀析出应添加什么试剂？

实验七　血糖测定（葡萄糖氧化酶法）

【实验目的】

（1）葡萄糖氧化酶 – 过氧化氢酶（GOD – POD）法测定血清（浆）葡萄糖的基本原理。

（2）熟悉手工测定血清（浆）葡萄糖的操作方法。

（3）血清（浆）葡萄糖测定的临床意义。

【实验原理】

葡萄糖氧化酶（GOD）催化葡萄糖氧化，生成葡萄糖酸的同时产生过氧化氢。在过氧化氢酶（POD）及色原性受体 4 – 氨基安替比林（4 – AAP）的存在下，过氧化氢释放氧使色素原氧化生成红色醌类化合物。一定浓度范围内，醌类化合物的生成量与葡萄糖浓度成正比，观察醌类化合物的红色深浅程度。在波长 505 nm 处进行比色，测得葡萄糖含量。

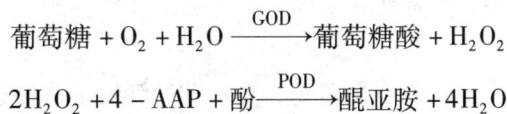

$$葡萄糖 + O_2 + H_2O \xrightarrow{GOD} 葡萄糖酸 + H_2O_2$$

$$2H_2O_2 + 4 – AAP + 酚 \xrightarrow{POD} 醌亚胺 + 4H_2O$$

【器材和试剂】

1. 器材　试管与试管架，微量加样器，恒温水浴箱，分光光度计，记号笔。

2. 试剂　选用商品试剂盒，成分与参考浓度如下：

（1）葡萄糖氧化酶≥1200 U/L，过氧化物酶≥1200 U/L，4 – 氨基安替比林 0.8 mmol/L，DHBS（3、5 – 二氯 – 2 – 羟基苯磺酸钠）3.5 mmol/L，磷酸缓冲液 pH 7.0100 mmol/L，稳定剂适量。

（2）葡萄糖标准液 5.55 mmol/L。

（3）血清（浆）。

【操作步骤】

1. 取试管 3 支，按表 2 – 9 – 11 操作

表 2 - 9 - 11　GOD - POD 法测定血糖操作步骤

加入物（ml）	空白管	标准管	测定管
血清（浆）	-	-	0.01
葡萄糖标准液	-	0.01	-
蒸馏水	0.01	-	-
酶工作液	1.5	1.5	1.5

混匀，置 37 ℃水浴锅保温 10 分钟，在 505 nm 波长处比色，以空白管调零，读取标准管及测定管吸光度。

【计算方法】

血糖浓度计算公式如下：

$$血清葡萄糖（mmol/L）= \frac{测定管吸光度}{标准管吸光度} \times 标准液浓度（mmol/L）$$

【参考范围】

空腹血清葡萄糖（空腹指"至少 8 小时没有进食热量"的状态）参考区间或下列标准。

健康成人为 3.89 ~ 6.11 mmol/L（70 ~ 110 mg/dI）

餐后 2 小时：< 7.8 mmol/L

【注意事项】

（1）葡萄糖氧化酶对 β - D 葡萄糖高度特异，新配制的葡萄糖标准液主要是 α 型，故需放置 2 小时以上，最好过夜至变旋平衡。

（2）葡萄糖氧化酶法可直接测定脑脊液葡萄糖含量，但不能直接测定尿液葡萄糖含量。因为尿液中尿酸等干扰物质浓度过高，干扰过氧化物酶反应，造成假阴性，出现结果偏低的现象。

（3）血清（浆）采集后应立即测定，避免葡萄糖发生非实验因素消耗。

（4）溶血（胆色素 > 0.34 mmol/L），左旋多巴（0.5 mmol/L），谷胱甘肽，维生素 C 等还原性物质均可使测定结果下降。

【临床意义】

血糖相对稳定是因为神经系统和激素的调节作用。当调节作用失衡时，则出现高血糖或低血糖。

1. 生理性高血糖　见于饭后 1 ~ 2 小时，注射葡萄糖或摄入高糖食物后、激动紧张导致肾上腺素分泌增加时，但不应超过 10 mmol/L。

2. 病理性高血糖　见于三种情况。

（1）内分泌腺功能障碍能引起高血糖，如胰腺 β 细胞损害导致胰岛素分泌缺乏。其他内分泌疾病引起的各种对抗胰岛素的激素分泌增加也导致高血糖。

（2）颅内压增高：颅内压增高刺激血糖中枢，如颅外伤、颅内出血、脑膜炎等。

（3）由于脱水引起的高血糖：如呕吐、腹泻和高热等可使血糖轻度增高。

3. 生理性或暂时性低血糖　见于饥饿、剧烈运动、注射胰岛素后、妊娠和服用降糖药后。

4. 病理性低血糖　见于五种情况。

（1）胰岛 β 细胞增生瘤等导致胰岛素分泌过多。

（2）对抗胰岛素的激素分泌不足，如垂体前叶功能减退，肾上腺皮质功能减退和甲状腺功能减退而使生长素、肾上腺皮质激素分泌减少。

（3）严重肝病患者，由于肝脏储存糖原及糖异生等功能低下，肝脏不能有效地调节血糖。

（4）营养物质缺乏：尿毒症，严重营养不良。

（5）自身免疫病。

5. 反应性低糖血

（1）功能性饮食性低血糖。

（2）胃切除术后饮食性反应性低血糖。

（3）2 型糖尿病或糖耐量受损出现晚期低血糖。

（4）药物引起的低血糖。如胰岛素等降糖药。

【思考题】

葡萄糖氧化酶法的作用原理是什么？

实验八　血清总胆固醇测定（胆固醇氧化酶法）

【实验目的】

（1）掌握血清胆固醇氧化酶法原理、方法。

（2）熟悉血清胆固醇氧化酶法测定的临床意义。

（3）了解血清胆固醇氧化酶法测定的注意事项。

【实验原理】

血清中总胆固醇（TC）包括游离胆固醇（FC）和胆固醇酯（CE）两部分。在胆固醇酯酶催化作用下，血清中胆固醇酯水解生成游离胆固醇（FC）和游离脂肪酸（FFA），游离胆固醇在胆固醇氧化酶（CHOD）的氧化作用下生成 Δ4 - 胆甾烯酮和过氧化氢（H_2O_2）。H_2O_2 在 4 - 氨基安替比林（4 - AAP）和酚存在时，经过氧化物酶（POD）催化，反应生成红色的醌类化合物，其颜色深浅与标本中 TC 含量成正比。

【器材和试剂】

1. 器材　试管与试管架，微量加样器，恒温水浴箱，分光光度计，记号笔。

2. 试剂

（1）胆固醇液体酶试剂：不同产品的组成有差异，参见表 2 - 9 - 12 相关说明。

表 2 - 9 - 12　胆固醇液体酶试剂

主要成分	含量
磷酸盐缓冲液（pH6.7）	50 mmol/L
胆固醇酯酶	≥200 U/L
胆固醇氧化酶	≥100 U/L
过氧化物酶	≥3000 U/L
4 - AAP	0.3 mmol/L
苯酚	5 mmol/L

（2）胆固醇标准液 5.17 mmol/L。

【操作步骤】

取试管 3 支，按表 2 - 9 - 13 操作。

表 2 - 9 - 13　胆固醇氧化酶法测定 TC 操作步骤

加入物（μl）	空白管（U）	标准管（S）	测定管（B）
血清	/	/	9
标准液或定值血清	/	9	/
蒸馏水	9	/	/
酶试剂	900	900	900

混匀，置 37 ℃水浴锅保温 5 分钟，在 546 nm 波长处比色，以空白管调零，读取标准管及测定管吸光度。

【计算方法】

血清总胆固醇计算公式如下：

$$血清总胆固醇（mmol/L）= \frac{测定管吸光度}{标准管吸光度} \times 胆固醇标准液浓度（mmol/L）$$

【参考范围】

正常：＜5.17 mmol/L（＜200 mg/dl）。
临界值：5.17～6.47 mmol/L（200～250 mg/dl）。
高胆固醇血症：≥6.47 mmol/L（≥250 mg/dl）。
严重高胆固醇血症：≥7.76 mmol/L（≥300 mg/dl）。

【临床意义】

1. TC 增高　高胆固醇血症是冠心病的主要危险因素之一。病理性血清胆固醇升高可分成原发性和继发性两大类：原发性如家族性高胆固醇血症、多源性高胆固醇血症、混合性高脂蛋白血症等；继发性如糖尿病、肾病综合征、总胆管阻塞、甲状腺功能减退、肥大性骨关节炎、老年性白内障等。

2. TC 降低　低胆固醇血症常见于低脂蛋白血症、贫血、败血症、甲状腺功能亢进、

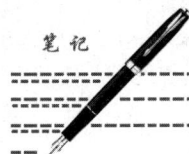

肝疾病、严重感染、营养不良、肠道吸收不良及慢性消耗性疾病如癌症晚期等。

【思考题】

（1）什么是血脂？什么是血浆脂蛋白？

（2）胆固醇氧化酶法测定血清总胆固醇的原理是什么？